牙周病与口腔种植临床诊治精要

叶慧娟　主编

吉林科学技术出版社

图书在版编目（ＣＩＰ）数据

牙周病与口腔种植临床诊治精要 / 叶慧娟主编. --
长春：吉林科学技术出版社，2020.10
ISBN 978-7-5578-7872-6

Ⅰ．①牙… Ⅱ．①叶… Ⅲ．①牙周病－诊疗②种植牙
－口腔外科学 Ⅳ．①R781.4②R782.12

中国版本图书馆CIP数据核字(2020)第212240号

牙周病与口腔种植临床诊治精要
YAZHOUBING YU KOUQIANG ZHONGZHI LINCHUANG ZHENZHI JINGYAO

主　　编　叶慧娟
出 版 人　宛　霞
责任编辑　王聪会　穆思蒙
幅面尺寸　185 mm×260 mm
字　　数　327千字
印　　张　16.75
印　　数　1-1500册
版　　次　2020年10月第1版
印　　次　2021年5月第2次印刷
出　　版　吉林科学技术出版社
发　　行　吉林科学技术出版社
地　　址　长春市福祉大路5788号出版大厦A座
邮　　编　130118
发行部电话/传真　0431-81629529　81629530　81629531
　　　　　　　　　 81629532　81629533　81629534
储运部电话　0431-86059116
编辑部电话　0431-81629517
印　　刷　保定市铭泰达印刷有限公司
书　　号　ISBN 978-7-5578-7872-6
定　　价　65.00元
如有印装质量问题　可寄出版社调换
版权所有　翻印必究　举报电话:0431-81629508

主编简介

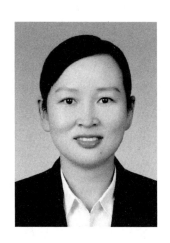

叶慧娟，女，1979年出生，毕业于安徽医科大学口腔医学专业，医学学士学位。

现任济宁口腔医院牙周科主任，山东省口腔医学会牙周病学分会常务委员，山东省医师协会口腔医师分会委员，中华口腔医学会牙周病学专业委员会会员。曾于北京大学口腔医院牙周病专业进修半年，从事牙周科临床工作20余年。近年来，一直致力于"Beyond冷光美白综合疗法在氟斑牙治疗中的临床研究"。临床上，对牙周科和种植科各种常见病、多发病的诊断与治疗有丰富经验，尤其擅长牙周手术、牙周疾病、种植体周围炎的治疗。曾获济宁市任城区科技进步一等奖，累计发表相关专业学术论文5篇，参编著作3部。

编 委 会

前　言

　　牙周病是引起成年人牙齿丧失的主要原因之一,也是危害人类牙齿和全身健康的主要口腔疾病。牙周病的早期症状不易引起重视,造成牙周组织长期慢性感染,炎症反复发作,到患者就诊时病情已相当严重,不仅损害口腔咀嚼系统的功能,还会严重影响全身健康。牙周病导致的失牙患者常常影响口腔美观和功能,口腔种植技术为牙列缺损、缺失患者的修复提供了更多选择。口腔种植技术已广泛应用于临床,并且越来越受到人们的重视。

　　本书以实用性为原则,系统地介绍了牙周病的流行病学、病因与促进因素、检查和诊断、治疗等内容,同时对口腔种植技术也做了简要地介绍。本书写作风格清晰,简洁明了,内容科学实用,体例新颖,重点突出,通过阅读本书,读者不仅可以从中吸取理论知识还可以提高临床诊疗技能。希望本书的出版可以对从事口腔科的临床工作者提供帮助。

　　本书由于编写时间仓促,疏漏或不足之处恐在所难免,诚挚地希望广大读者批评、指正,以期再版时予以改进、提高,使之逐步完善。

目　录

第一章　正常牙周组织的应用解剖和生理 ·················· （ 1 ）

　第一节　牙龈 ··· （ 1 ）

　第二节　牙周膜 ··· （ 6 ）

　第三节　牙骨质 ··· （ 10 ）

　第四节　牙槽骨 ··· （ 12 ）

　第五节　牙周组织的血液供应及神经支配 ············· （ 17 ）

　第六节　牙周组织的增龄性变化 ······················· （ 17 ）

第二章　牙周病流行病学 ··· （ 19 ）

　第一节　牙周病流行病学指数 ·························· （ 19 ）

　第二节　牙周病的流行情况 ···························· （ 21 ）

　第三节　牙周病的危险因素评估 ······················· （ 24 ）

第三章　牙周病的病因与促进因素 ······················· （ 26 ）

　第一节　牙周病微生物学 ······························ （ 26 ）

　第二节　牙周病的促进因素 ···························· （ 35 ）

第四章　牙周病的检查和诊断 ······················· （ 42 ）

　第一节　牙周组织检查 ································· （ 42 ）

　第二节　咬合检查 ····································· （ 45 ）

　第三节　牙周炎的辅助诊断方法 ······················· （ 47 ）

第五章　牙周病的治疗 ································· （ 57 ）

　第一节　牙周病的基础治疗 ···························· （ 57 ）

　第二节　牙周切除性手术 ······························ （ 89 ）

　第三节　牙周再生性手术 ······························ （ 98 ）

　第四节　牙周膜龈手术 ································· （ 110 ）

　第五节　牙周美容性手术 ······························ （ 115 ）

第六节 牙周病其他治疗 ……………………………………………（123）

第六章 牙周组织疾病 ………………………………………………（134）

　第一节 牙龈病 ………………………………………………………（134）

　第二节 牙周炎 ………………………………………………………（141）

　第三节 牙周炎伴发病变 ……………………………………………（165）

第七章 口腔种植 ……………………………………………………（178）

　第一节 牙种植手术的适应证及禁忌证 ……………………………（178）

　第二节 口腔种植的检查和预后评估 ………………………………（180）

　第三节 牙种植外科技术 ……………………………………………（184）

　第四节 种植义齿修复 ………………………………………………（195）

　第五节 美学区的牙种植 ……………………………………………（220）

　第六节 常用的骨增量技术 …………………………………………（227）

　第七节 口腔种植治疗的并发症及处理 ……………………………（240）

参考文献 ………………………………………………………………（259）

第一章 正常牙周组织的应用解剖和生理

第一节 牙龈

牙龈位于整个牙周组织的最外部,表面为角化层或不全角化层,含有致密的纤维束,坚韧而微有弹性,能适应咀嚼作用所加的压力和摩擦力,具有稳定牙、保护牙周膜、牙槽骨和牙骨质的作用。

一、牙龈的表面解剖标志

牙龈是指覆盖在牙槽突表面和牙颈部周围的口腔咀嚼黏膜,由上皮及其下方的结缔组织组成,由游离龈、附着龈和龈乳头3部分组成。

(一)游离龈

游离龈,又称边缘龈,是指牙龈边缘不与牙面附着的部分,宽约1mm,正常时呈淡粉红色,它呈领圈状包绕在牙颈部,表面覆以角化的复层鳞状上皮。它与牙面之间的狭窄间隙称为龈沟,临床上健康的牙龈龈沟深度为0.5~2mm,平均1.8mm。正常探诊深度不超过3mm。龈沟底位于釉牙骨质界(CEJ)处(即结合上皮的龈方)。龈沟内壁衬里的上皮为沟内上皮,该上皮为角化的复层鳞状上皮。

(二)附着龈

附着龈与游离龈相延续,紧密附着于牙槽嵴表面,以游离龈凹痕或游离龈沟分界(图1-1)。正常成人游离龈凹痕的位置相当于釉牙骨质界水平。临床检查发现,只有30%~40%的成人口腔中存在游离龈凹痕,在唇颊侧组织中最明显,尤其常见于下颌前牙和前磨牙区域,在下颌磨牙和上颌前磨牙区最不明显。

由于附着龈的上皮为角化的复层鳞状上皮,上皮下方没有黏膜下层,而由固有层直接紧密地附着于牙槽骨表面的骨膜上,血管较少,因此附着龈呈粉红色、坚韧、不能移动。少数人可在附着龈上有色素,肤色黝黑者及黑种人较常见。40%的成人附着龈的表面有呈现橘皮样的点状凹陷,称为点彩(图1-1)。它是由数个上皮钉突合并向结缔组织内突起所形成的,将黏膜表面擦干或吹干后较易看到。牙龈上皮角化的程度越高,点彩越明显。点彩的多少因人、因部位而异,唇颊面多于舌面,部分人可以没有点彩。其还可因年龄而变化,婴儿时期缺乏,5岁左右开始在部分儿童中出现,至成人最多,但到老年,点彩逐渐消失。点彩是功能强化或功能适应性改变的表现,是健康牙龈的特征。在上皮和结缔组织水肿发炎时,点彩消失,经过治疗后点彩可以重现,说明组织恢复健康。

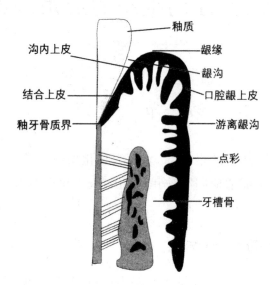

图 1-1　牙龈的解剖学标志

附着龈向根方与牙槽黏膜相连,两者之间有明确的界限,称为膜龈联合(MGJ)或称为膜龈线。其位置在人的一生中基本是恒定的。由于牙槽黏膜的角化度较差,结缔组织较为疏松,其中血管丰富,故临床表现为颜色较红,动度大。牵拉唇颊观察黏膜的动度,即可确定附着龈的宽度。

附着龈的宽度是指从 MGJ 至正常龈沟底的距离,是一个重要的临床指标。游离龈和附着龈均为角化上皮,合称为角化龈。附着龈的宽度因人而异,在各个牙位也不同,范围为 1~9mm。前牙唇侧最宽(上前牙区 3.5~4.5mm,下前牙区 3.3~3.9mm),后牙区较窄,第一双尖牙区最窄(1.8~1.9mm),有学者报道最小正常值为 1mm。在上牙的腭侧,附着龈与腭部的角化黏膜相连,无明确界限。在下颌舌侧,附着龈终止于与舌侧的牙槽黏膜交界处。上颌牙的附着龈较下颌同名牙宽。附着龈的宽度随年龄的增长而增宽。以前认为,附着龈的宽窄与牙周病的发生有关,但现在认为意义不大。

(三)龈乳头

龈乳头,又称为牙间乳头。呈锥形充满于相邻两牙接触区根方的楔状隙中,由游离龈和部分附着龈所构成。每个牙的颊、舌侧龈乳头在邻面的接触区下方汇合处略凹下,称为龈谷。该处上皮无角化、无钉突,对局部刺激物的抵抗力较低,牙周病易始发于此。

龈乳头的形态取决于邻牙表面的外形及相邻两牙间楔状间隙的位置和形态。

磨牙区龈乳头的高度较前牙区低,前牙区呈三角形或圆锥形,后牙区呈梯形。

二、牙龈的组织结构

(一)牙龈上皮的结构与代谢特征

按照形态和功能牙龈上皮分为3个区域:口腔龈上皮、沟内上皮和结合上皮。

1.口腔龈上皮

覆盖于游离龈的顶端到外表面及附着龈的表面,为角化或不全角化的复层鳞状上皮,其中以不全角化上皮多见。

2.沟内上皮

亦称龈沟上皮,是游离龈的边缘转向内侧覆盖龈沟壁而形成,为无角化上皮,有上皮钉突,但缺乏颗粒层和角化层,且常有许多细胞呈水样变性。龈沟上皮不能抵抗机械力而易破裂,在固有层常有白细胞浸润,是由龈沟内细菌和食物分解产物刺激引起的。

3.结合上皮

呈领圈状附着于牙冠或牙根的上皮,由缩余釉上皮演变而来。靠基底板和半桥粒与釉质相附着(图1-2)。这种有机的附着结构亦称为上皮性附着。结合上皮是人体唯一附着于无血管、无淋巴管、表面不脱落的硬组织上的上皮组织。

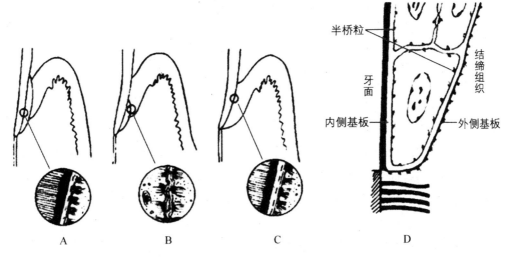

图1-2 结合上皮的形成及其与牙面的附着

A.牙初萌时,釉质表面的缩余釉上皮以基板和半桥粒与牙釉质表面相附着;B.牙釉质表面的缩余釉上皮逐渐由结合上皮替代,缩余釉上皮与牙龈组织间以桥粒连接;C.缩余釉上皮完全被结合上皮替代,结合上皮与牙面靠基板和半桥粒连接;D.电镜下,结合上皮通过内侧基板和外侧基板分别与牙面和牙龈的结缔组织附着

结合上皮由非角化的复层鳞状上皮构成,无角化层,也无上皮钉突。儿童时期其厚度仅3~4层细胞。随着年龄的增长,细胞层数增加至10~15层。细胞的长

轴与牙面长轴平行,无上皮钉突;但若受到慢性刺激,上皮钉突可增生成网状并伸入到结缔组织中。电镜下,结合上皮通过内侧基板和外侧基板分别与牙面和牙龈的结缔组织附着(图 1-2D)。

4.结合上皮的位置与牙的萌出

结合上皮的位置可以位于牙冠、釉牙骨质界或牙根上。这取决于患者的年龄、牙萌出的阶段和牙周组织的健康状况。当牙初萌时,结合上皮附着于牙冠;牙完全萌出时,结合上皮位于釉牙骨质界处。当牙龈发生退缩使牙根暴露或有牙周附着丧失时,结合上皮则位于牙根。

5.生物学宽度

生物学宽度(BW)是指龈沟底与牙槽嵴顶之间约 2mm 的恒定距离。它包括结合上皮(宽约 0.97mm)及结合上皮的根方和牙槽嵴之间的纤维结缔组织(宽约 1.07mm)。牙槽骨沉积与牙的主动萌出相伴随,从而使结合上皮附着水平与牙槽嵴的关系及生物学宽度保持不变。随着年龄增大或在病变情况下,上皮附着向根方迁移,牙槽嵴顶亦随之下降,但沟(袋)底与嵴顶间的生物学宽度不变。

6.龈牙结合部

龈牙结合部是指牙龈组织通过结合上皮与牙面连接,良好地封闭了软硬组织的交界处。将结合上皮和牙龈纤维视为一功能单位,称之为龈牙单位。由于结合上皮无角化且无上皮钉突,细胞与细胞间空隙较大,桥粒数目较小,细胞间联系较松弛,上皮通透性较高,因此较易被撕裂、渗透和穿通。结合上皮在牙周组织疾病的发生中有着至关重要的作用。

(二)牙龈上皮的更新和分化

口腔上皮在一生中不断进行更新,更新所需的时间分别为:牙龈上皮 10～12 天;腭、舌和颊部为 5～6 天;结合上皮为 1～6 天。上皮更新的时间与厚度相关。

结合上皮通过基底层细胞的有丝分裂,不断地自我更新。当切除牙龈连同结合上皮时,口腔表面上皮可向牙面爬行生长,重新分化出结合上皮,并分泌基底膜物质,重新形成上皮附着,其结构与原始结构一样。这种上皮再附着可出现于釉质、牙骨质或牙本质的表面。

牙龈上皮的细胞组成包括:角质形成细胞,以及黑色素细胞、朗格汉斯细胞、梅克尔细胞等非角质形成细胞。

(三)固有层

牙龈的结缔组织称为固有层,分为乳头层和网状层。乳头层邻接上皮;网状层与牙槽骨骨膜相邻。胶原约占牙龈结缔组织中蛋白质总量的 60%。Ⅰ型胶原构成固有层的大部分。Ⅳ型胶原束在Ⅰ型胶原之间分布,并与基底膜和血管壁的Ⅳ型胶原相连续。

固有层为致密结缔组织,为丰富的胶原纤维,成束排列。由Ⅰ型胶原组成的牙龈纤维具有束紧游离龈、保持牙龈硬度、使游离龈与牙骨质和附着龈相连接的作用。根据牙龈纤维排列方向分为4组。

1.龈牙纤维(DGF)

起自结合上皮根方的牙骨质,向游离龈的颊、舌和邻面方向呈扇形散开,终止于游离银和附着龈的同有层。

2.牙骨膜纤维(DPF)

起自牙颈部的牙骨质,在颊舌面,沿根方走行,连接并融入牙槽骨骨膜的外侧,或终止于附着龈。

3.环行纤维(CF)

位于游离龈和牙龈乳头的结缔组织中,在牙颈周围环行排列。

4.越隔纤维(TF)

起于龈牙纤维的根方牙骨质,呈水平方向越过牙槽间隔,止于邻牙相对应的部分。

在正常牙龈结缔组织中,细胞成分约占总体积的8%,而成纤维细胞约占细胞总体积的65%。此外,还有基质。

三、牙龈临床表现和显微结构之间的关系

1.颜色

正常附着龈和游离龈的颜色通常被描述为粉红色。牙龈的颜色有个体差异,其色泽与局部血供、上皮厚度及角化程度、色素细胞的多少等有关。另外,还与皮肤的色素沉着有关。金发人种的牙龈颜色较黑发人种颜色浅。

在唇颊面,附着龈和相邻的牙槽黏膜以一条明显的膜龈联合线划分界限。牙槽黏膜为红色、光滑且有光泽;而牙龈通常呈粉红色,有点彩。牙槽黏膜的上皮更薄,没有角化,无钉突。牙槽黏膜的结缔组织排列疏松,血管更加丰富。

2.生理性色素沉着(黑色素)

黑色素是一种非血色素源性的棕色色素,它和皮肤、牙龈的正常色素沉着密切相关。它存在于所有正常个体,但临床不会检测到所有色素。而白化病患者没有黑色素或严重缺乏。在黑色人种个体的口腔中黑色素沉着较为明显。

3.范围

牙龈范围与总的细胞体积、细胞间组织成分及血供有关。牙龈范围的改变通常和牙龈病的特征有关。

4.轮廓

牙龈的外形或轮廓主要和以下因素有关:①牙齿外形。②牙弓形态。③邻牙

接触点的位置和大小。④颊舌侧外展隙的形态。边缘龈呈领圈样包绕着牙齿,而颊舌面的牙龈呈扇贝状循牙根面形成相对扁平的直线。

5.外形

牙间乳头的外形由相邻牙面外形、位置及外展隙的形态所决定。

6.质地

牙龈质地致密,富有弹性。除了边缘龈可移动外,附着龈和牙槽骨表面骨膜紧紧相连,坚固且不能活动。而游离龈的坚固程度与牙龈纤维相关。

7.表面结构

牙龈表面类似于橘皮,也称作点彩。牙龈表面染色后点彩更为明显。

附着龈表面富有点彩,而游离龈缺如。牙龈乳头的正中部分有较为明显的点彩,而边缘则光滑。点彩的形成和范围在不同个体间存在较大差异。即使在同一口腔内,不同牙位的牙龈其点彩也有差异,颊侧比舌侧明显。但有一些个体,即使正常牙龈也没有点彩。随着年龄的改变,点彩也会发生变化。婴儿没有点彩,从5岁起开始出现点彩,在成年期达到顶峰,之后又逐渐消失。

在显微镜下,可见结缔组织乳头凸向表面上皮,结缔组织乳头之间的上皮钉突相互融合,并在牙龈表面形成凹陷。交替出现的表面隆起和凹陷就形成牙龈表面的点彩。牙龈上皮角化程度越高,点彩突起越明显。

点彩是功能强化或适应性改变的表现,它是健康牙龈的特征。牙龈有炎症时点彩较少或消失。当牙龈健康恢复时,点彩又重新出现。

牙龈的表面结构也和上皮角化的有无及角化程度有关。上皮角化是一种保护性功能,在牙龈受到刷牙等刺激时,牙龈角化程度可增加。然而通过对游离龈移植的研究发现:角化区域结缔组织移植到非角化区域时,其表面也会逐渐出现一层角化上皮。这个研究结果显示结缔组织的遗传特异性将决定上皮表层的类型。

第二节　牙周膜

牙周附着装置包括牙周膜、牙骨质和牙槽骨。

牙周膜又称牙周韧带,是围绕在牙根周围并连接牙根与骨的结缔组织,是牙龈结缔组织的延续部分。牙槽动脉的分支经牙槽骨而进入牙周膜。

一、牙周膜纤维

牙周韧带中最重要的成分是主纤维,它是束状排列的胶原纤维。牙周韧带的纵切面观,主纤维呈波纹状。其末端插入到牙骨质和牙槽骨的部分被称为Sharpey纤维。束状的主纤维由许多单个纤维构成,在牙和骨之间形成持续的吻合网状结构（图1-3）。

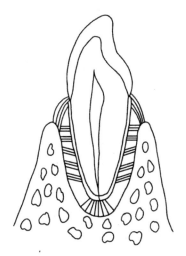

图1-3 牙周膜主纤维示意图

胶原是由许多不同氨基酸构成的蛋白质。最主要的成分包括氨基乙酸、脯氨酸、羟基赖氨酸和羟基脯氨酸，其中羟基脯氨酸为主要成分。

胶原由成纤维细胞内胶原蛋白分子构成。通过大量的微原纤维聚集形成纤维。胶原纤维有许多特征性的、直径为64mm的横向条纹。这些条纹由纤维原蛋白分子重叠分布所形成。

胶原可以由成纤维细胞、成软骨细胞、成骨细胞、成牙本质细胞和其他细胞合成。各种类型的胶原通过它们的化学成分、分布、功能及形态得以区分。主纤维主要由Ⅰ型胶原构成。而Ⅲ型胶原构成网状纤维。

胶原纤维的分子结构决定了它们的张力异常强大。因此，胶原所在的部位有非常好的韧性和强度。

虽然牙周韧带中不含成熟的弹性蛋白。但包含有两个不成熟的结构——耐酸水解性纤维和elaunin纤维。oxytalan纤维平行于根面，附着在颈1/3处的牙骨质表面。大量的弹性蛋白层及外周的oxytalan纤维和elaunin纤维构成了牙周韧带弹性蛋白网状结构，可能与咀嚼压力下能继续保持血液的通畅有关。

根据不同的位置和排列方向，牙周韧带的主纤维可分为5组：牙槽嵴组、水平组、斜行组、根尖组和根间组。

1.牙槽嵴组

起自结合上皮根方的牙骨质，斜行进入牙槽嵴。其功能是将牙齿向牙槽窝内牵引，并对抗侧向殆力。该组纤维切断后不会明显增加牙的松动度。

2.水平组

该组纤维在牙槽嵴纤维的根方，呈水平方向走行，一端埋入牙骨质，另一端埋入牙槽骨中。

3.斜行组

是牙周韧带中数量最多、力量最强的一组纤维。起自牙骨质,斜行向冠方进入牙槽嵴。它们可以承受咀嚼压力,并将该力转变为牵引力均匀传递到牙槽骨。

4.根尖组

位于根尖区,从牙骨质呈放射状进入牙槽窝底部的骨内。该组纤维具有固定根尖,保护进入根尖孔的血管和神经的作用。在根尖未完全形成的牙,无此纤维。

5.根间组

此纤维只存在于多根牙各根之间,有防止多根牙向冠方移动的作用。

其他纤维束相互交错或互相展开分布在上述纤维束间。少量不规则分布的胶原纤维填充在主纤维之间的结缔组织空隙中,这些组织包括神经、血管和淋巴组织。

二、牙周膜的细胞成分

牙周膜细胞能重建主纤维以适应生理需求,并对各种刺激做出反应。

牙周韧带包含 4 种类型的细胞:结缔组织细胞、上皮剩余细胞、免疫系统细胞以及与神经血管成分有关的细胞。

结缔组织细胞包括成纤维细胞、成牙骨质细胞和成骨细胞。成纤维细胞是牙周韧带中最重要的细胞,呈卵圆形或细长形,分布在主纤维周围,并含有伪足样结构。这些细胞可以合成胶原,并能吞噬和降解陈旧的胶原纤维。因此,成纤维细胞可以通过细胞内胶原的降解活动,而不用借助胶原酶的作用,就可以调控胶原的更新。

成人牙周韧带中可能存在表型和功能各异的成纤维细胞亚群。它们在同一光学和电子显微镜中看似相同,但却表现出不同的功能,如分泌不同类型胶原或生成不同的胶原酶。但这些具有异质性的细胞在对胶原的快速更新方面,却是一致的。

牙周膜中的间充质细胞可以分化为成骨细胞、成牙骨质细胞以及破骨细胞和破牙骨质细胞。这些细胞均可在牙周韧带的牙骨质和牙槽骨表面出现。目前,已从人的牙周韧带中分离出了具有干细胞特征的细胞。

Malassez 上皮剩余在牙周韧带中为小的上皮条索或团块。动物实验表明,它和结合上皮具有连续性。上皮剩余被认为是 Hertwig 根鞘的残余,是牙根发育不完整的表现。上皮剩余沿靠近牙骨质的表面排列,且在根尖区和牙颈部的牙周膜内分布较多。随着年龄的增加,上皮剩余逐渐降解消失,或钙化形成牙骨质小体。细胞由不同的基板所围绕,并由半桥粒相互连接。受到刺激后,上皮剩余可发生增殖而参与形成根尖周囊肿和根侧囊肿的囊壁上皮。而最近的研究表明,上皮剩余可能还涉及牙周的修复和再生。

防御细胞包括淋巴细胞、中性粒细胞、巨噬细胞、肥大细胞和嗜酸性细胞以及一些与神经、血管相关的细胞。

三、牙周膜的基质

牙周韧带包含大量的充填于纤维束间和细胞间的基质。包含两种主要成分：①黏多糖：如透明质酸和蛋白多糖；②糖蛋白：如纤维粘连蛋白和层粘连蛋白。基质中含水量约为 70%，有利于抵抗外力。在炎症和创伤区域，组织液中含基质物质的无定形物增多。

牙周韧带中含有丰富的血管和神经。血液供应主要来自：①牙龈的血管；②上下牙槽动脉的分支进入牙槽骨，再通过牙槽窝的内壁进入；③来自上下牙槽动脉在进入根尖孔前的分支。多种来源的血管在牙周膜中互相吻合成丛。牙周膜富含感觉神经末梢，且通过三叉神经传递触觉、压觉和痛觉，感受和判断加于牙体的压力大小、位置和方向。所以，当牙周韧带发生急性炎症或临床叩诊检查时，患者能指明患牙的位置。

牙周韧带也包含有钙化团块，称为牙骨质小体。它可以附着于根面，也可以从根面分离。牙骨质小体可由钙化的上皮剩余形成；也可由钙化的 sharpey 纤维而成；或牙周韧带中栓塞的血管钙化形成。

四、牙周膜的功能

牙周膜具有支持、稳定、感觉、营养和形成功能。

1.支持功能

牙周膜的主纤维一端埋于牙骨质，一端埋入牙槽骨，将牙齿固定于牙槽窝中。

2.感觉功能

牙周膜中有丰富的神经和末梢感受器，对疼痛和压力的感觉敏锐。通过神经系统的传导和反射，支配着颌骨、肌肉和关节的运动，具有缓冲和调节咀嚼力的作用。

3.营养功能

牙周膜内丰富的血供带来合成代谢所需的物质，不仅营养牙周膜本身，还营养着牙骨质和牙槽骨。

4.维持内环境的稳定

牙周膜具有不断更新和改进的能力，维持内环境的稳定。

牙周膜的宽度（厚度）随年龄及功能状态而异，正常情况下为 0.15～0.38mm，以牙根中部处最窄，牙槽嵴顶及根间孔附近较宽。但这种微小的差异在 X 线片上不能显示,整个牙周韧带呈现为围绕牙根的窄黑线。由于牙周膜的存在,牙齿具有微小的生理性动度。

第三节　牙骨质

牙骨质覆盖在牙根表面,它虽然具有板层骨的特点,但没有血管、神经和淋巴管,终生可不断沉积。

一、牙骨质的组织结构

牙骨质有两种结构形式,即无细胞牙骨质和有细胞牙骨质。前者自牙颈部到近根尖 1/3 处,紧贴牙本质表面,不含牙骨质细胞,Sharpey 纤维构成其大部分结构,对牙起主要的支持作用。后者位于无细胞牙骨质的表面,但在根尖部可以全部为有细胞的牙骨质,而在牙颈部则可全部为无细胞牙骨质。

牙骨质内的纤维主要是成牙骨质细胞分泌的胶原纤维,以 I 型胶原为主,排列方向与牙根表面平行。牙骨质中还有来自牙周膜的 Sharpey 纤维,与牙根表面垂直并穿行其中。

牙骨质中 45%～50% 为无机盐,50%～55% 为有机物和水。无机盐主要是钙、磷,以羟基磷灰石的形式存在。有机物主要为蛋白多糖和胶原。

二、釉牙骨质界

牙骨质与牙釉质在牙颈部交界处称为釉牙骨质界(CEJ),有 3 种交界形式:60%～65% 的牙为牙骨质覆盖牙釉质;约 30% 为两者端端相接;另 5%～10% 为两者不相连接(图 1-4)。在后一种情况,当牙龈退缩而牙颈部暴露时,易发生牙本质敏感。牙骨质内只有少量的细胞,无血管、神经及淋巴,代谢很低。它的新生有赖于牙周膜中的成纤维细胞分化成成牙骨质细胞。已与牙分离的病变牙龈要发生新的附着比较困难。

三、牙骨质的厚度和增生

牙骨质在一生中不断沉积,但不同年龄段沉积速率不尽相同。牙骨质的沉积在根尖部最为明显,因为它需要代偿牙齿因磨耗而导致的继续萌出。牙骨质在牙根冠 1/2 段的厚度为 16～60μm,或接近一根头发丝的厚度。而在根尖 1/3 和根分叉区域,其厚度可达 150～200μm。可能由于牙齿生理性近中移位的刺激,牙根远中面的牙骨质厚度通常比近中面要厚。在一项 11～70 岁年龄段人群的牙周组织研究中发现,老年组牙骨质厚度平均是年轻人的 3 倍之多,特别是在根尖区。

20岁的年轻人牙骨质厚度约为$95\mu m$,而60岁的老年人则可达$215\mu m$。

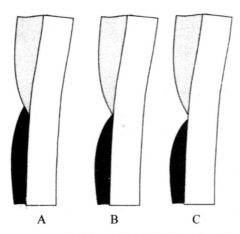

图1-4　牙骨质与牙釉质交界的3种形式

A.牙骨质覆盖牙釉质;B.牙骨质与牙釉质端端相接;C.牙骨质与牙釉质不相接

牙骨质增生是指牙骨质发生明显增厚的现象,可发生于个别牙或整个牙列。由于要考虑不同个体或同一个体不同牙位牙骨质厚度的变化,有时很难明确区别牙骨质增生和生理性牙骨质增厚。牙骨质增生是牙骨质全层弥漫性增厚,特别是根尖1/3部分结节状增生。由于牙骨质小体融合、插入牙骨质的牙周纤维发生钙化等,可以导致牙骨质针刺样突起的形成。

牙骨质增生的病因不明,针刺样牙骨质增生的发生可能与正畸治疗或异常咬合有关。没有对船牙的牙齿发生牙骨质增生,可能为代偿牙齿过度萌出后产生的多余空间。在根尖段由于牙髓遭到轻度激惹,导致牙齿纤维附着破坏,也可造成牙骨质增生。而整个牙列发生的牙骨质增生,则可能与Paget病等全身因素有关。

四、牙骨质的吸收和重建

通常恒牙不会发生生理性吸收,只有乳牙才会吸收。然而牙骨质经常会发生轻微吸收,在萌出或未萌出的牙均可发生。甚至当达到严重程度时,在X线片上也可显示。牙骨质轻微吸收的现象非常普遍。一项研究发现,261颗牙中有236颗(90.5%)根面发生牙骨质吸收。每颗牙的吸收部位平均有3.5处,76.8%位于根尖1/3;19.2%位于根中1/3;4%位于颈1/3。70%的吸收仅局限于牙骨质而不累及牙本质。

牙骨质吸收可能是局部或系统因素造成的,或无明显病因(如特发性牙骨质吸收)。在局部因素中,牙骨质吸收可发生于船创伤、正畸治疗、囊肿、肿瘤、废用牙、埋伏牙、再植或移植牙、根尖周病或牙周病等。系统因素则倾向于缺钙、甲状腺功能减退和Paget病等。

牙骨质吸收在显微镜下表现为牙根表面凹坑样破坏,吸收区域及临近区域可见多核巨噬细胞和单核巨噬细胞。多个吸收位点可融合形成一个大的破坏区域。吸收可深入牙本质甚至牙髓,但通常不发生疼痛。牙骨质吸收并非持续不断,而是吸收和新生交替发生。

牙骨质内只有少量细胞,这些细胞没有增殖和新生功能。它的新生有赖于牙周膜中的细胞分化出成牙骨质细胞,在原有的牙根表面成层地沉积新的牙骨质,同时新形成的牙周膜纤维也埋入新牙骨质中,重新在新形成的牙骨质中建立功能性关系。牙骨质的新生可以发生在死髓牙和活髓牙,同时,在牙周炎的愈合过程中,这种生理功能对于牙周新附着的形成也至关重要。

新形成的牙骨质与牙根形成一条深染的不规则线,称为方向线。

牙周治疗过程中,修复性牙骨质与根面牙本质的紧密结合对于新附着至关重要,但往往也是最难达到的。一些研究显示,在原有根面吸收基础上沉积的牙骨质则与根面结合紧密。这提示破骨细胞可能有利于根面处理。而以往牙周治疗过程中采用酸或螯合剂进行根面处理,仍然难以获得良好的附着。也许今后在根面的化学处理方面,还有相当的发展空间。

若牙骨质和牙槽骨融合在一起,其间的牙周膜消失,则称为牙固连。牙固连可伴发于牙骨质的吸收过程,这提示牙固连是一种异常的牙骨质修复形式。牙固连也可发生于慢性根尖周炎、牙再植、殆创伤及埋伏牙周围。牙固连导致牙吸收及骨组织逐渐替代形成。由此,牙固连的再植牙 4～5 年后会牙根吸收、牙齿松动甚至脱落。

钛种植体植入颌骨时,骨直接与种植体发生愈合,无结缔组织介入其间。由于金属种植体不会发生吸收,同时,上皮不会沿着牙根表面向根方增殖,从而不会形成真性牙周袋。所以,种植体可以长期保持这种与骨的连结关系。

第四节 牙槽骨

牙槽骨是上、下颌骨包绕和支持牙根的部分,也称为牙槽突。它的高度、密度及形状均随牙的形态和功能状态变化而变化。随着牙的萌出,牙槽突亦逐渐增高;牙脱落后牙槽突随之吸收、消失。牙槽骨是牙周组织中,也是全身骨骼系统中代谢和改建最活跃的部分。

一、细胞及细胞间基质

成骨细胞来源于具有多向分化潜能的滤泡细胞,分泌产生牙槽骨的有机基质。胚胎发育时期,牙槽骨以膜内成骨方式形成。牙槽骨由许多钙化基质组成,中间有被腔隙围绕的骨细胞,该腔隙称为骨陷窝。骨细胞发出小嵴伸入由骨陷窝发出的细管中,这些细管通过骨的细胞间基质汇合成一个吻合系统。通过与血管的交流,此系统可以为骨细胞运输氧和养分,并排出代谢产物。血管分支广泛并通过骨膜、骨内膜与基质脉管系统相邻。骨的生长有赖于成骨细胞有机基质的层层沉积。由于骨有相当的厚度,所以除了有表面血管的血供外,骨内部的哈弗斯系统(骨单位)还对骨组织有滋养作用。这一现象首先在外层骨皮质和固有牙槽骨被发现。

骨组织包含 2/3 的无机物和 1/3 的有机基质。无机物主要为矿物钙盐和磷酸盐,还包括羟基、碳酸盐、柠檬酸盐以及一些微量的元素如钠、镁和氟。其中,矿物盐主要形成超微结构的羟磷灰石,从而构成约 2/3 的骨结构。

有机基质主要(90%)由Ⅰ型胶原组成,还包括少量非胶原蛋白如骨钙素、骨连接蛋白、骨形成蛋白、磷蛋白以及蛋白多糖。

虽然,牙槽骨的内部组织在人的一生中会不断变更,但其大致外形却基本保持不变。在骨的塑形改建和新生过程中,由成骨细胞的骨沉积作用和破骨细胞的骨吸收作用两方面来平衡。

二、牙槽窝

牙槽窝由薄层骨密质组成,按照排列方向的不同,可以分为哈弗斯系统和束状骨。束状骨位于固有牙槽骨内,是与牙周膜相邻并包含大量 Sharpey(沙比)纤维的部分(图 1-5)。它由平行于根面的薄的板层状结构组成,中间有许多并行排列的间隙线(图 1-6)。有些 Sharpey 纤维是完全钙化的,但大部分包含未钙化的核心和钙化的外层结构。束状骨结构并不是颌骨特有的,全身的骨骼系统中有肌肉、韧带附着的部位都有此结构的存在。

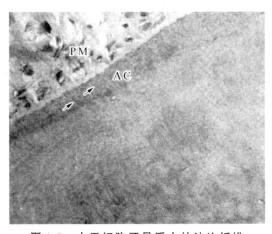

图 1-5　人无细胞牙骨质中的沙比纤维

PM:牙周膜;AC:无细胞牙骨质;箭头所指为垂直穿越牙骨质的沙比纤维(HE 染色)

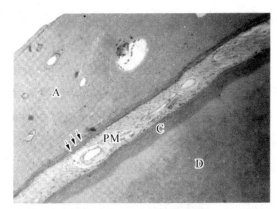

图 1-6　人牙槽骨的结构

A:皮质骨;PM:牙周膜;C:牙骨质;D:牙本质;箭头所指为束状骨(HE 染色)

牙槽骨的骨松质部分由不规则地排列于骨髓腔的骨小梁组成。受咬殆力的影响,骨小梁的形态可以发生很大的变化。骨松质由不规则排列的板层结构伴哈弗斯系统组成,板层中间有加深着色的生长线或吸收线。

骨松质在牙槽间隔和根间骨隔比较丰富。但除了腭部外,它在牙槽骨的唇、舌侧含量都很少。成人牙槽骨的骨松质,上颌比下颌含量丰富。

三、骨髓

在胚胎时期和新生儿,全身骨骼的骨髓都是具有造血功能的红骨髓。随着年龄的增长,红骨髓逐渐变为含脂肪多的黄骨髓而失去造血功能。一般而言,成人颌骨的骨髓均为黄骨髓。只有在肋骨、胸骨、颅骨、椎骨和肱骨中,还有红骨髓的存在。偶尔,颌骨骨髓中也能见到局灶性的红骨髓,通常与骨小梁的吸收相伴出现。颌骨骨髓通常位于上颌结节、上下颌磨牙和前磨牙、下颌联合和升支部,在 X 线片上表现为透射影。

四、骨膜和骨内膜

所有骨的表面都被覆有具有成骨能力的结缔组织。位于外表面的叫骨膜,而在内侧、衬于骨髓腔表面的则称作骨内膜。

骨膜分为两层:内层由成骨细胞以及包绕其周围的骨的前体细胞所组成;外层富含血管、神经、胶原纤维和成纤维细胞。成束的骨膜胶原纤维穿透骨板,将骨膜附着于骨面。骨内膜由单层成骨细胞组成,有时还含有少量的结缔组织。

五、牙槽间隔

牙槽间隔主要以骨松质构成,外以相邻牙的筛状板(即硬骨板或固有牙槽骨)、唇舌侧的骨皮质为界。如果相邻牙的间隙窄,则其只包含筛状板。在大约85%的情况下,位于下颌第二前磨牙和第一磨牙之间的骨间隔包含骨松质和筛状板;而在约15%的情况下,此间隙只保留有筛状板。假如相邻牙根靠得太近,在与牙根相邻的骨间隔上将会有不规则的"开窗"(图1-7)。在上颌磨牙之间,大约66.6%的情况下,牙槽间隔由骨松质和筛状板构成;约20.8%的情况仅有筛状板;约12.5%的情况会出现骨开窗。牙槽间隔嵴顶的近远中连线往往与相邻牙的釉牙骨质界连线平行。年轻人的牙槽嵴顶到釉牙骨质界的距离在0.75mm至1.49mm之间变动(平均为1.08mm)。随着年龄的增长,这一距离可以增加到平均2.81mm。牙槽间隔的近远中、唇舌侧的形状和距离由相邻两牙牙冠的凸度、牙齿在颌骨的位置以及其萌出程度所决定。

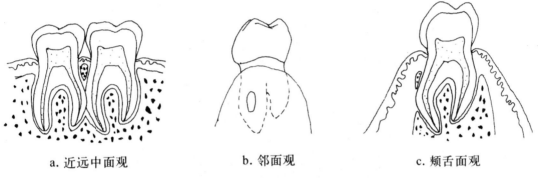

　　a. 近远中面观　　　　　　　　b. 邻面观　　　　　　　　c. 颊舌面观

图1-7　相邻磨牙牙根过近引起的骨开窗

六、牙槽骨的外形

　　正常时,牙槽骨的外形随着牙根的形状而凸出、内陷(图1-8)。不同的个体,牙槽骨的解剖形态有很大差异并有不同的临床意义。牙齿的排列、牙根与骨的交角以及𬌗力等因素决定了唇、舌侧骨板的高度和厚度。

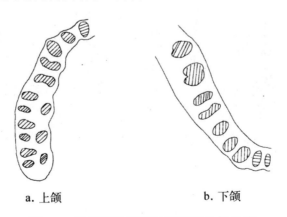

　　　　a. 上颌　　　　　　　　b. 下颌

图1-8　相邻磨牙牙根过近引起的骨开窗

从唇面观,牙槽骨的边缘更接近根尖方向,而且瘦削菲薄,成为明显的弓状物。但如果从舌侧观,唇面的牙槽骨板则显得较厚、边缘圆钝且没有明显的弓状外形。在上颌磨牙的腭根,根-骨交角对牙槽骨高度的影响尤为突出。通常,由于对抗殆力所致,牙槽骨板唇面的颈部明显比其他部分的厚。

七、骨开窗和骨开裂

如果有部分牙根面裸露于骨板之外,其上仅有牙周膜和牙龈覆盖且牙槽骨边缘完整,这种缺损称为骨开窗。如果裸露范围延伸至牙槽骨边缘,此时缺损被称为骨开裂(图1-9)。大约有20%的牙齿会有缺损的发生;唇侧比舌侧多见、前牙区比后牙区好发,而且常常是双侧对称。目前,缺损的原因还不清楚。但是,牙根的凸度大、牙的错位、牙根的唇向突出以及薄的骨板都可能是诱发因素。骨开窗和骨开裂有重要的临床意义,因为这些缺损的存在会使牙周手术的情况变得更为复杂。

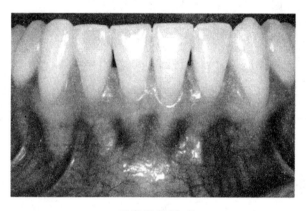

a. 正常牙龈外观

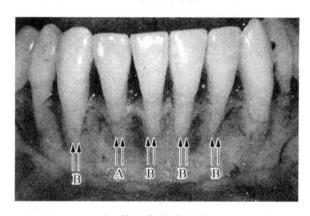

b. 骨开窗和骨开裂

图1-9　骨开窗和骨开裂

A.骨开窗;B.骨开裂

第五节　牙周组织的血液供应及神经支配

牙周组织的血供及神经非常丰富。

一、牙周组织的血供

(一)牙龈血供

牙龈有双重血供,分别来源于牙槽骨间隔的血管、牙槽骨骨膜表面的血管及牙周膜的血管。这些血管分出很多细支进入牙龈结缔组织。

(二)牙周膜的血供

牙周膜的血供来源有 3 个方面。

(1)牙槽动脉进入根尖孔之前的分支,通过牙周膜(纵行牙周动脉)抵达龈组织。

(2)上、下牙槽动脉的分支进入牙槽骨,再通过 Volkmann 管及筛状板孔进入牙周膜。

(3)来自牙龈的血管,在牙颈部牙周膜血管分支与邻近的牙龈血管分支吻合成网,最后汇入相应静脉。在主纤维束之间可见动静脉吻合。多方面来源的血管在牙周膜中互相吻合成丛。

二、牙周组织的神经

牙龈的神经主要来自三叉神经感觉支,如上、下颌神经的上、下牙槽支。牙周膜内丰富的神经纤维来自三叉神经,多与血管伴行。牙周膜通过三叉神经传递触、压、痛和温觉,感受和判断外力作用于牙体的压力的大小、位置和方向。故当牙周膜发生急性炎症或临床叩诊检查时,患者可以指明患牙的位置。

第六节　牙周组织的增龄性变化

一、定义

增龄:器官的增龄性变化是脏器成熟后的生理性改变,是随着时间的进展其组织功能逐渐减弱的过程。但必须区别因环境因素累积造成的牙周组织改变和因为内在或年龄因素导致的牙周组织退行性变。

二、牙龈上皮的变化

随着年龄的增加,牙龈缘位置退缩至根方使牙根暴露,严重者可发生牙槽骨的吸收。过去认为这是一种增龄性变化,但许多报道显示老年人健康的牙龈无明显退缩。因此普遍认为牙龈退缩是由于牙周组织长期受到各种损伤、刺激而累积造成的,如刷牙不当、不良修复体压迫龈缘、食物嵌塞、不正常的咬合力等。在牙周病治疗后,也会有牙龈退缩。牙龈上皮随着年龄增加逐渐变薄和去角化,上皮对细菌通透性增加,对创伤的抵抗力减弱,同时影响远期结果。然而也有学者认为人和犬不存在牙龈上皮的增龄性变化。

关于结合上皮位置与年龄之间的关系有众多推测。一些研究报道认为结合上皮随着牙龈退缩一起向根方迁徙,同时,附着龈宽度随着年龄增加而变窄。而另一些学者认为结合上皮的位置向根方迁徙是由于牙齿的被动萌出所造成的。但所有的研究都一致认为牙龈退缩是可以避免的,它可能是由于炎症的累积或作用于牙周组织的创伤引起。

三、牙周膜的变化

对牙周膜宽度的增龄性变化,有两种不同的认识。一种认为牙周膜将逐渐变宽。因为研究者发现随着年龄增加,牙齿逐渐脱落,余留牙受到更多的咬秴压力。牙齿长期处于过大的负荷状态,牙周膜随之变宽。而另一种观点则认为,牙周膜厚度随着年龄的增长逐渐变薄。这种变化可能是由于咀嚼肌的强度下降,或牙齿长期处于废用或非功能状态,导致相应的牙周功能降低所致。

四、牙骨质及牙槽骨的变化

从牙齿萌出后,牙骨质不断沉积,特别是在根尖和舌侧。随着年龄的增加,牙骨质厚度可以有 5～10 倍的累积。炎症可以造成牙骨质吸收,同时有牙骨质生理性的沉积,造成牙根表面形成不规则的牙骨质界面。

随年龄的增长,牙槽骨嵴的高度降低。而且,与身体其他骨组织一样,可出现生理性的骨质疏松,骨密度逐渐减低,骨的吸收活动大于骨的形成。目前认为,种植体的骨整合情况与患者年龄无关。但最近的研究发现,从年龄大于 50 岁的供者提供的骨移植物(冷冻脱钙骨),其骨形成能力比年轻供者提供的骨移植物差。所以关于年龄与成骨能力的关系还有待进一步研究。

第二章　牙周病流行病学

第一节　牙周病流行病学指数

牙周病临床表现较为复杂,其临床评价指数也有很多,目前尚没有一个指数能对所有牙周改变进行全面的定量评价。因而,根据研究的目的不同,往往采用不同的牙周指数进行牙周病流行病学研究。

以下介绍几种牙周流行病学调查中常用的牙周病指数。这些牙周病指数多为20世纪60年代提出,从口腔卫生情况、牙龈状况、牙周组织状况等不同角度对个体进行评估,进而获得被调查人群的牙周病流行情况信息。这些指数广泛应用于牙周流行病学调查。然而,随着对牙周病认识的深入,人们发现,不仅应该以个体为单位进行分析,还应对同一个体的不同牙周部位进行分析;在研究设计时,应尽量考虑与其他流行病学研究的可比性,以统一疾病的诊断标准和研究方法。

目前世界卫生组织推荐使用的指数是社区牙周指数(CPI),这是基于 Ainamo 等于1982年提出的社区牙周治疗需要指数(CPITN)修改而建立的。

一、简化口腔卫生指数

简化口腔卫生指数(OHI-S)由 Greene 和 Vermillion 于1964年提出,包括简化软垢指数(DI-S)和简化牙石指数(CI-S)。OHI-S 常用于人群口腔卫生状况的评价。OHI-S 检查的牙齿为16、11、26、31的唇(颊)面和36、46的舌面,个人记分为每个牙面分值相加,人群记分为受检个人分值的平均值。

DI-S 和 CI-S 的记分标准分别为:

DI-S:0:牙面上无软垢。

　　　1:软垢覆盖面积占牙面1/3以下。

　　　2:软垢覆盖面积占牙面1/3与2/3之间。

　　　3:软垢覆盖面积占牙面2/3以上。

CI-S:0:龈上、龈下无牙石。

　　　1:龈上牙石覆盖面积占牙面1/3。

　　　2:龈上牙石覆盖面积在牙面1/3与2/3之间,或牙颈部有散在的龈下牙石。

3:龈上牙石覆盖面积占牙面 2/3 以上,或牙颈部有连续而厚的龈下牙石。

二、菌斑指数

菌斑指数(PLI)由 Silness 和 Loe 于 1964 年提出,常用于评价口腔卫生情况和衡量牙周病的防治效果。检查时,每牙检查近中颊面、正中颊面、远中颊面和舌面等 4 个牙面,记录 4 面平均值,个人记分为各受检牙分值的平均值。

PLI 的记分标准为:

0:龈缘区无菌斑。

1:龈缘区有薄的菌斑,但视诊不可见,若用探针尖的侧面可刮出菌斑。

2:在龈缘或邻面可见中等量的菌斑。

3:龈沟内或龈缘区及邻面有大量软垢。

三、牙龈指数

牙龈指数(GI)由 Silness 和 Loe 于 1967 年修订,用于评价牙龈炎症情况。

检查时,每牙记录近中唇(颊)乳头、正中唇(颊)缘、远中唇(颊)乳头和舌侧龈缘等 4 个牙面,记录 4 面平均值,个人记分为受检牙分值的平均值。

GI 的记分标准为:

0:牙龈健康。

1:牙龈颜色轻度改变,轻度水肿,探诊不出血,即轻度炎症状态。

2:牙龈色红,水肿光亮,探诊出血,即牙龈中度炎症状态。

3:牙龈明显红肿或有溃疡,有自动出血倾向,即牙龈重度炎症状态。

四、社区牙周指数

1997 年世界卫生组织正式采纳该指数,常用于大规模的口腔流行病学调查。

使用世界卫生组织推荐的 CPI 牙周探针,探诊结合视诊检查,探测牙石分布、牙龈出血和牙周袋深度(15 岁以上者)。全口分为 6 个区段,每个区段检查 1~2 颗功能牙,以最重情况为该区段的记分,以 6 个区段中最高的记分作为个人的 CPI 值。

CPI 的记分标准为:

0:牙龈健康。

1:探诊后出血,即牙龈炎状态。

2:探诊可发现牙石伴探诊出血,但探诊深度小于 3.5mm,即牙石存在状态。

3：探诊深度 4～5mm，即早期牙周病状态。

4：探诊深度 6mm 以上，即晚期牙周病状态。

X：除外区段（少于 2 颗功能牙存在）。

9：无法检查（不记录）。

第二节 牙周病的流行情况

牙周病是人类最古老、最普遍的疾病之一。在世界各地的原始人颅骨上均可见到牙槽骨吸收及牙缺失。我国发现的新石器时期（距今 8000～9000 年）的人颅骨上，牙槽骨破坏发生率为 42.3%。

一、牙周病流行病学常用的研究方法

1.描述性研究

描述性研究是指通过观察而正确、详细地描述牙周病或牙周健康状态在时间、空间及人群中的分布特征和规律的研究方法。它可分为：相关性研究、横向调查及个例研究 3 类。

2.分析性研究

分析性研究是指在描述性研究的基础上，分析牙周疾病和牙周健康状态与可能的致病因素之间的关系，从而进行牙周病致病因素或危险因素的筛选并验证所提出的病因假说。通过已发生的牙周疾病（结果）去探寻牙周病发病原因的方法称为病例对照研究；从有无可疑病因开始去观察是否发生结果（牙周病）的研究方法称为队列研究。

3.试验性研究

试验性研究是指以某一特定人群为对象，通过试验或干预手段，观察效果，验证假设或学说的一种研究方法。它包括临床试验、现场试验和社区干预试验。

二、牙周病流行状况及经典研究

牙周病是由菌斑微生物所引起的牙周支持组织的慢性感染性疾病。尽管缺乏统一、规范的指标和调查方法，但大量流行病学调查研究均表明：人群中约 90.0% 的患有牙周疾病；在 15～19 岁年龄组中，50.0% 的人群至少有 1 个牙周袋。据我国第三次口腔健康流行病学调查报告显示，我国 12 岁少年组牙龈出血为 57.7%，牙石为 59.0%。35～44 岁成年组的牙石为 98.0%，牙龈出血为 82.8%。牙周袋检出率为 40.9%，其中浅牙周袋（PD 4～6mm）检出率为 40.6%，深牙周袋（PD≥6mm）检出率为 4.7%。65～74 岁老年组牙石为 88.7%，牙龈出血的为 68.0%。牙周袋检出率为 52.2%，其中浅牙周袋（PD4～6mm）检出率为 51.2%，深牙周袋（PD≥6mm）检出率为 10.1%。没有牙龈出血、没有牙周袋、也没有重度牙周附着丧失的比率仅为 14.1%。

牙周病学界一致认为，对牙周病的发生和发展进行自然史的研究是十分有价值的，它可以进一步发现和了解牙周病的亚型。以下是一些有关牙周病流行病学的经典研究。

Loe 等于 1986 年对斯里兰卡采茶区缺乏口腔卫生保健措施的工人进行了长达 15 年的纵向观察。结果发现：8% 的人群牙周炎的发展速度很快，在 40 岁前，这些人因牙周疾病丧失了近 20 颗牙，在 45 岁时，他们的全口牙缺失；81% 的人牙周炎发展速度较缓慢，在 45 岁时，每个人因牙周疾病平均缺失 7 颗牙；11% 的人尽管有牙龈炎，但是没有牙周组织破坏，没有一颗牙因为牙周病而缺失。

1973 年，瑞典对 13% 的国民进行了第一次口腔调查。1988—1991 年对这些人的牙周情况进行了复查。结果表明：20% 以上的受检者有 6 个或 6 个以上解剖位点存在重度牙周炎，重度牙周炎主要累及上颌前磨牙（18%）及下颌前磨牙（12.8%），其次累及第一磨牙（13.5%）；同时本调查还发现：存在龈下菌斑、基线时探诊深度超过 4mm 的牙数、吸烟、年龄、遗传、压力、社会因素及患有系统性疾病等，均为促进牙周病发展的相关危险因素。

1989 年，美国的研究人员也做了类似的调查。他们发现在所调查的人群中，只有 15% 的人无牙周病症状；50% 的人患有牙龈炎，但无牙周炎；33% 的人患有中度牙周炎，其探诊深度为 4～6mm；8% 的人患有重度牙周炎，其探诊深度 >6mm；仅有 4% 的人因牙周组织严重破坏导致最终拔牙；同时调查还发现，容易获得口腔卫生保健者、居住在经济发达地区者牙周炎患病率低。

2001 年，Craig 等对居住在美国城市的亚裔美国人、非洲裔美国人及西班牙裔美国人三个不同的少数民族人群牙周炎的患病率进行调查比较，发现非洲裔美国人牙周炎的患病率最高，且病变程度也较严重。通过进一步分析，发现牙周炎的高患病率与其较难接受私人牙科保健以及较高吸烟率有关；家庭收入较低者牙周病症状也较重。

通过对北京市古城村 440 名牙周病患者进行为期 10 年的纵向调查研究发现，与发达国家相比，北京村民的牙周状况未见显著不同，而且，就各年龄组相互之间进行比较，牙周病的发展速率亦未见显著不同。研究认为，人类牙周病发展可能是人类自身内在因素起决定性的作用；除此之外，研究还发现 20～60 岁各年龄组牙周附着丧失平均增加 1.45～1.86mm，而且随着年龄的增加，附着丧失的程度也越来越重。

Detienville 综述文献后认为，在因菌斑控制不良而出现菌斑和牙石堆积的患者中可能产生的变化如下：

（1）8%～15%的可能会发展成为重度牙周炎，如果缺乏牙周治疗，疾病将会侵犯整个牙列。

（2）60%的会出现中度牙周病损。

（3）15%～30%的尽管有牙龈炎症，但无牙周支持组织破坏。

三、牙龈炎的流行情况

虽然各调查报告的具体数字不一，但总的规律是牙龈炎在儿童和青少年中较普遍，患病率为70%～90%。在西方发达国家中患病率低于发展中国家。牙龈炎最早可发生于3～5岁儿童，以后随着年龄增长而明显增高，至青春期（12～14岁）达高峰。然后逐渐下降，在16岁前下降最明显。此后牙龈炎随年龄增长而缓慢减少，但牙周炎的患病率却逐渐升高。

四、牙周炎的流行情况

牙周炎在儿童极少见，青春期以后发病仍较少。因而牙周炎通常被认为是成人的疾病，患病率和严重程度随年龄增长增加，35岁后患病率明显增高，至40～50岁时达高峰。此后患病率有所下降，这可能是一部分重度牙周炎患牙被拔除之故。多数人罹患的牙周炎为轻至中度，重度牙周炎仅累及少数人群，重度牙周炎只占人群的5%～20%。随着人们口腔卫生保健措施的实施和口腔卫生状况的改善，牙龈炎和轻到中度的牙周炎患病率将逐渐下降。但随着我国人均寿命的延长，龋病的预防和治疗成功，保存更多天然牙以及种植牙的普及开展，牙周治疗和维护的需求将继续增加。

五、牙周病损具有部位特异性

同一口腔内各个部位牙对牙周疾病的易感程度不同。牙周炎具有部位特异性。从牙位讲：下颌中、侧切牙，上颌磨牙，其次是下颌磨牙、尖牙和上颌中、侧切牙、双尖牙，最少受累的为上颌尖牙和下颌双尖牙。从部位讲：最多见为邻面。

六、牙周病和龋病的关系

两者之间的关系不甚明了，龋病和牙周病虽然都以牙菌斑为共同病因，但细菌的组成不同，主要致病菌所在的菌斑位置不同，发病机制和临床表现也迥异，为独立疾病。但总的情况是易患龋病的人，似乎不易患牙周病，反之亦然。

第三节　牙周病的危险因素评估

近 10 年来,分析影响牙周病发生频率和原因的危险因素逐渐受到重视,人群和个体的牙周病危险因素的评估可为制定预防措施和控制疾病的发展提供科学的依据。

一、不能人为干预的危险因素

这类危险因素又称决定因素,特指危险因素中那些不能改变的背景因素。

1.性别

一般男性多于女性。

2.年龄

老年人的牙周附着丧失多于年轻人,单纯的牙龈炎多见于年轻人和儿童。

3.种族

牙周病为全球性疾病,侵袭性牙周炎在黑人中患病率较高,具有一定的种族倾向。

4.遗传基因

即宿主的易感性,典型的证据为 Loe 等对无牙科保健的斯里兰卡茶场工人 15 年的纵向观察结果,81%个体牙周病情缓慢加重,11%个体病情稳定不加重,只有 8%个体牙周病情迅速加重。这种个体之间的差别值得进一步研究,而从分子水平上揭示牙周炎的易感基因已成为研究的热点。

二、可能通过人为干预而改变的危险因素

这类危险因素即狭义的危险因素,通过干涉可能降低牙周病的发生可能性。

1.口腔卫生情况

口腔卫生状况与牙周病有直接关系。口腔卫生好,菌斑清除彻底,牙龈炎患病危险低;反之,口腔内菌斑多,牙石堆积,牙龈炎和牙周炎患病危险就高。

2.社会经济情况

尽管牙周病流行病学资料表明,经济、文化落后地区的牙周病患病率及严重程度均高于发达地区,但将这些资料按口腔卫生水平分组进行比较时,地区之间的差别即消失。这提示,从流行病学的角度分析,影响牙周健康状况的主要因素是口腔卫生水平,其他方面的因素只是直接或间接地影响口腔卫生状况,从而成为次要因素。

3.吸烟

吸烟者牙周病患病危险高于不吸烟者。吸烟不但促进牙周病发病,而且加重牙周病的患病程度。吸烟者牙菌斑、牙石堆积增多,牙槽骨吸收加快,且吸烟次数越多,时间越长,其影响越严重。

流行病学研究表明,当吸烟史为 10 年以下时,患牙周病的概率是不吸烟者的1.3 倍,当吸烟史为 16～20 年时,牙周病的患病概率是不吸烟者的 8.0 倍。

4.某些全身性疾病

如糖尿病、营养不良、免疫功能异常等。

5.一些牙周病原微生物的存在

如牙龈卟啉单胞菌、伴放线杆菌、福赛坦菌、中间普氏菌等。

第三章　牙周病的病因与促进因素

第一节　牙周病微生物学

一、牙周病微生物学概述

目前的研究证实牙周病是一种多因素疾病,牙菌斑生物膜则是主要的致病因素。菌斑生物膜内的细菌及其产物是引发牙周病必不可少的始动因子,它们直接或间接地参与了牙周病发生发展的全过程。同时,牙周病的发生、发展还受其他局部刺激因素的影响和全身因素的调控,各因素之间相互联系、互为协同,又或相互影响、互为拮抗。

(一)口腔正常菌群

口腔中有 700 种以上的微生物,绝大多数属于口腔共栖菌,它们以错综复杂的方式维持着菌群之间、菌群与宿主之间的动态平衡。这些细菌通常对宿主无害,甚至有益,称为口腔正常菌群,或固有菌群。它们具有如下功能:①作为生物屏障,抑制外源性微生物;②维持口腔或全身(如消化道)微生物的生态平衡;③刺激宿主免疫系统;④营养功能,如有些细菌能产生维生素 K。

牙周健康者的龈沟很浅,其龈上和龈下菌斑生物膜的成分基本相似。菌斑生物膜较薄,细菌数量少,主要为革兰阳性球菌和杆菌,如链球菌、放线菌等,约占培养菌总数的 70%;还可检测到葡萄球菌、溶牙菌等;有时也可见少量革兰阴性菌,例如奈瑟菌、韦永菌;但很少出现螺旋体和能自主运动的细菌。正常龈沟内的螺旋体不超过 3%。

(二)牙周生态系

牙周正常菌群之间及它们与宿主牙周组织之间的相互作用称为牙周生态系。

牙周菌群的种类和数量受物理、化学和生物等因子的影响,还随口腔卫生习惯、饮食、年龄等口腔局部或全身情况不同而发生变化。当正常菌群失去相互制约,或微生物和宿主之间失去平衡时,称为生态失调;当个体局部或者全身免疫状态发生改变时,内源性的细菌诱导产生的感染称之为机会性感染,或称内源性感染,这种感染方式可为外源性感染提供条件,致敏宿主,造成牙周组织破坏。

根据临床和组织学特点,牙周袋病损可分为牙侧和牙周侧,在此基础上按下图再分化为不同的生态小区(图3-1),不同的生态小区由于解剖位置、组织结构和理化性质的不同,决定了各区的菌群组成和修复潜能的不同。在研究牙周生态系、牙周微生物及临床牙周病治疗时均需要考虑到上述特点。

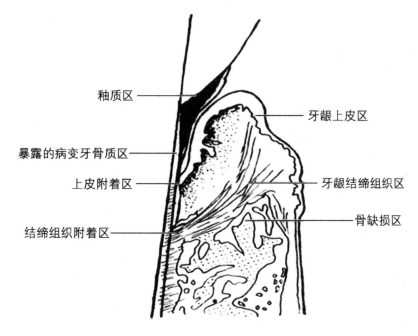

图 3-1 牙周生态区的划分

(三)牙周病的致病因子

牙周感染能否形成,由细菌、宿主和环境3方面决定:①影响牙周动态平衡的一些局部促进因素,如牙石、牙面色素、牙体和牙周组织的解剖缺陷或异常、食物嵌塞、创伤、不良习惯和不良修复体等,可增强细菌的积聚和侵袭力;②宿主的免疫反应虽然在早期是保护性的,因其可阻止微生物进入牙周组织或在牙周组织中扩散,但在反应过程中产生的一些细胞因子、前列腺素和金属基质蛋白酶等,可介导牙周结缔组织以及骨组织的破坏;③一些全身促进因素,如遗传因素、内分泌失调、免疫缺陷、吸烟、精神压力、营养不良等,可降低宿主的防御力或加重牙周组织的炎症反应。而牙周病的形成与发展由于会影响牙周袋内 pH,影响微生物可利用的氧和各种营养等,反过来又会影响微生物的生长。

(四)牙周病病因研究观点的变迁

牙周病的病因十分复杂,虽然经过几个世纪的研究和争议,但至今仍未完全解决。在历史上曾有主张单纯全身原因者,如牙周组织变性、营养不良等;也有主张单纯局部原因者。自20世纪60年代中期以来,关于牙周病病因的研究进入了一个崭新的时代,对于局部致病因素和全身致病因素均有了新的认识。目前普遍认为牙周病是多因素疾病,即既有局部致病因素的作用,又有机体反应性的影响。其中细菌微生物在牙周病的发生、发展过程中起主要作用。

当前研究的焦点在于识别牙周致病菌的毒性克隆株,寻找牙周致病菌的毒性传递因子和宿主的易感因子。

二、牙菌斑生物膜

(一)牙菌斑的现代概念

17 世纪 Antony van leeuwenhoek 利用显微镜从牙面沉积物中观察到了微小生物体的存在;1840 年,Buhlmann 将这种牙面沉积物命名为 Buhl-mann 纤维膜;1847 年,Ficinus 又称其为牙面薄膜。19 世纪后期,人们利用显微镜观察到牙齿表面有一种软而黏稠的沉积物,其中含有大量细菌,Williams 将其称为牙菌斑。1963 年 Dawes 等指出牙菌斑是一种附着在牙面的软而黏稠、含有大量细菌且不易被清除的物质。从此,牙菌斑有了一个较准确的定义,但这个定义没有科学地说明牙菌斑的本质,对牙菌斑的性质、活动、危害性均没有认识。

人们对细菌在自然界的生存状态进行了多方面的研究,逐渐认识到绝大多数的细菌是附着在有生命或无生命物体的表面,以生物膜方式生长,而不是以浮游方式生长。近年来,由于分子生物学技术的发展和激光共聚焦扫描显微镜的应用,使人们对牙菌斑的结构和本质的了解更趋深入,认识到牙菌斑不是附着于口腔硬组织表面未钙化的细菌团块,而是能容纳多种细菌如链球菌属、乳杆菌属、放线菌属及其他菌属微生物细胞生存的生物膜,是一个有通道和空隙的开放性立体结构,其中所包含的细菌不是以独立的实体生存,而是相互有序地生存于宿主和细菌胞外多聚物基质包绕的立体三维结构中,具有代谢能力,整体微生物群置身于由多糖、蛋白质和矿物质组成的基质中,相互黏附或附着、定植于牙表面或修复体表面。

应用激光共聚焦显微镜对菌斑生物膜标本进行扫描分析显示:生物膜的结构较为复杂,成熟生物膜的结构具有不均质性。生物膜是由类似蘑菇形状的微菌落组成的,不同生物量的细菌群体被获得性薄膜和胞外多聚物包裹。在这些微菌落之间存在着数量不同的黑色空隙,是一个开放的系统,也改变了过去认为生物膜致密紧实的观点。Debeer 应用特殊荧光素对此结构进行标记后发现:这些大大小小的孔和通道是生物膜结构的重要组成部分,存在于整个生物膜的结构之中。其中充满了细胞外多糖和糖蛋白等营养物质。Wood 和 Auschill 等对牙菌斑生物膜的结构研究也发现:这些孔和通道贯穿于整个牙菌斑的结构之中,其功能类似原始循环系统,活菌紧紧围绕在这些孔和通道的周围,从而保证了营养的获取和代谢废物的排出。以往认为菌斑生物膜内细菌所需要的养分是经过细胞和基质扩散的,现在越来越多的研究表明养分可能是经过空隙到达的。

目前,许多研究证明菌斑生物膜内存在贯穿整个生物膜的通道,一方面用于营养输入和代谢产物的排出。细菌所需的营养可通过空隙到达生物膜内部,可以运送养料、酶、代谢产物和排出废物等,使细菌发挥各自的致病作用,是不同细菌共同获益的途径。另一方面也提示抗菌斑药物可通过这些通道到达生物膜内,为临床控制牙菌斑提供新的思路。空隙可能是细菌在附着的过程中形成的,其机制尚需进一步研究。

有学者认为这种细菌群体实质上已构成一个微生物生态系统。因此生物膜这个名称已不能完全表达其实质内容,建议称为生态膜,在牙面的生态膜应称为牙面生态膜以避免生物科学领域中将细胞膜、器官膜、核膜等称为生物膜的混淆。

(二)生物膜研究进展

牙菌斑生物膜是龋病和牙周病的始动因子。目前国内、外主要研究包括牙菌斑生物膜微生物的空间结构、牙菌斑生物膜微生物的种群分布和牙菌斑生物膜细菌的信息交流。

1.牙菌斑生物膜的立体结构及形成过程

牙菌斑生物膜是由口腔浮游状态的细菌黏附、聚集于获得性膜上形成的含有管道系统的蘑菇样或杆样小菌落。在模拟人口腔环境的人工口腔模型内,制备血链球菌生物膜,应用激光共聚焦扫描显微镜和死菌/活菌荧光染色方法,对血链球菌生物膜形成中死菌和活菌的空间分布进行观察,发现生物膜的底部和顶部主要由死菌组成,而中间层主要是由围绕在黑色的孔道和通道周围的活菌组成。牙菌斑生物膜中死菌和活菌分布并不均衡,提示死菌是牙菌斑生物膜形成初期的组成部分之一,顶层的死菌可能是唾液中抗菌成分作用的结果,对牙菌斑生物膜中的活菌起一定的保护作用。生物膜具有一定的厚度,厚度大小取决于牙菌斑部位、营养环境、口腔卫生措施涉及的范围和频率等。生物膜对抗菌剂的抵抗性中厚度扮演着重要的角色,而厚度对生物膜中细菌生长的速度也有影响。

20世纪70年代后有很多人对牙面生物膜的形成和发育做了大量的研究,认为牙菌斑生物膜的形成生长周期一般可分为5个阶段:

(1)表面上条件薄膜的形成。

(2)细菌分子对宿主表面的吸附。

(3)同种细菌间的聚集和异种细菌间的共聚集。

(4)各菌属、种的繁殖。

(5)细菌从生物膜脱落,传播或定植到其他部位。

这是一个凭借牙表面和唾液以及口腔细菌间复杂的相互作用,呈现出时空动态变化的过程。

生物膜中的细菌在各阶段则具有不同的生理生化特性：

(1)黏附是细菌在物体表面形成生物膜的第一步。浮游细菌首先黏附到物体表面,启动物体表面生物膜形成。单个附着细菌仅由少量胞外聚合物包裹,实际上这些附着的细菌还未进入生物膜的形成过程,很多菌体还可以重新进入浮游生活方式,这时的黏附是可逆的。

(2)细菌黏附到物体表面后,即调整其基因表达,出现生物膜环境所特有的基因表达模式,其生理特征发生了改变,使其具有可以快速适应新生长环境的能力。生物膜菌株在生长繁殖的同时分泌合成数量和成分与浮游细菌差别很大的胞外聚合物,此时其对表面的黏附发展为牢固且不可逆的。胞外聚合物可黏结单个细菌而形成细菌团块,即微菌落。大量微菌落的不断堆积使生物膜加厚。这样生物膜中大量的胞外基质和菌株之间的狭窄空间,都成为阻碍抗生素穿透生物膜的屏障。在这种状态下,抗菌药物只能杀灭表层细菌,而无法以有效浓度渗透至深部细菌之中。与浮游细菌相比,生物膜细菌对抗生素的耐药性可大大提高。

(3)细菌生物膜在经历不可逆黏附阶段后进入成熟期,细菌生物膜的成熟过程,不是细菌细胞随意堆积的结果,而是细菌相互协调构成的具有高度分化结构的群体,利用激光共聚焦显微镜观察到成熟生物膜的结构是不均匀的,即具有不均质性,它由类似蘑菇状或堆状的微菌落组成,在这些微菌落之间围绕着输水通道,可以运送养料、酶、代谢产物和排出废物等。因此,有人将成熟的生物膜内部结构比喻为原始的循环系统。

(4)成熟生物膜通过蔓延、部分脱落或释放出浮游细菌等方式进行扩展,从生物膜中脱落或释放出来的细菌重新变为浮游生长的细菌,它们又可以在物体表面形成新的生物膜。

各种口腔细菌在牙面定植的时间不同,有先有后,被称之为定植时序。最早定植在牙面的细菌是血链球菌,这是 Carlsson 等和其他研究者所确定的。变形链球菌(MS,简称变链菌)在牙面的定植时间比较晚。Kolenbrander 等发现牙菌斑是典型的多菌种生物膜,其形成初期以链球菌和球菌为主,后期主要为丝状菌、杆状菌、放线菌及韦永菌等。它们的黏附生长为后继定植菌种的黏附创造了新的黏附表面受体,例如:梭杆菌可通过共凝集作用黏附到链球菌和放线菌上面。研究表明梭杆菌是唯一既能与早期定植细菌集聚,又能与晚期定植细菌集聚的细菌,而且它能与几乎所有口腔细菌集聚,故认为梭杆菌在不发生集聚的厌氧菌和需氧菌中起集聚桥的作用。另外,链球菌和放线菌的代谢造成局部微环境改变(氧化还原电位和pH 等)也为新菌种的演变创造了条件,例如:一些兼性厌氧菌的生长消耗氧气,从而创造了厌氧微环境,使绝对厌氧梭杆菌有可能在口腔这一开放环境中得以定植生存。不同菌种以不同速率吸附至获得性膜上,各菌群比例呈自发性、规则性转变。

2.牙菌斑生物膜内细菌信号传导

研究表明,细菌生物膜不是细菌细胞随意堆积的结果,而是细菌相互协调构成的具有高度分化结构的群体。细菌从浮游的生长状态到形成生物膜模式,经历了从低密度到高密度、从无组织状态到有组织状态的过程,涉及多种相互交错的信号传导通路。细菌通过各种信号传导系统来协调其生理活动,以趋利避害。细菌数量阈值感应系统(QS)是目前受到广泛关注的细菌信号传导系统,许多细菌的发病机制都受 QS 系统的调控。牙菌斑生物膜是人类口腔感染性疾病如龋病和牙周病的主要致病因素,关于牙菌斑生物膜形成以及与疾病发生发展关系的研究,已成为目前口腔微生物研究的热点。

细菌数量阈值感应系统是细菌随着生存环境中群体密度的变化来调控特定基因表达的一种分子机制。作用的基本原理是具有 QS 的细菌个体能产生一种叫自体诱导分子(AI)的化学信号分子并释放到环境中,单个细菌所产生的自体诱导分子浓度太低而难以被细菌探测到,当所生存环境中存在相当数量的细菌时,所释放的自体诱导分子浓度达到某一阈值,细菌就能感知细菌群体数量从而激活或抑制目的基因的表达,进而改变其生理活动及致病能力,达到适应环境的目的,如产生胞外毒性因子、分泌黏性外多糖、形成生物膜、耐酸和产酸等。

牙菌斑生物膜内密度感应信号传导系统可分为 3 类:

(1)革兰氏阴性菌同菌种间信号传导系统:研究较多的是由属于自诱导分子-1(AI-1)的 N-酰基高丝氨酸内酯(AHL)作为信号分子,受体蛋白 LuxR 作为感受部件组成的信号系统。

(2)革兰氏阳性菌同菌种间信号传导系统:自诱导信号肽(AIP)作为信号分子,双组分激酶识别系统作为感受和反应部件组成的信号系统。

(3)非同种细菌之间的信号传导系统:由自诱导分子-2(AI-2)作为信号分子,不同种细菌的双组分激酶识别系统作为感受和反应部件组成的信号系统。

由于牙菌斑主要由革兰氏阳性菌组成,最近关于牙菌斑的研究较集中于革兰氏阳性菌信号感受肽(CSP)信号系统和菌种间的 AI-2 信号系统。变形链球菌是牙菌斑生物膜形成早期最早定植于牙齿表面的菌种之一,为牙菌斑生物膜密度感应系统的重点研究对象。

牙菌斑生物膜中变形链球菌等多种细菌都含有 AI-2 信号系统。AI-2 由酶蛋白 LuxS 催化产生,胞外 AI-2 的累积诱导一些基因的表达,这些基因编码 Lsr ABC 转运蛋白,AI-2 在 Lsr 的转运下进入细胞进而调控其他基因表达。Merrtt 等在变形链球菌中也确认了 LuxS 基因,发现 LuxS 基因突变株不能产生 AI-2 信号分子,而且突变株与野生株具有不同的表形特征,体外形成生物膜的镜下结构显示 LuxS

突变株形成的生物膜聚集块较大,具有颗粒状或蜂窝状的外观,而野生株形成的生物膜相对光滑、层次融合。这一结果表明 LuxS 依赖性信号系统在变形链球菌生物膜形成中具有重要作用。但当 LuxS 突变株与其他 LuxS 基因正常的细菌,如戈登链球菌、茸毛链球菌、咽峡炎链球菌、牙龈卟啉单胞菌或伴放线聚集杆菌共培养时,可补偿牙菌斑生物膜的结构缺陷,形成正常牙菌斑生物膜,证明 AI-2 无菌种特异性,可作为通用信号调控不同菌种的细菌生物膜形成。

近年来,编码 AI-2 合成酶的 LuxS 基因也先后在其他几种口腔微生物中被发现。研究表明,失活 LuxS 基因将导致编码与牙龈卟啉单胞菌毒力和氯铁血红素获得有关蛋白的基因,以及伴放线聚集杆菌白细胞毒素的 LuxA 表达水平的改变。尤其是能表达伴放线聚集杆菌 LuxS 基因的大肠埃希菌条件培养物可弥补牙龈卟啉单胞菌 LuxS 缺陷株基因表达的缺陷,这表明 LuxS 依赖性信号系统介导了牙菌斑生物膜种群间的信息交流。

AI-2 信号分子的 QS 调控作用包括某些细菌的毒力因子表达、抗生素的生物合成及细菌间共生生物膜的形成等。最新研究发现 AI-2 信号分子调控牙龈卟啉单胞菌与戈登链球菌形成共生生物膜,若在肺炎链球菌中破坏 LuxS 基因可以使感染小鼠的毒力因子毒性明显下降,结果提示可以通过干扰 LuxS 基因控制 AI-2 信号分子改变细菌的基因调控表达。

目前研究已表明,QS 系统在细菌中广泛存在,并组成了复杂的相互联系的调控网络,细菌利用调控网络控制着各种群体行为的表达,如细菌毒力因子的表达和生物膜的形成等。病原菌的 QS 系统和如何干扰病原菌的 QS 系统来减弱病原菌的致病性成为现在研究的热点。牙菌斑生物膜是由种类繁多的各式菌种构成的复杂生物膜群体,生物膜的构成被认为是细菌适应这一环境的一个重要机制,生物膜中的细菌具有极强的抵抗力,利用药物来杀灭生物膜中的细菌或降低细菌的致病性有一定的难度,因此干扰 QS 系统可能成为生物防治细菌病变的新靶点,或将开辟一条生物防治细菌性疾病的新途径。可设计干扰 QS 系统的策略,来降低牙菌斑生物膜中主要致病菌的毒力或阻止正常牙菌斑生物膜的形成,从而达到控制龋病和牙周病的目的。

三、牙周病致病微生物

牙菌斑生物膜是与牙周疾病发生、发展关系密切的一群微生物。这些微生物具有显著的毒力或致病性,能干扰宿主防御机制,具有引发牙周组织破坏的潜能、传统观点认为,确定致病的病原微生物需要符合经典的科赫法则。

(一)致病机制

尽管牙菌斑生物膜是牙周病的始动因子,但牙周致病微生物引发的宿主过度炎症和免疫反应也是造成牙周组织破坏的重要原因。牙周致病微生物的致病机制主要包括致病菌本身及其代谢产物对牙周组织的直接破坏作用及致病菌及其代谢产物激发的宿主炎症反应的间接破坏作用。牙周致病微生物的直接致病作用：①致病微生物在牙周微生境中的定植、存活和繁殖。②附着于龈下菌斑生物膜的细菌及其代谢产物通过上皮屏障侵入深部牙周结缔组织。③致病菌逃避和抑制宿主的免疫防御功能，有利于自身存活和繁殖。④致病微生物的菌体表面成分（如内毒素、纤毛、膜泡、外膜蛋白等）、各种致病酶类（如胶原酶、明胶酶、透明质酸酶、胰蛋白酶样酶等）、毒素（如白细胞毒素、细胞膨胀致死毒素等）及代谢终末产物（如挥发性短链脂肪酸、吲哚、氨、硫化氢等）直接破坏牙周组织，或引发病变位点的免疫反应，造成组织损伤。

（二）可疑致病菌

1992 年学者提出牙周可疑致病菌的概念，用以代表那些与牙周病发生、发展关系更为密切的细菌。牙周可疑致病菌应具备以下特点：①在病变部位的检出率及检出量高于健康部位。②消除可疑致病菌或减少其数目，可使治疗成功。③能激发宿主的特异性免疫反应，如血清抗体水平升高。④可在实验动物身上造成牙周组织破坏。确定牙周致病微生物还需要符合以下条件：①必须是毒力克隆株。②必须具有引起疾病的染色体和染色体外遗传因子。③宿主必须对致病菌易感。④致病菌的数量必须超过宿主阈值。⑤寄居于适当部位。⑥其他菌群须促进或至少不抑制其致病过程。⑦局部环境必须有助于致病菌毒力因子的表达。

大量研究根据科赫法则和牙周可疑致病菌应具备的条件，对从口腔中分离获得的微生物进行分析，发现约有 30 余种微生物与牙周炎具有相关性。在 1996 年世界牙周病学研讨会上，与会专家一致认为 11 种微生物与牙周病的发生发展密切相关，是重要的牙周病致病微生物。其中，证据充分的致病微生物包括牙龈卟啉单胞菌、伴放线聚集杆菌、福赛斯坦纳菌。中等证据的致病菌包括直肠弯曲杆菌、缠结真杆菌、具核梭杆菌、中间普氏菌、变黑普氏菌、微小微单胞菌、中间链球菌和齿垢密螺旋体。

下面介绍其生物学特性和临床意义。

1.牙龈卟啉单胞菌

曾称牙龈紫质单胞菌，是革兰阴性、球杆状、不解糖、能够产生黑色素的专性厌氧菌。生长条件严格，且需要特殊的生长因子，如氯化血红素、维生素 K_1 等。牙龈卟啉单胞菌在血琼脂平皿表面形成直径 1～2mm、光滑、凸起的黑色菌落。

在正常的口腔环境中，牙龈卟啉单胞菌的主要定植部位为龈沟，健康的牙周部位很少被检出，细菌也未显示明显的致病性。牙龈卟啉单胞菌在唾液及其他口腔部位偶可检测到，可能是唾液及龈沟液流动导致的细菌易位所致。然而，牙龈卟啉单胞菌是牙周病、尤其是慢性牙周炎病变区或活动部位最主要的优势菌。牙龈卟啉单胞菌在牙周炎病变位点的检出率和检出量明显高于牙龈炎和牙周健康位点；且细菌数量在牙周炎活动位点明显增多；慢性牙周炎患者血清及龈沟液中可发现与该菌相应的特异性抗体水平升高；牙龈卟啉单胞菌的存在与牙周炎治疗后复发或病情继续加重密切相关。牙龈卟啉单胞菌的主要毒性成分包括内毒素、主要或次要菌毛、牙龈素、外膜囊泡、挥发性短链脂肪酸等。

2.福赛斯坦纳菌

曾称福赛斯拟杆菌。该菌最早从活动性重度牙周炎患者的口腔中分离获得。随后研究发现，福赛斯坦纳菌不属于拟杆菌属，而是一种新的细菌种属，因此更名为福赛斯坦纳菌。福赛斯坦纳菌为革兰阴性、无芽胞、无动力、不解糖、厌氧的梭形球杆菌；其培养条件非常严苛，需要海明、维生素 K、L-半胱氨酸和 N-乙酰胞壁酸的营养支持，培养 7～14 天方能形成小的菌落。

福赛斯坦纳菌常分离自牙周炎患者病变活动位点的龈下菌斑，在 BOP(＋) 的位点福赛斯坦纳菌的水平显著升高，且随着牙周袋深度的增加而数量明显增多。福赛斯坦纳菌常与牙龈卟啉单胞菌、齿垢密螺旋体等牙周致病菌共聚结合，通过共生关系有利于相互的定植和生存。福赛斯坦纳菌的主要毒性成分包括表面蛋白、脂蛋白、脂多糖等多种毒素和多种酶类。

3.伴放线放线杆菌

是革兰阴性、嗜二氧化碳、解糖、无动力、末端圆形的微需氧菌，菌体形态多为小杆状。根据生化反应，伴放线放线杆菌可分为 10 个生物型；根据其表面抗原和热稳定性，可以分为 a、b、c、d、e 5 个血清亚型。

1976 年首次报道伴放线聚集杆菌在牙周病患者，特别是局限性青少年牙周炎患者的病灶有较高的检出率和检出量。随后研究显示，在局限性侵袭性牙周炎患者中，检出率和检出量明显高于牙周健康个体及其他类型的牙周炎患者，特异性抗体水平明显升高，而正常个体及其他类型牙周炎患者的抗体水平相对较低。已公认伴放线聚集杆菌与侵袭性牙周炎关系密切。伴放线聚集杆菌的主要毒性成分包括脂多糖、白细胞毒素和细胞膨胀致死毒素等。

4.齿垢密螺旋体

属于口腔密螺旋体属，为具有细长螺旋结构、运动活泼的革兰阴性厌氧微生物。表面存在轴丝样的鞭毛结构，与细菌的螺旋形态和运动性密切相关。最早发现急性坏死溃疡性龈炎患者病灶部位活检组织中存在大量增生的螺旋体，随后研究显示，齿垢密螺旋体的分布和检出量在牙周健康者少见，而随着牙周炎症的加重显著增加；龈下齿垢密螺旋体的检出率与牙周探诊深度、探诊出血、牙周附着丧失等具有显著相关性，而牙周治疗可显著降低齿垢密螺旋体的数量。齿垢密螺旋体的存在可作为观察牙周炎严重程度或监测治疗效果的一项指标。齿垢密螺旋体的主要毒性成分包括外膜表面蛋白、糜蛋白酶样蛋白酶等。

第二节 牙周病的促进因素

一、牙周病的局部促进因素

牙周病的局部促进因素是指影响牙周健康的口腔和牙、殆的局部因素(而非全身作用)。这些局部促进因素或有利于牙菌斑的堆积;或造成对牙周组织的损伤,使之容易受细菌的感染;或对已存在的牙周病起加重或加速破坏的作用。

(一)牙石

附着于牙面或修复体表面的已钙化或正在钙化的菌斑及沉积物。又称牙结石。

1.分类

牙石根据沉积部位不同,可分为龈上牙石和龈下牙石。

(1)龈上牙石:指位于龈缘的冠方,肉眼可以直接看到的牙石(图)。相对于龈下牙石而言,龈上牙石一般颜色较浅,呈灰黄色或黄白色,体积较大,尤其在唾液腺导管开口处相对应的牙面沉积更多;龈上牙石的质地较松软,附着也不如龈下牙石紧密。唾液中的钙、磷等矿物盐是龈上牙石中矿物质的主要来源,故龈上牙石又称唾液性牙石。

(2)龈下牙石:指位于龈缘的根方、肉眼不能看到、需要医生用牙科探针才能检查到的牙石。相对于龈上牙石而言,龈下牙石一般颜色较深,呈褐色或黑色,体积较小,质地较坚硬,与牙根表面的附着也较龈上牙石更牢固。龈下牙石在根面的分布较均匀,但一般以邻面较多。龈下牙石的矿物质成分主要来源于龈沟渗出液中的矿物盐,故龈下牙石又称血清性牙石。

2.形成与矿化

牙石的形成包括 3 个步骤,首先是获得性膜的形成,然后形成成熟的牙菌斑,牙菌斑在形成后的 1~14 天内开始矿化,以此为核心,逐渐有矿物质沉积,最终形成牙石。

3.成分与结构

牙石的主要成分为钙、磷等无机盐,占总含量的 70%~80%,其余为有机成分和水。其无机成分与骨、牙本质和牙骨质相似。牙石的无机盐成分多以结晶形式存在,主要为羟磷灰、磷酸盐的三斜晶系、八钙磷酸盐等。

4.致病作用

牙石与牙周病的发生关系密切。研究表明,牙石的量与牙周疾病成正相关。由于牙石的粗糙表面有利于菌斑附着,在牙石的表面常有大量的菌斑聚积,牙石本身又是矿化和正在矿化的菌斑,所以牙石和菌斑是密不可分的。牙石对牙周组织的危害主要来自于其中的菌斑成分,包括已矿化的和正在矿化的菌斑;其次,由于牙石的结构具有多孔性,也容易吸附大量的细菌毒素,刺激牙周组织;另外,由于牙石的存在,妨碍了口腔卫生措施的实施,促进了牙周疾病的发生。牙石本身对牙龈组织也有一定的机械性刺激,是牙周病发生的重要的局部促进因素。

(二)软垢

疏松地附着在牙面、修复体表面、牙石表面的软而黏的沉积物,又称白垢。软垢的附着不像菌斑那样紧密,它通常沉积在牙冠的颈 1/3 区域,或在牙邻面及错位牙不易清洁的区域,不需涂布菌斑显示液,肉眼便可直接观察到。

软垢由食物碎屑和细菌组成,多附着在牙颈部,呈白色、浅黄色或浅灰色,质软而易在刷牙、漱口时被去除。软垢常在菌斑表面形成,由死或活的微生物团块、脱落的上皮细胞、白细胞、唾液中的黏液素和涎蛋白、脂类及少量食物碎屑等混合物不规则地堆积而成,其中细菌在软垢的组成中比例较高,但明显低于在牙菌斑中的比例,活的细菌数量也较少。软垢较菌斑更容易清除,有力的漱口或用水冲洗即可去除软垢。

软垢是细菌生长的良好培养基,为细菌提供代谢所需的营养,会导致口腔异味且影响美观。软垢缺乏类似菌斑的规则结构,软垢内接触牙龈表面的细菌会引起牙龈或牙周炎症,一般较轻微。在软垢覆盖下的牙面常见龋损和脱矿,实际上是软垢下菌斑中的细菌起到主要作用。

软垢与牙菌斑已经不再严格区分,因其主要致病成分都是细菌及其产物。

(三)食物嵌塞

在咀嚼过程中,由于咬合力量及唇、颊、舌肌的运动导致食物在相邻两牙牙间隙内的楔入。食物嵌塞是导致和加重局部牙周组织炎症和破坏的常见原因之一。正常情况下,牙周组织健康,邻牙之间良好的接触关系及正常的牙形态可以防止食物嵌塞。嵌塞的食物对局部牙周组织造成刺激,同时有利于细菌的定植,除可引起牙周组织的炎症不适外,还能造成牙龈退缩、龈乳头炎、牙槽骨吸收、邻面龋、口腔异味等一系列问题。

1.分类及原因

根据食物嵌塞的方式不同,可将食物嵌塞分为以下 3 类。

(1)垂直型嵌塞:受咬合力量的作用食物从咬合面方向嵌入牙间隙内。常见原因如下。①两邻牙之间失去正常的接触关系。邻面的龋齿破坏了正常的牙结构,造成两牙间正常的接触关系破坏,出现缝隙;充填体或者修复体未恢复正常的接触关系;牙因各种原因错位或扭转造成了牙之间失去正常的接触关系;缺失牙之后没有及时修复造成两侧邻牙向缺失牙间隙倾斜,使两侧多个牙之间的正常接触关系被破坏;过度松动的牙与邻牙接触不良,造成缝隙;倾斜的第三磨牙与邻牙间也是食物易嵌塞的部位。②来自对殆牙的异常咬合力或楔力将食物压向两牙之间。牙形态异常,某个牙尖过高或者位置异常,可将食物楔入对颌牙的牙间隙,这种牙尖称为充填式牙尖;不均匀的磨耗所形成的尖锐牙尖或边缘嵴可将食物压入对颌牙之间;不均匀的磨耗或牙的倾斜使相邻两牙边缘嵴高度不一致,咬合时可使食物嵌入两牙之间;上、下牙对咬时发生的水平分力可使牙间暂时出现缝隙。③食物外溢道消失。正常的牙接触区域周围有外展隙,殆面的沟裂延长至边缘嵴或颊舌面,形成食物溢出的通道,食物可顺此通道溢出而不会嵌入两牙之间。当食物溢出不畅时,就容易造成两牙之间的食物嵌塞。

(2)水平型嵌塞:由于唇、颊和舌肌的运动将食物由水平向压入牙间隙。常见的原因是由于牙周组织病变造成两牙之间牙槽骨吸收,牙间龈乳头退缩,使牙间隙增大。

(3)混合型嵌塞:有上述两种食物嵌塞的表现,临床上大多数中老年患者多为此型。

2.治疗

应先明确病因,有针对性地治疗。①因牙尖过锐及食物溢出道不佳造成的食物嵌塞可进行调磨,将牙尖打磨圆钝以减轻对食物的楔力,调整外展隙形态利于食物的排溢,防止食物嵌塞。包括重建或调整边缘嵴、重建食物溢出沟、恢复牙尖生理形态、加大外展隙等。②因两牙邻接区之间的缝隙引起食物嵌塞的患者,要根据具体情况选择相应的充填或修复方法,恢复正常的邻面接触关系。③错位或扭转的牙造成的食物嵌塞可根据具体情况选择拔牙、正畸等治疗,引起食物嵌塞的第三磨牙应在局部无急性炎症时拔除。④因全口多牙广泛的间隙或者牙列不齐造成的食物嵌塞多可选择正畸治疗。⑤牙缺失后应尽早进行修复治疗,以免两侧牙向缺隙倾斜或对颌牙向缺隙伸长增加治疗难度。⑥水平型食物嵌塞多涉及牙龈乳头的退缩,对其没有特别好的治疗方法,主要在于及时清除嵌塞的食物,保持邻间隙清洁,防止炎症。

(四)殆创伤

造成咀嚼系统各组织(包括神经、肌肉、关节及牙周组织)的病理性损害或适应性变化的不正常咬合关系或过大的咬合力。又称咬合创伤。这里是指对牙周组织的损伤。造成牙周创伤的咬合关系称为创伤殆,如咬合时牙的过早接触、过高的修复体、牙尖干扰、夜磨牙等。殆力是进食时咀嚼肌群收缩而产生的力,正常情况下的殆力对牙周组织是一种功能性刺激,对于保持牙周组织的正常代谢和结构状态是必要的;而异常的殆力则会造成牙周组织的病理性损伤。

1.分类

从咬合力量与牙周组织两方面考虑,殆创伤主要分为3种类型:①原发性殆创伤:异常的咬合力作用于健康的牙周组织,即牙周组织正常,但咬合力量过大或咬合力量方向异常,超过了正常牙周组织所能承受的负荷。②继发性殆创伤:咬合力作用于病变的牙周组织,或虽经过治疗但支持组织已减少的牙。由于牙周炎等原因,使牙周组织本身支持力不足,不能胜任正常或过大的咬合力,使牙周组织进一步损伤。③原发性和继发性殆创伤并存:在临床上,牙周炎患者常常两者并存,难以区别是原发或继发性的殆创伤。

2.临床指征

包括持续性咬合不适、牙松动(多根牙可能不明显)、移位、咬合时牙震颤;X线片见牙颈部的牙周膜间隙增宽,硬骨板模糊或消失,牙槽骨可出现垂直型吸收,而受牵拉侧可显示硬骨板增厚。一般来讲,殆创伤并无特异性表现。牙松动程度往往与骨吸收程度、牙周探诊深度不成比例,特别是单根牙。较多学者认为牙松动度持续增加及咬合时检查出牙震颤为相对可靠且常见的临床指征。

3.与牙周炎的关系

殆创伤本身一般不引起正常的牙周组织的破坏,也不会造成牙周袋的形成,不会使牙龈炎发展成为牙周炎。有学者认为牙周炎症状态下殆创伤的存在可能会加速和加重牙周组织的破坏,故应加以控制。但是殆创伤与牙周炎并非是一种简单的关系,临床上需要综合考虑,关于殆创伤对牙周组织作用的认识如下:①单纯、短暂的殆创伤不会造成牙周袋的形成,也不会引起或加重牙龈的炎症。②殆创伤会增加牙的动度,但动度增加并不一定是诊断殆创伤的唯一指征。③当长期的殆创伤伴随严重的牙周炎或明显的局部刺激因素时,会加重牙周袋的形成和牙槽骨吸收,具体机制尚不清楚。④自限性的牙松动在没有牙龈炎症的情况下不造成牙周组织破坏。

4.治疗

通过多种手段建立平衡的功能性咬合关系,有利于牙周组织的修复和健康,也是牙周炎治疗的重要手段之一。常用的方法包括选磨法、牙体及牙列修复、正颌外科手术、咬合板、正畸治疗和牙周夹板等。①选磨法是采用砂石轮等磨改牙外形以消除创伤性殆的方法,又称牙冠成形术。在准确定位后,磨改以消除早接触点与殆干扰为主,对于不均匀或过度磨损牙也可进行磨改,以恢复平衡的咬合关系和牙的生理外形。②通过修复缺失牙,使殆力较均匀地分散于各个牙,减轻牙周组织的负荷。③还可通过正畸治疗,使牙列排齐、调整咬合,消除创伤性殆,有利于牙周组织的修复与健康。④松动牙固定也是粭创伤治疗的方法之一,松动牙固定后可形成新的咀嚼单位,以分散粭力,使牙周组织得到生理性休息,有利于愈合。

二、牙周病的全身促进因素

大量研究表明,菌斑生物膜中的致病微生物是牙周病发生的必要条件(始动因子),但只有微生物尚不足以引起病损,宿主的易感性也是发病的基本要素。大量的临床流行病学研究结果表明,一些口腔卫生状况不良的人也可以不发生牙周病,或长期停留在牙龈炎阶段,而不发展成为牙周炎;相反,有些人菌斑生物膜量很少,却可以迅速发展成广泛的牙周支持组织破坏。学者们认为不同宿主受到细菌的激惹后将产生明显不同的反应,此反应受全身因素的调控和环境因素的影响。一些个体对某些细菌及脂多糖(LPS)的激惹会产生异常高的炎症反应,释放前列腺素、白细胞介素、蛋白酶等大量炎症介质。全身因素,如内分泌失调、免疫缺陷、精神压力、营养不良、遗传等可降低宿主的防御功能,加重牙周组织的炎症反应和破坏。已经确认,全身因素能影响牙周组织的健康或疾病的进展,反之,牙周疾病也能影响全身健康或疾病。因此,在诊断此类牙周炎时应仔细了解病史,做进一步必要的检查,咨询内科或其他科医师,并相应地调整治疗计划。尽量取得全身疾病的控制或好转,以减少其对牙周治疗的影响。

(一)遗传因素

总的来说,牙周病不属于遗传性疾病,但在某些类型,如侵袭性牙周炎(AP)有时有家族聚集性。侵袭性牙周炎患者多数全身健康,往往有家族史,父母、子女、同胞等均可患病,本病的发生与患者中性粒细胞的趋化性减弱和吞噬功能的先天性缺陷有关。也有报道在患者的同胞中,即使不患牙周病者,也可出现这种白细胞功能缺陷,而牙周治疗后,这种缺陷仍存在,说明它不是由于牙周病所引起的,而是有遗传背景。其他一些遗传病或基因异常的疾病,也常伴有牙周破坏。这些疾病能影响患者对细菌的抵抗力,增加牙周炎的危险度。这些全身疾病包括:白细胞黏附缺陷症、先天性免疫缺陷症、低磷酸酯酶症、Down综合征、掌跖角化-牙周破坏综合征(PLS)、Chediak-Higashi综合征、慢性中性粒细胞缺乏症,或周期性白细胞减少症。

(二)内分泌失调

大量临床试验和动物实验研究表明,内分泌功能紊乱可以改变牙周组织对菌斑等外来刺激物的反应。

1.性激素

性激素与牙周组织关系密切。大量研究表明:牙周组织是性激素的靶组织。牙周组织中含有一些特异性的雌、雄激素蛋白受体。雌激素能促使牙龈上皮角化,成骨细胞活跃,促进牙槽骨形成,刺激纤维组织增生。当雌激素缺乏时,牙龈上皮萎缩、牙槽骨骨质疏松、牙骨质沉积减少。孕酮可使牙龈微血管扩张、充血、通透性增加,促进牙龈的炎症。睾酮可阻止结合上皮向根方增殖,刺激成骨细胞的活性,增加牙周膜内的细胞成分。

青春期、妊娠期、月经期的内分泌变化,都可改变牙周组织对病原刺激物的反应,加重牙龈炎症,出现青春期龈炎、妊娠期龈炎或妊娠期龈瘤。有的女性在月经期或经前期有牙龈发胀、出血倾向等情况。口服避孕药同样可加重牙龈对局部刺激的炎症反应,有报道长期服用避孕药者,牙周破坏重于不服药者。

2.糖尿病

糖尿病是一种由糖代谢障碍引起的,以多尿、多饮、多食、消瘦、代谢紊乱等为主要表现的内分泌代谢疾病。糖尿病是牙周病的危险因素之一,患者常伴有一系列牙周症状,如牙龈出血、肿胀增生、反复出现牙周脓肿、牙松动等。未经控制的糖尿病患者,其牙周组织的炎症和破坏常明显地重于单纯局部刺激因素者;糖尿病患者对感染的抵抗力低,较容易发生单个或多个牙的急性牙周脓肿,牙周破坏发展迅速;糖尿病患者对常规的牙周治疗反应欠佳或治疗后容易复发。糖尿病患者的小血管壁和基底膜增厚,管腔闭塞,导致牙周组织供氧不足和代谢废物堆积。糖尿病患者中性粒细胞的趋化和吞噬功能减退,且常有家族性,白细胞功能的缺陷可能是造成糖尿病患者牙周迅速破坏的原因。

(三)营养因素

营养不良可影响牙周组织的生长发育和代谢。良好的营养有助于维护健康的牙周组织,以抵抗细菌的感染。但迄今关于营养因素与牙周病关系的研究,大都是根据动物实验的结果,而动物实验常控制为单一营养素缺乏作为观察条件,与临床实际有出入。临床上的牙周病患者大多是摄取平衡饮食者,并无营养不良。临床上除非已经明确患者缺少某种特殊营养成分而迅速给以补给,否则很难有实际应用价值。例如实验研究表明:动物缺乏维生素C时,出现牙槽骨疏松、牙周纤维崩解、牙松动、牙龈出血等,但并没有较充足的证据说明人类常见的牙周病发生、发展是由于维生素C的缺乏,也没有治疗的病例说明牙周病可因补充维生素C而得到明显的疗效。因此,临床上如果无足够的证据显示维生素C缺乏,尤其是在菌斑生物膜、牙石等未去除时,不应单纯应用维生素C来治疗。

(四)药物

长期服用治疗癫痫或三叉神经痛的药物苯妥英钠(大仑丁),可使原来已有炎症的牙龈发生纤维性增生。组织培养证明该药能刺激成纤维细胞的分裂活动,使其合成蛋白质和胶原的能力增强;同时细胞分泌的胶原溶解酶无活性,由于合成大于降解,致使结缔组织增生。也有学者报道药物性牙龈增生患者的成纤维细胞对苯妥英钠的敏感性增高,易产生增殖性变化,这可能为其基因背景。一些研究还发现:患者牙龈增生的程度与性别、服药剂量和时间、血清和唾液中苯妥英钠的浓度无关,而与牙龈原有炎症、患者年龄有关。近年来有不少报道指出其他抗癫痫类药、免疫抑制药环孢素及钙拮抗药硝苯地平等也可引起药物性牙龈增生。铅、汞、铋等金属盐中毒时,除有全身症状外,这些化合物也可在牙龈缘沉积,形成灰黑色的铅线和汞线、蓝黑色的铋线。这些金属沉积物只发生在牙龈有炎症时,除去局部刺激物、消除龈炎后,这些沉积线即可消退。

(五)吸烟

吸烟是人类许多疾病的一个重要危险因素,属于个人行为。大量横向和纵向研究均证实吸烟是牙周病尤其是重度牙周炎的高危因素,吸烟者比不吸烟者牙周炎的患病率高、病情重,失牙率和无牙率均高。吸烟增加了附着丧失和骨丧失的危险性,使牙周组织的破坏加重。与非吸烟者相比,轻度吸烟者发生严重牙槽骨丧失的危险比值比为 3.25,重度吸烟者可达 7.28。这可能是因为吸烟使牙龈微血管收缩,发生营养不良,也可能是吸烟使口腔白细胞吞噬功能降低。

(六)精神压力

精神压力是机体对感受到的精神压力或不幸事件的心理和生理反应。精神压力增加了激素(促肾上腺皮质激素、肾上腺素和去甲肾上腺素等)及免疫介质(细胞因子、前列腺素等)的释放,从而影响宿主防御系统的功能。早期有关精神压力与牙周病关系的研究主要集中在急性坏死性溃疡性龈炎(ANUG),如观察到在考试期间的大学生、承受高心理应急的军人、有精神刺激者及工作繁忙休息不好者ANUG 的发病率较高。情绪是 ANUG 的易感因素。流行病学调查研究发现,经济拮据造成的精神压力与牙周附着丧失和牙槽骨破坏的关系最密切,经济高度拮据伴情绪激动的重度牙周炎患者唾液中的可的松水平高于对照组,提示与经济拮据有关的精神压力是牙周炎的危险因素。

根据上述各种局部致病因素和全身因素的论述,可以归纳如下:菌斑生物膜及其毒性产物是牙周疾病的始动因子。它主要引起牙周组织的炎症和破坏。当菌斑生物膜量较少,或细菌毒力不强时,机体的防御功能可与之抗衡而达到两者的平衡,不发生疾病。当细菌量增多或毒力增强时,或者存在一些有利于菌斑微生物堆积的条件时(如牙石,不良修复体等),则此种平衡被打破,牙周病发生;又如出现某些全身因素而降低了牙周组织的防御功能时,也会使疾病易于发生,或使原有病变加重。目前,医学科学的发展尚难以完全改变或有效地控制机体防御功能,但人类已基本掌握了有效地清除菌斑生物膜或防止其堆积的手段。我们应该充分利用这些知识和手段来预防牙周病,治疗已发生的牙周病,并防止其复发。

第四章 牙周病的检查和诊断

第一节 牙周组织检查

牙周组织的检查器械除了常规使用的口镜、牙科镊和尖探针。还须备有牙周探针、牙线、咬合纸和蜡片等。通过视诊、探诊、扪诊、叩诊、取研究模型和 X 线牙片等进行检查。

一、口腔卫生状况

初诊患者,首先要进行口腔卫生状况的检查,内容包括牙菌斑、软垢、牙石和色渍沉积情况,有无食物嵌塞和口臭等。

菌斑的检查,可采用目测或用 2% 碱性品红溶液作为菌斑显示剂辅助观察,临床上一般只需了解患者口腔卫生的好坏,可将每牙的唇、颊侧和舌侧牙面记录有或无菌斑,并计算出有菌斑的牙面占总牙面数的百分比,一般以有菌斑的牙面不超过总牙面数的 20% 为口腔卫生较好的指标,这种方法可以用作患者自我检查菌斑控制效果。若菌斑作为临床研究的观察指标,则应按菌斑指数分级记录。

1.菌斑指数

有学者提出的菌斑指数(PLI)是采用目测加探查的方法,主要记录龈缘附近菌斑的厚度及量,而不单纯看菌斑的分布范围。比较适合于一般的临床检查或流行病学调查。菌斑指数及记分方法如下。记分标准:0,龈缘区无菌斑;1,龈缘区的牙面有薄的菌斑,但视诊不易见,若用探针尖的侧面可刮出菌斑;2,在龈缘或邻面可见中等量菌斑;3,龈沟内或龈缘区及邻面有大量软垢。

2.简化口腔卫生指数(OHI-S)

由 Greene 和 Vermillion 所提出并简化。包括软垢指数(DI)和牙石指数(CI)两部分,将牙面自龈缘至切(殆)缘 3 等份,用菌斑显示剂着色,目测菌斑、软垢、色素或牙石占据牙面的面积,只检查 6 个代表牙(16、11、26、31 的唇颊面和 36、46 的舌面)。该指数较为客观,简便,快速且重复性好,已被广泛用于流行病学调查。

二、牙龈状况

(一)牙龈炎症

可通过观察牙龈色、形、质的变化和探诊后是否出血来判断牙龈是否有炎症。正常牙龈呈粉红色,边缘呈贝壳状,紧贴在牙颈部,牙龈质地坚韧而富有弹性,用探针探测龈沟时不会出血。牙龈有炎症时,龈色变暗红或鲜红色,质地松软而失去弹性,牙龈肿胀,边缘厚钝,甚至肥大增生,探诊检查时,牙龈易出血。

牙龈炎症的程度可用指数记分。

1.牙龈指数(GI)

按牙龈病变的程度分级,检查是仅将牙周探针放到牙龈边缘龈沟开口处,并沿龈缘轻轻滑动。共分为 4 级,0 为正常牙龈,1 为牙龈略有水肿,探针探之不出血,若探之出血则记为 2,若有自发出血倾向或溃疡形成则记为 3。

2.出血指数(BI)

由 Mazza 在 1981 年提出的。用钝头牙周探针轻探入龈沟或袋内,取出探针 30 秒后,观察有无出血及出血程度。分为 6 级:0＝牙龈健康,无炎症及出血;1＝牙龈颜色有炎症性改变,探诊不出血;2＝探诊后有点状出血;3＝探诊出血沿牙龈缘扩散;4＝出血流满并溢出龈沟;5＝自动出血。

3.龈沟出血指数(SBI)

此指数由 Muhlemann&Son 提出,共分 6 级:0＝牙龈健康,探诊无出血;1＝探诊出血,龈乳头和边缘龈无水肿及颜色改变;2＝探诊出血,龈乳头和边缘龈有颜色改变,无水肿;3＝探诊出血,龈乳头和边缘龈颜色改变、轻度水肿;4＝探诊后出血,龈乳头和边缘龈颜色改变,明显水肿;5＝探诊出血,有自发出血和颜色改变及水肿。

4.探诊出血(BOP)

根据探诊龈沟底或袋底后有无出血,记为 BOP 阳性或阴性,这已被作为牙龈有无炎症的较客观指标。

在维护期中,定期做 BOP 检查,其结果可以帮助临床医师制订治疗决策,探诊不出血者的牙位提示牙周组织处于较健康状态,而 BOP 阳性部位则提示需要继续治疗以消除炎症。虽然 BOP 并不能作为疾病活动期或预测附着丧失的可靠客观指标,但如果 BOP 阳性的位点比例很高,则表明炎症并未控制,疾病仍在进展,其附着丧失的可能性就会增加。Lang 等报道,在连续 1 年每隔 3 个月的定期复查中,每次均为 BOP 阳性的位点,以后发生附着丧失的概率大于 BOP 阴性的位点。

(二)牙龈缘的位置

牙龈缘的位置受生理和病理改变的影响。生理情况下,随着年龄的增长,结合上皮位置逐渐地向根方迁移,牙龈缘的位置也发生相应的根向移位。如牙齿刚萌出时,牙龈缘位置是在牙釉质上,随着年龄的增长,龈缘位置可移至釉牙骨质界,到老年时龈缘可位于釉牙骨质界的根方,在外观上出现牙龈退缩。在病理情况下,如牙龈的炎症、肿胀、增生等,使牙龈缘向冠方延伸,甚至可位于牙冠的中 1/3 或更多。此时如果结合上皮的位置不变,则没有附着丧失;而在牙周炎的情况下,结合上皮移向根方,实际上已有附着丧失发生,但牙龈缘仍可位于牙冠上,这就需要进行牙周探诊来探明附着丧失的程度。

(三)牙龈色泽的变化

除了局部炎症或全身因素可引起牙龈的充血发红或苍白外,还有其他一些原因可使牙龈有色泽的改变。

1.吸烟

由于烟草燃烧物的长期作用,使吸烟者牙龈或口腔黏膜上出现深灰或棕黑色的色素沉着,牙面上也会沉积棕褐色的斑渍。

2.重金属着色

某些重金属如铋和铅等,经不同方式进入体内后可能被吸收或出现中毒,除可引起机体的一系列反应外,还可在牙龈缘出现颜色改变,如含铋的药物进入体内后,常在牙龈出现"铋线"。尤以上、下颌前牙的龈边缘上,出现宽约 1mm 的灰黑或黑色的线条,边缘清晰整齐。有的患者在牙颈部银汞充填物附近的牙龈中可有银颗粒沉积,呈灰黑色斑点。

3.牙龈黑色素沉着

生理情况下,有一些皮肤较黑的人,其牙龈常出现黑色或褐色的色素沉着斑,并可互相融合成片,对称分布,不高出黏膜,成年后色素更加深。

4.白色病损

一些出现白色病损的口腔黏膜病也可发生于牙龈组织,如白斑和扁平苔藓。

(四)牙龈的剥脱性病损

牙龈的剥脱性病损主要表现为牙龈乳头、龈缘和附着龈的上皮剥脱并出现炎症,肉眼可见牙龈呈鲜红色,因此过去也有人称之为剥脱性龈炎。牙龈的剥脱性病损可以是糜烂型扁平苔藓或寻常型天疱疮或良性黏膜类天疱疮在牙龈上的一种表现。

三、探诊牙周袋

如上文所讨论,探诊是临床检查牙龈出血、测量牙周袋深度和牙龈退缩程度以获得附着丧失数据的最重要的方法之一,因此测量的精确性非常重要。为减少探诊的固有误差,人们发明了自动探针或电子探针以减少这类误差。佛罗里达探针是其中的一种,它能够检测到小于1mm的附着水平丧失,准确度达到99%。而使用传统的手用探针,一个位点需要发生2～3mm的附着改变才能被观察到存在活跃的附着丧失。使用自动探针可以精确地检测到很小的附着改变,通过在两次很短的时间内检查结果的比较,可以对牙周病进行早期诊断和干预。但是,近来也有研究发现手用探针的重复性比多种自动探针都好。考虑到使用自动探针的成本和各方对其的评价不一,手用探针仍然是当今临床检查时的最佳工具。

四、牙的松动度

牙周健康的情况下,牙有轻微的生理性动度。主要是水平方向的动度。单根牙的生理性动度略大于多根牙。牙周炎时,由于牙槽骨吸收、咬合创伤、急性炎症及其他牙周支持结构的破坏而使牙的动度超过了生理性动度的范围,出现了病理性的牙松动。

牙松动度的检查,常采用牙科镊或口镜柄进行。分为以下3度:

Ⅰ度松动:松动超过生理动度,但幅度在1mm以内。

Ⅱ度松动:松动幅度在1～2mm。

Ⅲ度松动:松动幅度在2mm以上。

另一种牙松动度的分类法是根据牙松动的方向确定,颊(唇)舌方向松动者为Ⅰ度,颊(唇)舌和近远中方向均松动者为Ⅱ度,颊(唇)舌、近中远中和垂直方向均松动者为Ⅲ度。

牙的松动度还可用仪器来测定,详见本章第六节。

牙的松动度受多种因素的影响:牙根的数目、长度和粗壮程度以及炎症程度都影响牙的松动度。一般情况下,牙槽骨吸收的程度相同时,多根牙的动度要小于单根牙,牙根长而粗壮的尖牙其动度要小于其他单根牙。若有急性炎症或咬合创伤存在,则牙的松动度也会加重,所以检查牙的松动度应在炎症和殆创伤消除后进行,并应根据具体情况综合判断。

第二节　咬合检查

咬合检查是牙周病诊断中的重要内容。对咬合创伤的认识、诊断、影响和治疗至今仍不充分。

一、常规检查方法

通常咬合的检查方法有视诊、扣诊、咬合纸法、蜡片法和牙线法,有时还需结合研究模型和影像学进行分析。咬合的检查内容包括:

1.咬合关系

覆𬌗、覆盖以及牙列和咬合关系改变。

2.牙龈

龈缘突、龈退缩、龈裂以及咬合时牙龈苍白。

3.牙

咬合高点、磨耗、牙颈部缺损、牙敏感以及牙(隐)裂和牙折。夜磨牙常造成严重的牙磨耗和咬合创伤。一种非解剖式全上颌𬌗垫对该咬合关系的检查和治疗很有帮助。

4.X线片

牙周膜增宽、硬骨板增厚或消失、垂直性骨吸收以及根吸收。

5.咬合创伤

牙动度与骨吸收或袋深不成比例。

6.颞下颌关节

咀嚼肌、咬合和颞下颌关节有着密不可分的联系,对有牙严重磨耗或缺失造成咬合高度改变、长期缺牙导致对颌牙伸长等问题的患者,还要注意检查颞下颌关节,反之,当有颞下颌关节不适时,也应检查咬合的状况。

7.咀嚼肌扣诊

咀嚼肌在调节异常咬合时可出现不适与疼痛,扣诊可以初步判断。

以上各种症状体征都不是孤立的,可以在咬合创伤或创伤𬌗时以不同的组合出现。因此咬合的检查需要综合应用,并根据结果综合判断。如牙磨耗不一定有咬合创伤,只有当牙的磨耗不能代偿异常的咬合力时,才会发生咬合创伤,而当牙的磨耗达到能代偿异常的咬合力时,咬合创伤也会中止。虽然咬合的常规检查方法不少,指标众多,但在客观检测、记录咬合力和咬合运动及状态上仍有缺憾。

二、数字化咬合力分析仪

俗称𬌗力计或 T-scan,主要由传感器、连接柄、计算机和咬合分析软件等组成。其压力感受薄膜由纵向和横向排列的导线交织而成,厚度仅为 0.06～0.1mm。放入口腔后,分析仪可以对咬合运动过程进行动态状态观察,并从二维和三维不同角度显示随时间变化的咬合接触特征(早接触、咬合干扰、咬合平衡)和记录咬合力的大小及分布,克服了常用的咬合纸不能记录咬合的时间和力量、印记大小和力大小不相一致的不足。

咬合力由 200 多个级别的颜色表示。蓝色或黑色表示最低咬合力,绿色或黄色表示中等咬合力,橙色或红色表示较高咬合力。在咬合力-时间图上有三条横线和三条竖线(左右侧比较时为三条线,前后左右比较时为五条线。以下介绍左右两侧的比较）。三条横线表示牙齿在咬合过程中总咬合力的变化,其中灰色线为最大咬合力标志线,正中咬合时该线位于100%的位置;红色线为牙弓右侧咬合力标志线;绿色线为牙弓左侧咬合力标志线,绿红两线水平时表明处于牙尖交错位。三条竖线中的A线和B线用于计算咬合图内任意两点间的时间差,计算暂时咬合期间的时间增量,测量闭颌(从最早接触点至牙尖交错位)所需的时间,测量咬合分离(从开始咬合分离至仅有前牙接触)所需时间供分析用;另一条线是垂直时间标志线,用于咬合力录影带回放。测试使用时,应注意调试敏感性。将口腔压力感受薄膜放置时,要注意中线对位。正式测试前,要对患者进行咬合训练,以保证测试的准确性和良好的重复性。

数字化咬合力分析仪可以检查记录早接触和咬合干扰,结合临床进行分析,诊断咬合创伤并指导调𬌗,调𬌗后再次检查,可为调𬌗前后的咬合改善提供客观证据。

第三节　牙周炎的辅助诊断方法

一、传统的牙周微生物检查

牙周炎与多种细菌有关,但迄今没有一种细菌被确认为致病菌。资料显示多数牙周炎部位牙周袋内龈下菌斑的细菌种类和比例没有明显差别,且牙周炎的临床诊断并不需要微生物依据,所以一般牙周炎患者无需进行微生物检查。口腔与外界相通的特点和牙周微生物的特点,决定了牙周炎微生物病因治疗以机械去除菌斑为主,药物治疗为辅。由于牙周炎微生物不具个性化差异,药物选择也不必依赖微生物的检查。牙周微生物检查的主要意义在于通过对健康牙周菌群的认识,对不同炎症状态下、不同牙周环境下牙周微生物的变化及其特征的认识,了解牙周炎的微生物病因,包括难治性牙周炎的微生物特点,认识可能的致病机制,指导共性化或可能的个性化的相应治疗原则。随着牙周医学的发展,牙周微生物的研究出现了新的研究点,张源明从冠状动脉粥样硬化斑块中检出了牙周炎相关致病菌Pg.pi等,提示牙周炎相关致病菌与冠心病之间的关系。牙周微生物的研究通常采用纸尖收集龈下菌斑,通过以下多种方法进行微生物分析:

1.暗视野和相差显微镜

取龈下菌斑细菌涂片镜检,相对简便快速,可用于观察可动菌和螺旋体。但纵向研究显示该检查对于经过治疗处于维持期的患者,预测病变进展危险性的价值不大,所以现已很少应用。

2.细菌培养

细菌培养相对于其他方法可以作为细菌检测的金标准。菌斑收集后超声混匀,应用各种培养基,进行需氧或厌氧培养。通过对得到的细菌菌落进行菌落和细菌形态学分析、生化测试、细菌代谢产物的分析等进行菌种鉴定。细菌培养也有不足之处,一是取材难免污染,运输处理中难免细菌不死亡。二是培养结果受方法的影响,还有多种细菌是难以培养获得的。三是鉴定方法敏感度不高。

3.药敏试验

应用细菌培养的方法对获得菌进行抗生素敏感性试验,对指导合理用药有重要参考价值。但这一评价并不全面,因为它只是对获得菌的评价,并未考虑到未获得菌和死亡菌的临床意义。

4.免疫分析

免疫测定是利用特异性的单克隆或多克隆抗体和细菌抗原的结合来鉴定细菌。主要方法有免疫荧光、膜型免疫测定和乳胶凝集试验,后两种因操作相对简单,不需要特别的仪器,更适用于临床检测。每种细菌都有自己特异的表面抗原,用荧光或显色物质标记的单克隆(或多克隆)抗体可与靶细菌抗原结合形成免疫复合物,通过观察标记物鉴定细菌。该技术敏感性和特异性均较高,靶细菌达 $10^2 \sim 10^3$ 个即可被检出。目前已有椅旁快速检测系统 Evalusite,用于检测 Pg、Pi 和 Aa。该系统采用辣根过氧化物酶标记细菌抗体,属酶联免疫吸附试验(ELISA),菌斑样本与之反应后 8 分钟内出现粉红色点即为阳性,观察着色密度可作半定量分析。

5.细菌酶分析与牙周炎

关系密切的 3 种可疑致病菌 Pg、福赛斯坦菌(Tf)和齿垢密螺旋体(TD)能产生一种胰蛋白酶样酶,可水解人工合成底物苯甲酰精氨酸萘酰胺(BANA)。据此开发出椅旁诊断系统 Perioscan,通过检测菌斑样本对 BANA 的水解能力,分析其中有无这 3 种细菌及其菌量。所用黑色染料 Evans 与 BANA 水解产物接触后呈现出蓝黑色,约 15 分钟即可观察结果。该技术简便快速、价廉。但阳性结果只提示菌斑中至少有 3 种细菌中的 1 种,而无法确知到底是哪一种或是否 3 种菌都有,也无法定量分析。

细菌同一种属的菌株存在变异和多样性。传统上基于表型和生化标准,通过显微镜、生化反应性、生长状况、染色和免疫荧光、细菌的产物分析、细胞膜成分和药敏试验等鉴定细菌的方法,耗时耗力,花费也高,有时结果不确定,准确性不高。Lesche 比较了细菌培养、DNA 探针和 BANA 测试。他检查了 204 个菌斑样本中的 4 种牙周致病菌,结果发现细菌培养的准确率较差,只有 $61\% \sim 79\%$,而用检查核酸序列的 DNA 探针来鉴定细菌,其准确率可高达 $88\% \sim 96\%$。

二、现代分子微生物检查方法

随着 DNA 检测技术的发展,我们可以直接从临床标本中鉴定细菌。其中,有 3 种主要的分子微生物学方法:①聚合酶链式反应(PCR),包括单一特异性 PCR、多重 PCR、随机引物 PCR 和实时定量 PCR;②DNA 杂交技术,包括原位杂交、棋盘式 DNA-DNA 杂交法和 16S rRNA 基因芯片;③测序方法,如焦磷酸测序芯片、实时单分子 DNA 测序和纳米通道测序。下面详细介绍一些分子微生物学方法:

1.限制性内切酶分析

核酸限制性内切酶能识别特异的核苷酸序列并使 DNA 裂解,所产生的 DNA 片段通过电泳而分离。每个菌株的 DNA 经酶切后都会产生特异的电泳图谱,称为"DNA 指纹图"。该技术已被用于分析 Pg、Pi 和 Aa 等牙周可疑致病菌的遗传异质性,对同种细菌的不同菌株进行基因型分析,寻找与牙周炎发病关系密切的毒力克隆。它也是流行病学调查的重要工具,用以了解牙周可疑致病菌在家族成员中的分布和传播情况。

2.Single target PCR

PCR 是目前敏感性最高的微生物检查法。通过设计特异性的 PCR 引物,合成 PCR 产物,从而鉴定分别来自健康和患者的菌斑样本。通过 PCR 可以鉴定许多不能体外培养的细菌。

3.Multiplex PCR

不同于 Single target PCR,Multiplex PCR 利用设计多对种属特异性的引物可以同时检测多种细菌。目前 GarciaL、Tran 和 Wahlfors 已报道同时检出了 Aa、Pi、Tf 和 Pg。虽然最佳的反应体系难于建立,但是该反应敏感性高,每个反应体系最低只需 10 ~ 100 个细胞就可进行检测。Eick 和 Squeri 发现用 TheMicro® DenTest 可以同时检测 5 种细菌。

4.AP-PCR

采用任意序列约 10~12 个碱基的寡核苷酸片段作为引物,所得 PCR 扩增产物包含大小不等的多个 DNA 片段,通过电泳分离可获得每个菌株特异的电泳图谱。AP-PCR 的主要优点是:①由于采用随机引物,即使对靶细菌 DNA 序列一无所知也能进行 PCR 扩增。②可以从无限多种核苷酸序列的随机组合中选择任意引物来扩增同一种靶细菌。实际应用中常用多个随机引物同时扩增靶细菌,以提高对不同菌株的分辨率。③操作简便快速。该技术已成为分析牙周可疑致病菌遗传多态性、寻找毒力克隆型及调查致病菌在家族中传播情况的重要手段。

5.Real-time PCR

是一种定量的 PCR 技术,用来定量检测临床标本中细菌 DNA 的拷贝数。目前有两种类型的定量 PCR，一是应用嵌入剂 SYBR Green，与新合成的 PCR 产物结合，产生一种带荧光标记的扩增产物。二是应用探针，使特异性荧光标记的探针和 PCR 扩增产物中某部分的互补序列结合。Atieh 和 Boutaga 使用该法已从临床标本中检测出 13 种牙周致病菌，包括 Pg、Pi、Aa 和 tetQ 基因。

6.DNA 探针根据核苷酸碱基互补原理

针对靶细菌的特征 DNA 片段合成与之互补的单链寡核苷酸序列，并以荧光或放射性核素作标记，即为该细菌特异的 DNA 探针。该探针可与菌斑标本中的靶 DNA 片段杂交，通过检测杂交体即可确定菌斑中有无靶细菌及其数量。该技术的优点有：①敏感性和特异性都较高，菌斑中仅有 100 个靶细菌即能被检出；②快速简便，24 小时内可得结果；③棋盘杂交能同时分析大量样本中的多种靶细菌；④可以检出难以培养的微生物（如螺旋体）；⑤即使靶细菌已死亡也能检出。因此，该技术已成为牙周微生物学重要的研究工具，特别适用于微生态流行病学调查。

7.16S rRNA

16s 核糖体核糖核酸技术可以用于鉴定细菌的种属，若细菌种属间的 16S rRNA 基因的序列同源大于 98.5%，则被认为是同一细菌种属。如果细菌种属间的 16S rRNA 基因的序列同源小于 98.5% 则认为是不同的种属，当发现一种菌的 16S rRNA 基因的序列与以往已知细菌同源均有差异，则可能是一新的种属。通过 16S rRNA 的基因序列分析，口腔中约有 600 种原核生物。

8.荧光原位杂交

荧光原位杂交（FISH）是原位杂交技术大家族中的一员，因其所用探针被荧光物质间接或直接标记而得名，该方法建立于 20 世纪 80 年代末，现已从实验室逐步进入临床诊断领域。基本原理是荧光标记的核酸探针在变性后与已变性的靶核酸在退火温度下复性，在荧光显微镜下观察荧光信号，在不改变被分析对象（维持其原位）的前提下对靶核酸进行分析。DNA 荧光标记探针是其中最常用的一类核酸探针。利用此探针可对组织、细胞或染色体中的 DNA 进行染色体及基因水平的分析。荧光标记探针不对环境构成污染，灵敏度能得到保障，可进行多色观察分析，因而可同时使用多个探针，缩短因单个探针分开使用导致的周期过程和技术障碍。FISH 已用于对 Pg 和 Aa 进行检测。

9.棋盘式杂交法

棋盘式 DNA-DNA 杂交法是一项分子生物学新技术，可以应用几十种 DNA 探针同时与多个样本的 DNA 杂交（Aas）。有两种棋盘式 DNA-DNA 杂交法，一种是使用全基因组 DNA 探针和样本 DNA 在同一张膜上进行杂交；另一种是使用标记的 16S rRNA 扩增体，设计成寡核苷酸芯片。采用棋盘式 DNA-DNA 可以快速检测多个样本,利用寡核苷酸芯片一次可以检测 300 多种细菌,还可以检测那些在体外不能培养的细菌。The Parocheck® 的 DNA 芯片可以检测到 20 多种不同的细菌。近来出现的高密度的 16S rRNA 芯片可以最多检测 32000 多种 16S rRNA 细菌种系。Colombo 将口腔微生物寡核苷酸芯片技术用于比较健康人群、预后较好的牙周炎和难治性牙周炎患者之间龈下菌群的分布差异,结果发现两组牙周炎患者可检测出的细菌种类较牙周健康组多。难治性牙周炎患者纤细弯曲菌、缠结优杆菌、Tf、Pg、普氏菌属、密螺旋体属、侵蚀艾肯菌等牙周可疑致病菌和一些不常见菌种的检出率高于预后较好组或牙周健康组。

10.测序法

提取获得样本的 DNA,扩增目的 DNA 分子,然后进行测序。目前最新的方法是焦磷酸测序。

三、影像诊断

X 线检查是牙周病临床非侵入性观察牙槽骨变化的常用方法,它在牙周病的诊断、治疗及疗效的评价以及长期追踪观察牙槽骨的变化中都有重要意义。目前有多种影像学方法用于牙周病的临床,包括各种口内和口外方法,如咬合片、根尖片和全口曲面体层片等。它们都可以为临床提供有效信息,但是也都具有局限性,最主要的是它们提供的是三维结构的二维影像。由于牙齿和其他结构的重叠,牙槽骨的形态和病理特点往往不能清楚地显示,仅仅是牙槽间隔的水平能被清楚地显示。李成章的研究认为虽然一壁骨袋、二壁骨袋或三壁骨袋难于识别,但认真观察,当矿化物损失达到一定量时,从二维影像中仍然可以得到一壁骨袋、二壁骨袋或三壁骨袋的三维参考构像(图 4-1)。Ortman 等报道称,在传统 X 线片上,只有矿化物损失达到30%~50%以上时,才可以检测到清晰的骨缺损。为了提高临床检查诊断水平,一些更清晰、更高质量的影像资料和分析手段以及新的影像设备正逐渐被用于口腔临床。

(一)口内影像

1.咬合片

可以同时显示上颌和下颌。水平的咬合片可以满足大多的临床需要,垂直的咬合片能更准确的显示后牙区的牙槽骨状况,但操作时患者可有不适感。

2.根尖片

应用平行定位投照技术拍摄根尖片,能使失真度减少到最小,有利于对骨量、根长以及骨下袋的判断。应用平行定位投照技术对同一牙位进行多次拍摄,重复性好且可比性高。平行定位投照的要求有:X 线球管、目标牙、胶片三者位置关系保持恒定不变;胶片与牙长轴平行;X 线束与牙齿和胶片垂直。

（二）口外影像

全口牙位曲面体层X线片能够快速满足大多口腔颌面部临床检查的需要,从牙周角度,可以大体了解牙槽骨的状况,疾病所处的状态以及初步判断咬合关系(图4-2)。但是其最大的不足是图像的扭曲变形。将曲面体层片结合咬合片,根尖片一起来评估牙和牙槽骨的情况,可获得更大的参考价值。

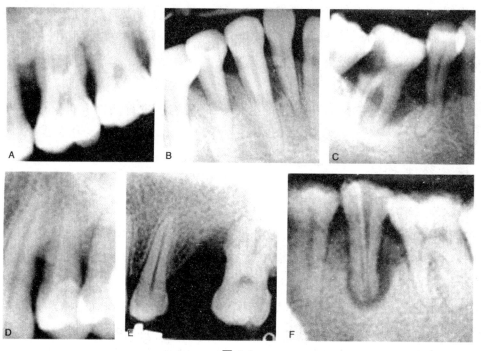

图 4-1

A.邻面骨壁一壁骨袋影像特征　B.颊侧骨壁一壁骨袋影像特征　C.一侧开放的二壁骨袋影像特征　D.无开放式的二壁骨袋影像特征　E.三壁骨袋影像特征　F.混合壁骨袋影像特征

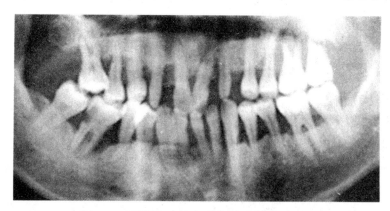

图 4-2　牙槽骨破坏表现与咬合接触关系

（三）数字影像诊断

由于X线片是在二维平面上显示三维的解剖结构,因此不能准确反映牙槽骨的形态和骨量的变化,在X线片上反映的牙槽骨破坏严重程度往往小于实际情况,对颊舌面骨变化的诊断能力更差。传统 X 线片的拍摄在投照角度、曝光和冲洗条件等方面的可重复性差,造成不同批次拍摄的 X 线片间密度和对比度有差异,使观察者不能准确判断牙槽骨的变化,不利于牙周病的早期诊断和疗效的比较观察。数字化 X 线摄片技术特别是数字减影技术的应用,使人们有可能早期观察到牙槽骨的细微变化,提高了 X 线诊断技术的准确性和灵敏度。

1.X 线影像信息数字化成像技术

(1)直接数字化成像:该系统利用带电耦合器(CCD)的传感器感受 X 线信号,通过导线经数字信号转换直接进入电脑,0.2～5 秒即可在显示器上成像。一般传感器的有效成像面积(17mm×6mm)小于相同用途的普通胶片(31mm×41mm),故数字化图像范围不及普通胶片。

(2)间接数字化成像:该系统利用的信息载体为涂有辉尽性荧光物质感光层的成像板,在第一次由 X 线激发后储存 X 线摄影信息,经激光扫描行第二次激发,将储存的 X 线摄影信息转换为可见的荧光,然后数字化成像。如记忆性磷感光片,其大小和形态与普通胶片相同,并可重复使用。也有学者把该系统也归类于直接数字化成像。另一种间接数字化成像方式是通过带 CCD 探头的高精度摄像机摄取 X 线片,然后经模数转换获得数字化影像。

2.数字化 X 线影像分析在牙周病研究中的应用

在牙周病临床和研究工作中,我们不仅要了解某一时点牙槽骨的高度和密度以及骨破坏的形态和范围,还要动态观察疾病发展或治疗过程中骨量的细微变化,获取成像后可用数字减影(DSR)、计算机辅助密度影像分析(CADIA)等技术对获取成像进行分析。

(1)DSR:将 2 片在同一解剖位置不同时期拍摄的完全相同的投射外形的 X 线片,在计算机辅助下进行灰度值相减,获得的减影图像所突出显示的即为牙槽骨高度或密度发生改变的部位(骨吸收表现为灰度降低,骨增加表现为灰度增加),而解剖结构无改变部分的影像可相互抵消,在屏幕上不显示或显示为中性灰度。通过减影可定量测量图像中变化值的大小,有助于动态观察牙周病进展和治疗中发生的牙槽骨细微变化。该技术要求投照角度和曝光及冲洗条件应具有最大的可重复性。

(2)CADIA:CADIA 常与 DSR 配合用于测量骨密度和骨量的变化,计算所有 2×2 像素范围的平均灰度。在取得 DSR 图像后,再乘以灰度改变的面积,获得总的密度改变值 netCADIA 值,正值表示密度增加,负值表示密度下降,在摄片时需使用铝阶梯作为密度参考标准。

(3)其他图像处理技术:计算机图像处理系统可通过对比度增强、边缘锐化、伪彩色(色彩转换减影)等手段来提高数字化 X 线片的诊断能力。Bragger U 的一项对 52 幅数字减影图像经伪彩色处理后的组间及组内一致性观察,发现用不同的颜色显示不同的灰度水平,有助于增加对牙槽骨改变诊断的一致性,更容易发现细微的密度变化。

(4)传统 X 线胶片储存:传统 X 线胶片信息不易保存,弃之可惜。可将其通过信息数字化的方式转变,以利储存。它使用扫描仪扫描 X 线照片,然后由密度计使扫描的 X 线信息数字化。由于此种方式是在 X 线照片基础上回顾性完成的,并未改变或省略传统 X 线摄影的步骤,故可视为将以往保存的 X 线信息数字化的一种过渡方式。但在此信息数字化过程中可能会丢失一部分信息。

(四)计算机断层扫描术

计算机断层扫描术(CT)的高分辨率成像优点使其成为重要的影像学检查手段。数十年间,医用 CT 已由最初的第一代发展至当前的第五代,分辨率也可达亚毫米(0.10mm)数量级,少数可达 $10\mu m$ 甚至更小。新的 CT 扫描技术和图像处理引擎的应用,使其对各种口腔精细结构的再现能力和三维重建能力不断增强。CT 能对牙槽骨进行全方位的扫描,对骨的相关参数(牙槽骨直线高度、骨容量、骨容量分数、骨矿物质含量和骨矿物质密度)进行分析和三维重建,在全面、精确、立体地判断牙槽骨吸收状况方面的应用,为牙周病研究和治疗指导提供了新的工具。

1.口腔医学科研和临床的常用 CT 类型

(1)Micro-CT:采用微球管,以微米级的细节分辨率,立体的显示组织内部结构。具有系统噪声低,成像质量高的优点,能对牙槽骨和牙齿进行清晰成像,在口腔科研领域发挥着重要的作用。

(2)锥形束 CT(CBCT):CBCT 用三维锥形束 X 线代替断层 CT 的二维扇形束,旋转 360 度即可获得全部数据,与传统曲面体层机操作相似,它的几个优点特别适用于口腔医学:①低放射剂量,对头颅更安全;②高分辨率图像,观察更精确;③快速省时,10～70 秒即可完成扫描;④减弱了金属物品的伪影;⑤图像处理重建更为方便。近年来 CBCT 在口腔医学中开始快速普及。

(3)可调光圈计算机断层扫描技术(TACT):TACT 技术是基于光学光圈理论而开发的。在带有 CCD 传感器的数字化 X 线摄影系统中,只要加一个软件包,就可使系统具有类似断层扫描的功能,操作时在 X 线源和目标区域之间放置一不透明的 1mm 直径小球,采用多个 X 线球管进行连续拍摄,每次都变换角度,使小球显示在不同的位置,最后只要在计算机上指明每张图像中小球的中心点,系统就可显示任意深度和角度的三维断层影像,系统不需固定光源和目标之间的位置关系。

2.CT 在牙周病学领域的应用

(1)CT 在牙槽骨生理特性研究中的应用:通过 micro-CT 联合双能 X 线骨密度仪,研究大鼠的机械咀嚼刺激对牙槽骨微结构改建的影响,以骨矿物密度、牙槽骨微结构和牙槽宽度为指标,结果显示牙槽骨的形态和结构均发生变化,持续轻力使密质骨厚度增加,软食使骨小梁密度降低。Fuhrmann 的类似研究报道了通过 CT 研究牙槽骨形态和咬合刺激之间的关系,将一个金属装置置于 6 周龄的雄性大鼠口内以阻止咬合,从 CT 图像分析 4 周后实验组的骨质密度开始下降,6 周后骨松质密度下降了 11%～38%,骨皮质密度下降了 8%～12%。

(2)CT 在牙周病病因学研究中的应用:CT 结合其他方法,如免疫组化和 real-time PCR 等技术,对牙槽骨和其他指标联合检查评估微生物因素以及咬合创伤对牙周炎的影响。Rogers 的研究结果显示 MAPK 抑制剂可大幅减少炎症因子的表达和破骨细胞的形成;而 Ca-meron 的研究则发现咬合调整可以阻止 RANKL 所致的牙槽骨吸收。

(3)CT 在牙周病诊断评估中的应用

①CT 在影像学的精确诊断:Fuhrmann 的报道称普通 X 线片仅能辨认出 60% 的骨缺损,且牙槽吸收水平被低估了 2.2mm,而 HR-CT 能辨认出全部的骨缺损,对牙槽骨降低的误判仅差 0.2mm,其三维重建能力显示牙槽骨吸收的立体形状作用更为突出。

②辅助校正临床探诊误差:Pistorius 通过对 639 个测量点 CT 牙槽骨吸收图像与临床牙周探诊情况进行比较,发现在颊、舌面测量点测量结果差别较大,牙槽骨垂直型吸收越深,这种差别就越大。

③CT 对根分叉病变的诊断:Fuhrmann 发现 CT 能够更清晰地表现根分叉病变程度、根长和骨高度以及局部解剖学的特点,有利于指导根分叉病变的治疗。

④治疗及疗效评价:通过 CT 可以评估牙周治疗如 GTR 术后或骨移植后牙槽骨的细微变化,评估牙周炎患者的正畸、修复治疗效果以及对牙周种植进行分析。

⑤基础研究:建立牙槽骨、牙齿和牙周膜的三维有限元模型,构建咬合创伤模型,以分析牙槽骨和牙周膜的应力状况。

(五)光学相干断层扫描

光学相干断层扫描(OCT)是近十年迅速发展起来的一种成像技术,它利用弱相干光干涉仪的基本原理,检测生物组织不同深度层面对入射弱相干光的背向反射或几次散射信号,通过扫描,可得到生物组织二维或三维结构图像。OCT 是一种新的光学诊断技术,目前已在眼科应用,可进行活体眼组织显微镜结构的非接触式、非侵入性断层成像。

四、压力敏感探针检查

压力敏感探针是牙周探针的一种,通过某些装置来恒定地控制探诊的力量,以保证每次探查时均使用统一的压力,可以避免因压力差异所造成的探诊结果的误差,因而重复性较好。这种探针的种类比较多,如 Florida 探针、Alabama 探针等,有的还能自动定位釉牙骨质界,所以能较精确地测量附着水平。目前这种探针已逐步用于临床和科研工作。

五、牙动度仪检测牙的松动度

采用常规的牙科镊子和口镜检查牙的松动度带有很大的主观性,且重复性较差,故在临床研究中需要借助仪器来测定,以取得客观数据。动度测量计是一种精确测量牙动度的电子仪器。用仪器测量松动度较为客观,重复性好,对于牙周临床的纵向研究有一定帮助。

六、龈沟液的检查

龈沟液是牙龈组织的渗出液,其成分来源于血清和局部牙龈结缔组织。正常情况下龈沟内液量极少,牙龈有炎症时不但液量增加,其成分也发生变化。对龈沟液的成分和量的检测,可作为牙周炎诊治中的辅助手段,对牙周炎的诊断、疗效的观察和预测疾病的发展有重要意义。

1.龈沟液的采集方法

有滤纸条法、龈沟冲洗法和微吸管法,滤纸条法是目前最常用的方法。

2.龈沟液的定量方法

有茚三酮染色定量法、称重法和用龈沟液测定仪检查法。以上 3 种方法都先要用一定宽度和长度(一般为 2mm×8mm 或 2mm×10mm)的滤纸条(可用 Whatman 3 号滤纸)放入龈沟中一定时间(一般为 30 秒),然后测定滤纸条上的龈沟液量。而其中以龈沟液仪的测量最为精确而方便。

3.龈沟液的成分

血清中的绝大部分成分都可在龈沟液中检出,包括参与免疫反应的补体和抗体、电解质、蛋白质、酶、糖类、白细胞和各种细胞因子、炎症介质。研究还表明,多种细菌和细菌产物如脂多糖内毒素、胶原酶、透明质酸酶和破骨因子等,还有组织和细胞的破坏产物如天冬氨酸转氨酶、溶酶体酶、β-葡萄糖醛酸酶、碱性磷酸酶等均能在龈沟液中被检出。

某些药物通过全身给药途径进入体内后,也可进入龈沟液,而且达到较高而持久的浓度,如口服四环素后,龈沟液内的药物浓度可为血清的 2~7 倍。

龈沟液取样简便无创伤,又能重复采样,易为患者所接受。又由于龈沟液内含有多种可作为诊断指标的成分,因此目前对龈沟液成分的研究非常活跃。对于牙周炎活动期的诊断、指导治疗、评价疗效和预测疾病的发展有非常重要的意义。

第五章 牙周病的治疗

第一节 牙周病的基础治疗

一、菌斑控制

(一)牙周基础治疗

针对牙周致病因素进行的治疗。又称牙周病因治疗。目的在于消除牙周疾病的致病因素,控制炎症,终止疾病的进展。是牙周疾病治疗的最初阶段,也是牙周治疗程序 4 个阶段中的第一阶段。

在所有牙周治疗中,首先应控制牙周疾病的始动因素牙菌斑,并消除各种刺激因素,使牙周局部炎症基本消除,之后才能进行后续的治疗。因此,针对病因的治疗是最基本的治疗,将其列为牙周治疗程序中的第一阶段。

所有牙周疾病的患者都需要接受牙周基础治疗,包括所有的牙龈疾病患者和各种类型的牙周炎患者。通过牙周基础治疗,消除或控制菌斑微生物的感染,控制牙周组织的炎症。经过对基础治疗效果的评估之后,才能决定是否进行其他进一步的治疗,如手术治疗、缺失牙的修复治疗等。

牙周疾病是多因素疾病,除始动因子牙菌斑外,还存在多种病因因素,因此,牙周基础治疗是针对不同病因因素的多种治疗。具体内容:①菌斑控制:指导患者建立正确的刷牙方法和习惯,并指导其使用牙线、牙签、间隙刷等辅助工具清除邻面菌斑,保持口腔卫生,改善和促进牙周健康。②拔除无保留价值或预后极差的患牙,对不利于将来修复治疗的患牙也应在适当时机拔除。③龈上洁治术:通过龈上洁治术清除龈上牙石和菌斑。④龈下刮治术和根面平整:通过龈下刮治术和根面平整,彻底清除龈下牙石和菌斑,并清除根面表层的内毒素污染。又称根面清创。⑤消除各种牙菌斑滞留因素及其他局部刺激因素:通过充填龋洞、必要的牙髓治疗、改正不良修复体、治疗食物嵌塞、纠正口呼吸习惯等,从而消除这些局部因素。⑥咬合调整和松牙固定:在炎症控制后进行必要的咬合调整,对于松动的患牙必要时进行固定,从而消除咬合创伤,建立平衡的咬合关系。⑦局部和全身药物治疗:对于急性牙周炎症、侵袭性牙周炎及重度慢性牙周炎患者,可辅助进行局部药物治疗或全身药物治疗,以便更好地控制牙周病原微生物感染,提高疗效,减少复发。⑧在牙周基础治疗阶段还应进行消除或控制全身因素及环境因素的治疗,如消除不良习惯、戒烟、控制作为牙周病危险因素的全身疾病如糖尿病等。

在第一阶段治疗结束后的4～12周,应对患者的牙周病情进行再评估,评价治疗效果和患者对治疗的反应,并评价患者的依从性及患者局部和全身病因因素及危险因素的改变状况,确定进一步的治疗方案。有些患者需多次治疗和评估。牙周基础治疗效果的评估包括:①患者自身保健措施的实施情况,自我口腔卫生状况改善效果评价。②临床牙周指标改善情况,如牙龈炎症是否消退,牙周袋是否变浅或消除,评价时的探诊深度和附着水平情况,附着丧失程度、牙松动度是否减小及松动度是否改变等。

经过牙周基础治疗后,大多数牙周疾病患者可获得良好的治疗效果。慢性牙龈炎患者在经过基础治疗后,牙龈炎症可以消退,牙龈组织可完全恢复正常。轻度牙周炎患者经过基础治疗后,牙周袋可变浅或消失,牙周组织可恢复健康。中、重度牙周炎患者经过基础治疗后,牙龈炎症可基本消退,牙周袋变浅,但在某些部位还可能存在不同深度的牙周袋和较深部位牙周组织炎症,这些部位需做进一步的治疗,如手术治疗等。

(二)菌斑控制

通过多种手段和措施清除牙面及邻近牙龈表面的牙菌斑,并防止其继续形成的方法。是预防和治疗牙周疾病、保持牙周组织终生健康必不可少的措施。

牙菌斑是牙周病的始动因子,要治疗和预防牙周疾病,就必须控制牙菌斑。然而,口腔为有菌环境,菌斑在被清除之后会很快再形成,一定时间后会成熟而具有致病性,因此,要采取措施及时清除菌斑,在其未成熟之前去除,使其不具有致病性。

1.适应证

①牙龈疾病患者,包括慢性龈炎、青春期龈炎、妊娠期龈炎、药物性牙龈肥大、坏死溃疡性龈炎、龈乳头炎、牙龈纤维瘤病及牙龈瘤等。②牙周炎患者,包括慢性牙周炎、侵袭性牙周炎、坏死性牙周炎患者,还包括反映全身疾病的牙周炎患者,如掌跖角化-牙周破坏综合征、21-三体综合征、粒细胞缺乏症、家族性和周期性白细胞缺乏症、白细胞功能异常、糖尿病、获得性免疫缺陷综合征等疾病的患者。③牙周炎并发症患者,包括牙周牙髓联合病变、根分叉病变、牙周脓肿、牙龈退缩、牙根敏感等患者。④所有需预防牙周疾病的人群。

2.禁忌证

无。

3.方法

包括以下方面。

(1)口腔卫生宣教和指导:对患者个体进行有针对性的宣教和指导,调动其进行菌斑控制的积极性,可配合使用菌斑显示剂进行菌斑染色和显示,医生与患者共同观察菌斑在口腔的分布,提高患者对菌斑的认识,并针对每一个患者的特点,教会其适合自己的菌斑控制的方法。

(2)机械性菌斑控制:通过机械性手段清除牙菌斑。包括刷牙、使用牙线、牙签、牙间隙刷等。

刷牙:是使用设计合理的牙刷并采用正确的手法有效地将菌斑清除的方法,是自我清除菌斑的主要手段,可清除大部分牙面和龈缘附近的菌斑。①设计合理的牙刷:刷毛由细尼龙丝制作,光滑而有弹性,易于保持清洁,为软毛或中等硬度刷毛,毛尖对牙龈和牙无刺激或刺激很小;刷头的大小应方便在口腔内转动,可清洁到各个牙面的各个部位;牙刷柄应有足够长度,以利握持。电动牙刷或声波震动牙刷的刷头也同样要具有上述特点,形成不同方式的刷毛运动或声波震动,从而清除和控制菌斑。②正确的刷牙方法:水平颤动刷牙法是重点清除龈沟附近和邻间隙处菌斑的刷牙方法,它不仅能清除龈上菌斑,还能清除部分龈下菌斑,被认为是最适宜牙周疾病预防和治疗的刷牙方法。该方法于1948年由巴斯提出,又称 Bass 刷牙法。应用该方法时一定要选用软毛牙刷,以避免损伤牙龈。但水平颤动法有可能引起牙龈生物型为薄型的患者发生牙龈退缩,因此,牙龈生物型为薄型的患者和牙龈退缩的患者更适宜使用竖转动刷牙法。也有人将水平颤动法与竖转动法结合起来,称为改良水平颤动法或改良 Bass 法。电动牙刷刷牙尤其适于不能很好掌握手用牙刷刷牙方法的人。研究显示各种刷牙法之间没有明显的优势区别,可根据个人的情况来选择刷牙方法,不论采用何种方法,重要的是在刷牙时要"面面俱到",从而将所有部位的菌斑清除干净。③有效的刷牙方法比刷牙的次数更重要。牙膏可明显增加刷牙效果,牙膏中所含的摩擦剂和洁净剂可加强机械清洁作用,药物牙膏中的药物仅起辅助作用,仍主要靠机械清扫来达到清除菌斑的作用。

使用牙线、牙签、牙间隙刷:邻面在刷牙后往往余留菌斑,需要使用牙线、牙签、牙间隙刷等来补充清除。①牙线的使用:牙线由多股细尼龙丝组成,有的牙线表面涂蜡。用贴紧牙邻面的牙线将菌斑"刮除",牙线还能少量进入龈缘的下方,将邻面龈沟内的部分菌斑刮除。牙线适用于无龈乳头退缩的邻间隙处,是最常推荐使用的清除邻面菌斑的方法。但若邻面有龈退缩且根面有凹陷,牙线无法清除凹陷处的菌斑。②牙签的使用:牙签多为硬质木制,也有塑料制的,应光滑无毛刺。用牙签的侧面将牙邻面和根分叉区的菌斑"刮蹭"掉,适用于龈乳头退缩或牙间隙增大者。若无龈乳头退缩,不可使用牙签。③牙间隙刷的使用:牙间隙刷的刷头中央为金属丝,四周为柔软的刷毛,刷头有不同的直径,应根据邻面间隙或根分叉区的大小选用适宜直径的牙间隙刷。用牙间隙刷的刷头在牙间隙处或根分叉区将菌斑刷除。适用于龈乳头退缩导致邻面有间隙者,尤其适用于牙邻面外形不规则或根面为凹面者,还适用于根分叉处的菌斑清除,是清除根面菌斑的最佳方法。因刷毛末端不规则或过锐、刷毛过硬、刷牙力量过大、刷牙次数过多、不当的刷牙方法等造成牙龈表面的损伤、牙龈退缩、牙颈部磨损。牙颈部磨损常与牙龈退缩同时发生。

防治方法:①避免使用刷毛过硬、刷毛末端不规则的牙刷,换用软毛、刷毛末端磨圆处理的牙刷;避免刷牙力量过大;避免刷牙次数过多;采用正确的方法刷牙,并避免使用粗糙的牙膏。如牙龈为薄生物型,采用竖转动法刷牙。②牙龈退缩如导致牙敏感或影响美观,可采用手术方法治疗,如引导性组织再生术、冠向复位瓣术、结缔组织移植术等;③若牙颈部磨损较重,可选择充填治疗。

(3)其他:锥形橡皮尖也可用于清洁邻面和按摩牙龈乳头。家用冲牙器是利用有一定压力的脉冲水流辅助冲洗来清除软垢、食物残渣和非附着菌斑,是刷牙的补充手段,有助于清除正畸装置、固定义齿等不易到达部位的软垢,冲牙器的应用不能替代刷牙。刮舌器是用来清除舌背菌斑的工具,舌背的乳头结构利于微生物的生长,是牙菌斑及口腔其他部位细菌的储库,因此清除舌背的菌斑有利于改善口气和防止牙菌斑的再定植。

4.化学性菌斑控制

又称化学药物菌斑控制,是通过化学药物来抑制菌斑的形成或杀灭菌斑中的细菌,从而控制菌斑。有多种用于菌斑控制的化学药物,如某些抗菌药物、植物挥发油或生物碱、某些中药等,其中最成熟的是 $0.12\% \sim 0.2\%$ 的氯己定溶液二氯己定又称洗必泰,是广谱抗菌剂,为二价阳离子表面活性剂,与细菌胞壁表面的阴离子结合后可改变细菌的表面结构,提高胞壁的通透性,氯己定进而进入细胞质,杀死细菌。其化学结构稳定,毒性小,不易形成耐药菌株,对人体无损害。通过含漱氯己定溶液,可有效抑制菌斑的形成。主要缺点是味苦、长期使用导致牙面和舌背等表面着色、味觉短时改变,对有些患者的口腔黏膜有轻度刺激等,但停药后可消退,牙面的着色可通过洁治和(或)抛光清除掉。

化学性菌斑控制只是菌斑控制的辅助性手段,不能替代日常的机械性菌斑控制,且须在机械性清除牙石和菌斑后持续使用,才能在一定程度上控制菌斑。

二、龈上洁治

(一)基本技术

1.牙石探查技术

牙石是附着在牙面上的钙化的菌斑,是一种病理性刺激物。牙周病基础治疗的主要目的就是清除附着在牙面上的牙石和菌斑,消除牙周组织的刺激源,从而恢复牙周组织的健康。

临床上,根据牙石所存在的部位将牙面上的牙石分为两类:即龈上牙石(位于龈缘以上临床牙冠表面的牙石)和龈下牙石(位于龈缘以下临床牙根表面的牙石)。龈下牙石可一直延伸至牙周袋底。龈上牙石和龈下牙石由于受口腔环境的影响不同而各具特点,在临床上有很大差别(表 5-1)。

表 5-1　龈上牙石与龈下牙石的区别

	龈上牙石	龈下牙石
部位	龈缘以上的临床冠部	龈缘以下临床根部
颜色	白色或灰白色,或因食物或吸烟而着色	褐色、墨绿色或黑色,因袋内出血而着色
体积	粗大	细小
形态	广泛沉积在牙面,与牙面形态、龈缘外形及唇颊舌运动外形一致	薄片状、条状、点状、结节状等
质地	松软、多孔隙	坚硬、易脆裂
分布	各牙面均有,尤其在上颌磨牙颊面和下颌前牙的舌面及异位牙、失用侧	可局限于少数牙,以邻面为多,其次舌腭面、唇颊面
与牙面的关系	附着松,易于分离	附着紧密,刮除比较困难
影响沉积量主要因素	口腔卫生措施	牙周病的病变程度

临床上,牙石探查技术是基础治疗中最重要的技术之一,它与牙石清除技术实际上处于同等重要的地位。因为在牙石清除前、清除中及清除后都要应用这项技术。因而,不能准确地发现牙石也就不可能彻底地清除之。

牙石主要靠尖探针在牙面上探诊发现。探针在牙面上移动不仅能发现牙石的量和在牙面上的分布情况,也能感觉到根面被破坏的牙骨质的粗糙感。这种分辨根面粗糙与光滑的能力,称为细微触觉。临床探诊时,常用改良执笔式握持探针,握持探针时,应使手指肌肉放松,但必须握牢,然后在口内接近工作区牙上做手指支点。在拿稳器械并找好支点后,将探针尖部轻轻插入龈沟。不管牙周袋深度如何,开始插入都不宜太多。最好先将器械颈部放在与探查牙面平行的方向,然后再插入到牙周袋底部即结合上皮部位为止。待探针插至袋底后,可将探针贴近牙面,主要是将器械工作端最末梢部分针部贴近牙面。这样不仅可以防止组织过度牵拉和结合上皮撕裂,而且能获得最大的细微触觉。同时,探针与牙面贴合能更好地探出牙面的线角、发育沟、根分叉情况等。

探查动作有两种,即推动与提拉。一般来说,多用提拉动作。探针针尖在牙面上划过时,如果握持探针的手上感到一种细震感,这一般是小块牙石,而大块牙石探针则可以探及边缘和明显高出的表面,从而阻挡探针尖端通过。牙骨质被破坏后,也可探出根面的一种粗涩感。而清洁的釉质或牙骨质面则是完全光滑的玻璃面样的感觉。

探查的方向有 3 种,即垂直方向、水平向及斜向。多数情况下使用垂直向和斜向探查。龈下牙石在牙面上常形成水平边缘,且与牙面呈直角,所以,垂直向或斜向探查最易于探明。

探查的幅度要根据牙周袋的深度而定。在浅袋,可以从袋底到龈缘一次探查;而对于深袋,探查的上、下幅度应控制在 2～3mm。可先探查近袋底那部分牙面,然后根据情况分段探查,以保证准确而无遗漏。

2.器械稳定技术

器械稳定技术就是如何稳定地控制器械在口内运动的方法。它不仅是完成治疗的基础,而且是避免造成患者甚至术者自己不必要损伤的可靠保证。器械的稳定主要依赖于 2 个因素,即良好的器械握持技术与稳定的操作支点。

(1)器械握持技术:在治疗牙周病时,口镜、牙周探针、尖探针及洁治器与刮治器的握持方法虽有细微的差别,但基本的握持方法都是一样的,即提倡改良执笔式,需要稳固地握持器械。

一个理想的器械握持技术必须达到下述要求:①增加指尖的细微触觉;②有利于灵活的操作器械运动;③减少牙体牙周组织损伤的可能;④减轻术者手指、手掌及前臂肌肉的疲劳。

临床上器械握持方法有以下 3 种:①执笔式。用拇指的指尖、示指的指尖和中指的指侧缘控制器械。这种方法用于牙周病治疗显得不稳固,因为来自握持器械手指所产生的力的方向与写字时所需要的力的方向完全不同,如果用执笔式握持器械做牙周治疗,器械容易在手指间转动,从而不利于操作。②改良执笔式。这种握持器械的方法同样是用拇指、示指、中指握持器械,但用中指指腹而不是指侧缘抵住器械的干,示指的第 2 指关节弯曲,置于中指同侧上方的器械柄部,拇指指腹置于中指与示指连线的对侧。改良执笔式的关键是将中指的指腹置于器械干的部位,这就有效地阻止了器械沿中指指侧转动的可能。同时,由于用中指和示指置于拇指的对侧,因而通过拇指的细微用力便可精确地调整器械柄的旋转。将中指指腹置于器械干的部位,牙面上很小的一点结构异常,都可以通过器械的工作端传导,都可以被感受到。③掌拇式。用示指、中指、环指及小指掌侧弯曲挟持器械的柄部,拇指不接触器械而作支点。掌拇式握持器械做治疗敏感性较差,而且也影响操作的灵活性。所以,在做器械治疗时不能用这种方法握持器械。唯一例外的是用凿形洁治器以推力去除龈上大块牙石时,可以谨慎使用。

(2)支点技术:支点技术是一切口腔内操作所共同要求的。在牙周病基础治疗时,由于操作精细,而且往往没有直接视野,全凭手指感觉运动,因而支点技术显得尤为重要。牙周病基础治疗时,多数情况下使用指支点。所谓指支点,就是用手指在牙面上作为操作器械运动的转动支持点。支点技术就是如何有效而稳固地建立指支点及其他辅助方法的技术。

一个满意的支点必须符合 3 个要求:①能提供器械运动稳定的支持点;②能便于器械刀叶的灵活转动;③能利于应用手腕-前臂力。这 3 个要求是相辅相成的,只有建立稳点的支持点,才不至于使器械刀叶失去控制;没有手腕-前臂力的充分应用,支点技术就没有意义。

原则上指支点的位置必须以一个稳定的牙或一组牙为依托,而不能放在唇、舌、颊等软组织上。支点应尽可能放置在同一牙弓的同一侧,以尽量接近治疗牙为原则。如果放置后影响器械的使用和运动,或由于患者有面部或牙的任何解剖异常或生理病理问题,影响口内常规指支点放置及当牙石非常坚硬或与牙面粘连太紧,常规支点仍然不足以支持清除牙石的力量时,都需要对指支点的位置或支点方式做相应变化。这种变换的支点可以在口内,也可以在口外。

口内支点包括如下 4 种:①常规指支点,指支点放置在邻近工作区的牙面上,简称常规支点,此支点为口内最常用的支点;②对侧指支点,指支点放置在同一牙弓的对侧牙的牙面上;③对颌指支点,指支点放置在对颌牙的牙面上。如治疗上颌牙时,指支点放在下颌牙的牙面上;④手指辅助支点,指支点放置在非手术的示指或拇指上。

口外支点放置的两种方法:①掌心向上法,将数手手指背放在口外下颌骨外侧部。这种方法最常用于右上颌后牙区的治疗;②掌心向下法,将数手指掌侧面同时放置在口外下颌骨外侧部。常用于左上颌后牙区的治疗

增强辅助支点就是用非工作手的示指或拇指附加或增强工作手制动的作用。增强辅助支点常常与对颌支点和口外支点联合应用。由于对颌支点或口外支点的位置离力点位置太远,所以,常用增强辅助支点来加强其控制能力和增强压力。用增强辅助支点时,必须取得直接视野,因为非工作手无法使用口镜。常用的增强辅助支点有示指增强支点、拇指增强支点、示指附加支点和中指附加支点。

支点技术是一切口腔内操作者都应掌握的专门技术,在牙周专业尤其重要。在牙周病诊治中,基础治疗对支点的要求比其他治疗要求都高,以到达最有效清除牙石的目的。

(二)龈上洁治术的适应证及洁治器械

龈上洁治术是指用洁治器械去除龈上牙石、菌斑和色渍,并磨光牙面,以延迟菌斑和牙石再沉积。牙菌斑和牙石是牙周病最主要的局部刺激因素,洁治术是去除龈上菌斑和牙石的最有效方法,消除局部刺激,使牙龈炎症完全消退或明显减轻;即使对于牙周炎,也只有经过洁治术后才能进入下一步的序列治疗。因此,洁治术是否彻底完善,直接影响龈炎的治疗效果或下一步的牙周治疗,在牙周病治疗后的维护期中,洁治术也是主要的复治内容。因此,可以说,洁治术技巧是口腔医师的基本功。

龈上牙石常延伸到龈沟或牙周袋内而与浅的龈下牙石相连,因此在洁治时应同时去除龈沟内的牙石;对深层的龈下牙石,通常待龈炎减轻,出血减少时,再做龈下刮治。

1.适应证

(1)牙龈炎、牙周炎:洁治术是所有牙周治疗的第一步。通过洁治术,绝大多数的慢性龈缘炎可以治愈,而牙周炎是在洁治术的基础上再做龈下刮治术及其他治疗的,因而洁治术是各型牙周病最基本的治疗方法。

(2)预防性治疗:大量研究已表明,对于已接受过牙周治疗的患者,在维护期内除了进行持之以恒的自我菌斑控制外,定期(一般为6个月至1年)做洁治除去新生的菌斑、牙石,是维持牙周健康、预防龈炎和牙周炎发生或复发的重要措施。

(3)口腔内其他治疗前的准备:如修复缺失牙,在取印模前先做洁治术,以除去基牙及余牙的龈上牙石,使印模更准确,义齿更为合适。口腔内一些手术如肿瘤切除、颌骨切除术等,在术前均需要先做洁治术,以保证手术区周围的清洁,消除感染隐患。正畸治疗前和期间也应做洁治术,消除原有的牙龈炎,并预防正畸过程中发生龈炎。

2.手用器械洁治

手用洁治器需依靠手腕的力量来刮除牙石,虽然比较费力且费时,但手用洁治是基本的方法,是牙周专业医师的基本功。

(1)洁治器:常规应用的洁治器械有以下几种类型,其基本结构均相同,可分为3部分,即工作端、颈部和柄部。

①镰形刮治器:工作端的外形如镰刀,刀口的横断面为等腰三角形,使用的有效刀刃是镰刀前端的两侧刃口。本器械适宜刮除牙各个面的菌斑及牙石,较细的尖端亦可伸进牙周袋内,刮除浅在的龈下牙石。

前牙镰形器的工作头呈直角形或大弯形,其工作端与柄成直线,大弯形的镰形器还可用于唇、舌面大块牙石的刮除。后牙镰形器在颈部呈现2个角度,左、右成对,其方向相反,主要适用于后牙邻面牙石的刮除(图5-1)。

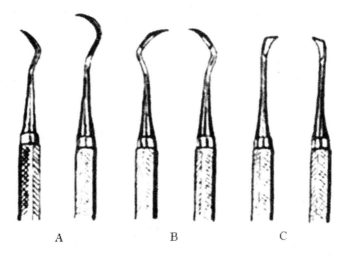

图 5-1　洁治器

A.用于前牙的镰形洁治器;B.用于后牙的镰形洁治器;C.锄形洁治器。锄形洁治器、后牙镰形洁治器在颈部呈现两个角度,左、右成对,方向相反,主要适用于后牙邻面牙石的刮除

②锄形刮治器:工作头外形如锄,左、右成对,刃口一端呈锐角,使用时锐角置于牙石侧的龈沟内,刮除龈上牙石及浅层龈下牙石,主要用整个刃口刮除光滑面上的色素、菌斑和牙石。

③磨光器:洁治后牙面并不光滑,常有刻痕并遗留色素和细小的牙石,必须用磨光器将牙面打磨光滑,常用的磨光器及方法见超声洁治法。磨光后的牙面光滑而洁净,可延迟菌斑的再附着。

(2)基本方法:只有放稳支点和正确的握持器械,才能在洁治用力的过程中始终保持力的稳定,不至于突然滑脱而损伤牙龈或口腔黏膜,同时在支点放稳后才能自如地应用手腕的力量将牙石刮除。握持器械的方法为改良执笔法,详细见本章器械握持技术一节。

3.超声波洁牙机洁治术和刮治术

(1)主要构造及原理:超声波洁牙机有超声发生器(即主机)和换能器(即手柄)两部分组成,发生器发出振荡,并将功率放大,然后将高频电能转换成超声振动,每秒达 2.5 万～3 万次或以上,通过换能器上工作头的高频振荡而除去牙石(图 5-2)。根据换能器的不同,超声波洁牙机大致分为 2 类:一类是磁伸缩式,其用金属镍等强磁性材料薄片叠成,通过镍片在电磁场中产生涡旋电流,使镍片产生形变,从而带动工作尖产生 18000～45000Hz 的振动,工作尖运动轨迹是椭圆形的;另一类是压电陶瓷式,它将压电陶瓷两端涂上电极,当两极间加上适当的电信号时,陶瓷的厚度依据电场强度和频率发生相应的变化,从而带动工作尖产生 25000～50000Hz 的振动,工作尖运动轨迹是线性的。超声波洁牙机的工作头有各种形状,如扁平形、尖圆形或细线形的等,根据牙石的部位和大小而选择更换。

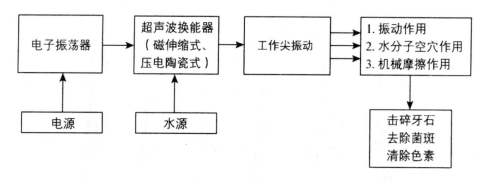

图 5-2 超声波洁治的工作原理

工作头在超声振荡的同时喷水,由外接水管或内置水管喷水,启动后水呈雾状喷向工作头及牙面,一方面冷却工作头,另一重要方面是形成空穴作用,即在喷雾的水滴内有细微的真空泡迅速塌陷而产生能量,对牙石、菌斑等产生冲刷作用,并将震碎的牙石和血污冲走。有的洁牙机上可加装带药的冲洗装置,在渗入牙周袋内除石时,工作尖可喷出抗菌药物,可根据病情的需要选择用药。

(2)超声洁治技术要领:①在多数情况下,应选择低功率。若牙石坚硬则可用中等强度的功率,高的功率没有必要使用,研究表明高功率并不比中等功率更有效,而且存在增加根面损伤的风险。②调整工作尖直至水雾出现或伴有水滴为止。③握持手柄的姿势保持轻松。④采用口内或口外支点。⑤将工作尖对着结合上皮,尖长轴与牙面呈 0°～15°,尖与牙石最冠方接触。⑥使用器械时应该用轻的压力,中等程度压力会降低工作尖的效率。⑦保持工作尖一直不停、轻压、重叠式运动,并要涵盖整个牙面。

无论是手工洁治或超声洁治术后,都需要对牙面(根面)进行细致的抛光。

目前常用的有橡皮杯抛光和喷砂抛光两种技术。前者是用低速弯机头插上橡皮杯蘸磨光膏(有碳酸氢盐、二氧化硅、碳酸钙、甘油、精氨酸等不同成分差异)低速旋转磨光牙面,也可稍施加压力,使橡皮杯的薄边缘伸入龈缘下和牙邻面,使牙面光洁无刻痕、菌斑和牙石就不易再堆积。后者是使用喷砂机或装有喷砂装置的洁牙机通过特制手柄将混合高压水和气的抛光砂(碳酸氢盐和石英砂)喷向牙面实施抛光,该技术适用于烟斑、色渍多的牙,尤其是邻面间隙色素不易去除的牙、釉质发育不全和釉质表面不光滑的牙。喷砂抛光可以高速快捷地去除色素,使牙面光洁,但应注意的是,对有呼吸系统、血液系统、高血压、电解质平衡紊乱等疾病的患者,不宜使用喷砂抛光。进行抛光操作时需注意橡皮杯放置的边缘位置、喷砂嘴的方向和位置,以避免对牙龈的损伤和减少患者不适。

(3)超声龈下刮治

①传统超声系统治疗基本方法。选择细而长的工作头,以便于深入牙周袋内

（特别是根分叉区和根面的凹陷区）进行工作，减少对软组织的损伤。治疗前应先探明牙周袋深度和形态，根分叉深度或根面的凹陷等情况及牙石的量和部位等。工作头要与根面平行，工作功率不宜过大，建议使用中低档功率，动作要轻巧，侧向加压力较小，用力太大反而会降低效率，并易造成根面不适。刮治动作是垂直向的有重叠的迂回动作，应从冠方向根方逐渐移动。工作头的尖端不宜在一处停留时间太长，并且要给予持续的喷水冷却，水流的速率至少 $20\sim30mL/min$，以免产热过多。操作过程中应随时用探针检查根面是否已刮净。超声刮治后一般还要用手持器械进行根面平整术，最后用3％过氧化氢溶液深入牙周袋内冲洗，以将残余的牙石碎片和肉芽组织彻底清除。

②Vector牙周治疗仪。Vector牙周治疗仪与传统超声系统的主要区别是其手柄内含有一由超声马达驱动的环形谐振器。该环形谐振器位于手柄前部，可产生继发的垂直线性运动，从而起到正确的校准作用：偏离手柄长轴90°的耦合器通过谐振环产生一种被动的上下移动，避免了治疗过程中工作尖对牙根表面的垂直向振动。工作尖振动方式的改变，使Vector系统在治疗过程中产热大量减少，不需要使用大量冲洗液。Vector系统使用的冲洗液有含羟磷灰石颗粒的抛光液及含碳化硅颗粒的研磨液。这些液体在工作尖不与牙面直接接触的情况下，可将超声能量传递至牙根表面，并通过空穴效应及微流效应，有效去除龈下菌斑及牙石，改善龈下微环境。

三、龈下刮治及根面平整术

龈下刮治术是用比较精细的龈下刮治器刮除位于牙周袋根面上的牙石和菌斑。研究已证明龈下牙石的一部分可能嵌入表层牙骨质内，加之牙周袋内菌斑产生的内毒素可为牙骨质表层所吸收。因此，在做龈下刮治时，必须同时刮除牙根表面感染的病变牙骨质，并使部分嵌入牙骨质内的牙石和毒素也能得以清除，使刮治后根面光滑而平整，称之为根面平整术。龈下刮治和根面平整术虽从概念上有所差异，是2个步骤，但在临床上很难区分，实际是同时进行的。龈下刮治术着重在于去除袋内细菌、消除牙龈炎症，控制附着丧失的进展；根面平整着重在于用器具去除软化的牙骨质，使之变硬、变光滑。目前有研究表明，细菌内毒素在牙骨质的附着比较表浅和松散，较容易被刮除，因此，更多地强调清创的概念，即避免过多的刮除牙骨质，使牙本质小管暴露于牙周袋中，不但造成刮治术后的根敏感，还扩大了牙髓与牙周袋之间的通道，增加了相互感染的概率；另外，也可能降低了牙周组织再生的组织来源。在做根面平整时，要充分考虑到上述情况，以求达到最佳的临床效果。

（一）龈下刮治（根面平整）器械

1.匙形刮治器

匙形刮治器是龈下刮治的主要工具，其工作端薄而窄，前端为圆形。工作端略呈弧形，其两个侧边均为刃口，可紧贴根面，工作端的横断面呈半圆形或新月形，操作时只有靠近前端的 1/3 与根面贴紧。用于前后牙的匙形器外形一致，只是在器械的颈部形成不同角度，以利不同牙位的工作，通常成对。此类刮治器统称为通用性刮治器，这是与区域专用型刮治器（以设计者命名的 Gracey 刮治器）的不同之处。

2.Gracey 刮治器

目前，国际上普遍使用的 Gracey 刮治器是针对不同牙、牙面的形状而设计的，它虽然也为匙形，但其外形结构及角度均不同于上述常规的通用型刮治器。

Gracey 刮治器共有 9 支，编号为 118，均为双头、成对；Gracey♯1/2、♯3/4 适用于前牙；Gracey♯5/6 适用于前牙及尖牙；Gracey♯7/8、♯9/10 适用于磨牙及前磨牙的颊舌面；Gracey♯11/12 适用于磨牙和前磨牙的近中面；Gracey♯13/14 适用于磨牙和前磨牙的远中面；Gracey♯15/16 适用于后牙的近中面；Gracey♯17/18 适用于后牙的远中面

一般常用 4 支，即♯5/6 或♯1/2、♯7/8、♯11/12、♯13/14，基本可满足全口各区域的需要。此外，15/16 颈部同 13/14，但工作刃位置对应后牙的近中，17/18 着重于角度的改善，对应于后牙的远中。目前又有 Gracey 刮治器新的改进型，如 Rigid 型较标准型的颈粗壮、韧性差些、适用于牙石多的患牙；After Five 型和 Mini Five 型均是颈部加长 3mm、工作刃减薄 10%，适用于>5mm 的深牙周袋，Mini Five 工作端的喙部改短为标准型的 1/2，适用于窄深袋和根分叉区；如今双侧工作刃的 Gracey 刮治器也已有生成，这些人性化的设计均是为了能更方便有效地进行刮治。

（二）操作要点

（1）龈下刮治是在牙周袋内操作，肉眼不能直视，故术前应先探明牙周袋的形态和深度、龈下牙石的量和部位，查明情况后方能刮治。应选用锐利的龈下刮治器，以提高效率。

（2）同洁治术一样，以改良执笔式手持器械，稳妥的支点，刮的动作幅度要小，避免滑脱或损伤软组织。每刮一下应与前一下有所重叠，以免遗漏牙石。

（3）用匙形器刮治时，首先要根据治疗牙位选用适当的刮匙。若用 Gracey 刮治器，应认清工作刃，长而凸的外侧切刃缘是工作刃缘，匙形器放入牙周袋时应使工作端的平面与牙根面平行，到达袋底后，与根面间逐渐成 45°，以探查根面牙石，探到牙石根方后，随即与牙面形成约 80° 进行刮治。在使用过程中只需将工作端露

在牙周袋外面的部分与牙长轴平行,则其刃缘即与牙根面呈 80°左右的角度,使刮治技术能较为顺利进行。操作完成后,仍回到与根面平行的位置,取出器械。

(4)为避免遗漏所需刮治的牙位,应分区段按牙位逐个刮治,牙石量多或易出血者,可分次进行。通常根据疾病的严重程度和操作者的熟练程度来确定每次做刮治的牙数,对于龈下牙石不多的轻度牙周炎患者,可一次完成半口或全口刮治;对于中重度牙周炎患者,尤其是从未做过牙周治疗的患者,则需分次分象限完成全口刮治。

(5)在刮除深牙周袋中的龈下牙石时,应同时将牙周袋内壁的部分肉芽组织刮除。在深袋内操作可能引起不同程度的疼痛,因而深袋刮治应在局部麻醉下进行,以达到彻底治疗的目的。注意将刮匙首先平行置于袋底,再转向、加力;始终从根方向冠方运动,最后必须用牙周探针仔细探查有否刮净,根面是否平整、光滑、坚硬。

(6)刮治后应冲洗牙周袋,检查有无碎片遗留、肉芽组织等,完毕后可轻压袋壁使之贴附牙根面,而有利于止血和组织再生修复。

(三)基础治疗的效果与组织愈合

1.基础治疗效果评估内容

基础治疗效果的评估内容包括:患者自身保健措施、自我口腔卫生状况改善效果复查、临床牙周专科指数详细检查(龈炎消退、牙周袋减少、附着水平增加、松动度减少等程度)。单纯性龈炎患者,经过基础治疗后,炎症消退,牙龈组织可完全恢复健康。轻度牙周炎患者,经过基础治疗后,牙周袋可变浅或消失,牙周组织也可恢复健康。对于中重度牙周炎,经基础治疗后,炎症虽可基本消退,牙周袋变浅,但一般还需做进一步的治疗。

2.龈上菌斑控制效果

严格的口腔卫生措施是消除牙龈炎症、防止牙周疾病进一步发展的基本条件。有报道表明,经过龈下刮治后,如果不能坚持控制龈上菌斑,则短期内虽能使探诊深度减少 1～1.5mm,但 2 个月后龈下菌斑和临床探诊深度又回复到刮治前的水平,疗效短暂。若能在龈下刮治后坚持自我菌斑控制,并定期洁治,则牙龈既无炎症,也不发生新的附着丧失,效果能长期巩固。

3.洁治术效果

慢性龈缘炎患者在经彻底的洁治术后,牙龈炎症逐渐消退,约在 1 周后牙龈恢复正常的色、形、质,龈沟变浅。在洁治过程中,沟内上皮和结合上皮可能有机械性损伤,但一般在数天内能迅速修复、再生。组织的愈合程度取决于牙石、菌斑是否彻底除净及患者自我控制菌斑的措施是否得力。

牙周炎患者经过洁治术后,牙龈的炎症可以部分减轻,龈缘的退缩使牙周袋略变浅,根面的部分龈下牙石将会暴露,有利于进一步刮治,且出血也会减少,但彻底的愈合则有待于龈下刮治和手术等治疗后。

4.刮治和根面平整术的组织愈合和效果

龈下刮治术和根面平整术虽然主要是对根面的治疗,但实际上对牙周袋内壁上皮、结合上皮和结缔组织也部分刮除。术后 2h 可见结合上皮撕裂袋内有血块,袋壁表面有大量中性粒细胞,袋壁血管扩张充血。术后 2 天袋内壁已开始有上皮自龈缘爬向袋壁并部分覆盖,4～5 天新结合上皮在根方开始形成。

在临床上,多数病例在刮治术后 1 周便可见到明显的效果。牙龈炎症消退,探诊出血减少或消失,2～4 周牙龈组织致密,牙周袋变浅,附着增加,而且深牙周袋变浅的效果尤为显著。近来的研究表明,评价根面平整的效果主要看其临床指标的改善,而不过分强调根面的完全光滑坚硬。

刮治术对于消除局部龈下菌斑、减轻炎症反应、改善牙龈外观、减少牙周袋深度、增加附着等均有肯定的疗效。但应注意的是,不同深度的牙周袋治疗后探诊深度变化不一,一般治疗前牙周袋越深治疗后改善越明显;而对于 3mm 内的浅牙周袋进行刮治甚至会损伤牙周组织引起临床附着部分丧失。因此,在临床实践中应先做牙周检查,特别注意根据病情选择合适的治疗方法、治疗内容和治疗时机。

四、咬合调整

咬合调整是指通过多种手段达到建立平衡的功能性咬合关系,有利于牙周组织的修复和健康。咬合调整的方法有多种,如磨改牙齿的外形(选磨法)、牙体牙列的修复、正畸矫治、正颌外科手术调整等。本节主要介绍选磨法。

选磨法咬合调整也称牙冠成形术,是对牙齿外形选择性施行的重塑形过程。通过咬合调整可以完全或部分消除引起牙周病变的病因,改善牙周组织的修复愈合环境,促进牙周组织的恢复重建。

(一)咬合调整的目的和意义

咬合调整的主要目的在于通过改善牙体外形和对𬌗状态,建立平衡稳定的、无创伤的咬合关系。它可以提高咀嚼系统的效能、对口-颌系统形成功能刺激,由此维护牙周组织行使生理功能,促进牙周组织的正常更新与修复。

对牙周组织而言,适当的功能刺激有利于维护其健康、保持其修复能力。正常情况下,多向咬合动作对牙面有自洁作用,可减少菌斑堆积。某些牙尖关系失调可能导致𬌗道受限,造成部分牙齿咀嚼刺激的不均匀,从而形成咬合面的不均匀磨耗、食物嵌塞和菌斑堆积。咬合调整可以使𬌗道多元化,改善牙体、牙列的功能关系,提高咀嚼效能,使牙齿及其支持组织接受均匀的功能刺激,确保咬合面得到均匀的生理磨耗。

咬合创伤、食物嵌塞等是牙周病发病的局部促进因素,对牙周炎的破坏进程有加速作用,对牙周组织的修复也有负面影响。所以,牙周炎的治疗应尽可能消除造成创伤性殆和食物嵌塞的原因,促进牙周组织修复。当然,并非所有的殆紊乱者均需咬合调整。只有因殆干扰或早接触而引起了咬合创伤的病理改变者,才需要进行咬合调整,纠正殆关系。

必须强调的是选磨法咬合调整对牙体硬组织具有不可逆的损伤,其治疗和损伤之间差别细微,须审慎对待。尽量做到少量多次调整,边调整边检查。

(二)咬合调整的要点和注意事项

1.时机

由于在经过完善的龈上洁治、龈下刮治后,绝大部分患牙牙周组织的炎症都能得到有效控制,故通常将咬合调整的时间放在牙周组织炎症得到有效控制后、牙周手术以前。

2.准确定位

磨改前一定要对早接触点准确定位。对于涉及范围较广、对咬合关系和牙体外形影响重大的咬合调整行为,应该事先在精确的诊断性模型上进行试验性调殆,在患者知情同意后方可实施咬合调整。

3.准备工作

咬合调整前应先教会患者做各种咬合运动(正中合、侧方合和前伸合运动),然后通过视诊、扣诊、咬合纸、蜡片、牙线等检查方法,确定具体进行咬合调整的部位。

4.注意事项

由于选磨法会造成牙体外形不可逆的改变,所以牙体磨改前要反复做正中殆与非正中殆的检查,确定造成早接触、殆干扰或食物嵌塞等的原因,在兼顾正中殆与非正中殆关系的前提下进行磨改。

殆间早接触是造成咬合创伤最常见的原因,消除早接触点以选磨法为主。由于侧向力对牙周组织的损伤大,磨改中应注意使侧向力转为垂直力,并消除过大的殆力。

功能性牙尖是保持垂直距离、维持正常咬合功能的关键,对其进行磨改一定要慎重。对于维持垂直距离的咬合支持点应予保留,这样才能保持正中殆时稳定的咬合关系。

调殆应选择大小、形状合适的磨改工具如金刚砂轮、尖等进行。磨改过程中要注意冷却散热以免产热刺激牙髓。磨改应间断进行,在磨改过程中随时检查,防止因过度磨改出现新的早接触点或殆不平衡。磨改后观察数天并复查,以确定是否需要再次选磨。

对松动牙齿进行磨改时,可以左手手指固定松牙以减少磨改产生的不适与创伤。急性炎症使牙体松动、伸长,最好待急性炎症消退后再行磨改。

长时间、多牙位的选磨可造成患者咀嚼肌的疲劳,影响咬合运动的正确性,妨碍对早接触、𬌗干扰点的准确判断,磨改过程可分次完成。磨改过程出现牙齿敏感症状,则应对敏感部位进行脱敏处理。

选磨过程中应尽可能恢复牙齿的球面外观,减少或避免牙齿形成扁平外形,减少形成牙间接触面的可能,尽量恢复牙齿的球面外形,由此避免食物嵌塞和咬合创伤,提高咀嚼效率。

磨改结束后,可对牙面进行抛光,以免遗留粗糙牙面积聚牙菌斑或使患者产生不适感。

(三)创伤性𬌗的咬合调整

上下颌牙齿间的早接触、𬌗干扰常使之不能均匀接触,造成个别牙因承受过度垂直力或侧向力而造成损伤。

牙周组织适应能力很强(这种适应能力因人而异),某些情况下即使有早接触、𬌗干扰等情况也并无不适感,并不出现𬌗创伤的症状,此时不建议作预防性调𬌗。只有因𬌗干扰、早接触等造成咬合创伤,出现病理后果的情况,才需要进行调𬌗治疗。

1.早接触点的选磨原则

如正中𬌗协调,而非正中𬌗不协调,说明患牙牙尖沿相应斜面滑行时比其他牙齿先与相对牙接触,但当回复到正中𬌗时,尖窝关系以及与其他牙齿的关系是协调的。此时应保持其正中𬌗的正常咬合,只处理非正中𬌗的不协调。磨改只限于与该牙尖相对应的斜面。在前牙,应磨改上颌牙舌侧面中处于正中𬌗接触区以下的斜面;在磨牙,应磨改上颌磨牙颊尖的舌斜面和下颌磨牙舌尖的颊斜面。

若正中𬌗有早接触,而非正中𬌗时协调,说明仅有个别牙尖与舌窝或𬌗窝在正中𬌗时比其他牙齿先接触,但当牙尖沿斜面滑行时,咬合协调无早接触。此时应磨改其相对应的舌窝或𬌗窝的早接触区而不应磨改牙尖。在前牙应磨改上颌牙的舌窝,后牙应磨改与牙尖相对应的𬌗窝。

如正中𬌗和非正中𬌗都存在不协调时,说明功能性牙尖或切缘与对颌牙的窝和斜面均有早接触,此时应磨改出现早接触的牙尖或下颌前牙的切缘。磨改检查后再进一步调整。

2.𬌗干扰牙的选磨原则

前伸𬌗时,前牙应保持多个牙接触而后牙一般不应有接触。如前伸𬌗时后牙有接触,应对有接触的后牙进行磨改,消除上颌磨牙舌尖的远中斜面和下颌磨牙颊尖的近中斜面上的𬌗干扰点。

侧向𬌗时工作侧有多个牙接触,非工作侧一般不应有接触。如侧向𬌗时非工作侧有接触,则可对非工作侧有接触的牙进行适当磨改,消除上牙舌尖颊斜面和下牙颊尖舌斜面上的殆干扰点。

由于殆干扰的选磨部位均位于磨牙的功能性牙尖上,故磨改时应十分小心,避免降低牙尖高度和影响正中殆。

3.不均匀或过度磨损牙的选磨

磨牙不均匀磨损可在其非功能尖如上颌后牙的颊尖和下颌后牙舌尖上形成高尖陡坡,这些高陡的牙尖在咬合运动中易产生过大的侧向力,导致咬合创伤。而磨牙的重度磨损可使殆面成为平台状,不但失去了原有的生理性尖窝形态,也使殆面的颊舌径增宽,咬合运动时会产生过大咬合力或扭力,造成咬合创伤。

对不均匀或过度磨损的牙齿进行磨改时,应降低其高陡牙尖的高度,缩减殆面的颊舌径,尽量恢复殆面的牙尖、颊(舌)窝沟的生理外形,使之保持正常的咬合功能。在所有选磨工作中,均应注意恢复牙齿的球面外形,减少扁平外形出现,同时应注意勿随意降低牙尖的高度。

(四)食物嵌塞的殆治疗

造成食物嵌塞的原因很多,咬合调整适于垂直型食物嵌塞的治疗,对水平型食物嵌塞则无效。主要适用于有殆面过度磨损、边缘嵴或溢出沟磨平、外展隙变窄或有充填式牙尖存在且邻面接触关系基本正常的情况。

殆面过度磨损可使边缘嵴变平、消失或斜向邻面,甚至出现相邻两牙边缘嵴高度不均,由此造成食物嵌塞。后牙殆面严重磨损时,原有食物溢出沟消失,食物易嵌入邻间隙中。磨牙的不均匀磨损常形成高陡锐利的充填式牙尖,食物咀嚼运动过程中易受挤压而嵌入对颌牙的牙间隙。上颌最后磨牙的远中尖有异常分力(即形成悬吊牙尖)时,磨牙易向远中移动而造成食物嵌塞。邻面的过度磨损而使接触区变宽,颊舌侧外展隙则随之变窄,食物易被塞入邻面。

对垂直型食物嵌塞,可通过重建或调整边缘嵴高度、重建食物溢出沟、消除悬吊牙尖、恢复牙尖生理形态及加大外展隙等方法解决。

1.重建或调整边缘嵴

通过磨改使边缘嵴斜向殆面形成殆面内聚,使相邻两牙的边缘嵴高度尽可能保持一致。

2.重建食物溢出沟

在边缘嵴和殆面磨出发育沟形态,建立食物的溢出通道。

3.恢复牙尖的生理形态

磨牙的不均匀磨损常使非功能尖形成高陡锐利的牙尖,如上颌磨牙的颊尖和下颌磨牙的舌尖。对此类牙尖应予以磨改降低,使之尽可能恢复正常生理外形,以消除作为充填牙尖的条件。对于磨牙远中的悬吊牙尖,应将远中尖磨低,消除分力,避免咬合运动中游离端牙向远中移动而造成食物嵌塞。

4.加大外展隙

采用刀状砂轮将邻面和轴面角磨改以加大外展隙、缩小过宽的邻面接触区,利于食物的溢出。

在过度磨损情况下磨改牙齿,容易因牙本质暴露而出现敏感情况。磨改动作应十分轻巧,对高度敏感的患牙可间断或分次进行磨改,必要时须进行脱敏处理。咬合调整对食物嵌塞矫治是否有效需经进餐验证,应预约患者复查并根据检查结果决定继续磨改或补充其他处理的必要性。

咬合调整对创伤或食物嵌塞的治疗作用均有一定的限制,不应强求以咬合调整解决所有的创伤和食物嵌塞。临床上还可通过修复缺失牙、正畸矫治、松动牙固定、充填体或冠的修复甚至拔牙等其他治疗手段如对牙周病变中的咬合问题加以解决。

五、牙周病的药物治疗

(一)牙周病药物治疗的目的和原则

目前公认,牙周病是一种多因素的慢性感染性疾病。牙周病的病因和病理机制十分复杂。但可以肯定的是,堆积于龈缘周围的细菌菌斑及其代谢产物是牙周病发病的始动因子。研究表明,单纯使用抗菌药物并不能取得理想的治疗效果。但是,在对牙周病病因及发生、发展规律的深入了解基础上,在牙周基础治疗、手术治疗同时配合运用药物,可以帮助清除致病因子或阻断牙周病的病理过程,以达到治疗牙周病的目的。

1.牙周病药物治疗的种类及目的

(1)针对病原微生物的药物治疗:菌斑微生物及其产物是牙周病发病的始动因子,清除牙菌斑、防止或迟滞其在牙面的再形成是治疗牙周病、防止其复发的核心手段。机械性清除牙菌斑仍是迄今为止治疗和预防牙周病最行之有效、应用最广泛的方法。但在某些情况下,借助化学药物控制牙周组织感染,作为基础治疗、手术治疗的辅助措施,仍有极为重要的意义。

①存在一些器械难以达到的部位。中重度牙周炎患者多有深在的牙周袋、深而窄的骨下袋以及根分叉感染等病变,常规的菌斑清除工具在非手术条件下很难到达牙周袋底、分叉穹隆等深在的感染部位,应用药物控制残留的细菌、菌斑进而遏制牙周炎症和牙槽骨吸收可以起到重要的辅助作用。

②微生物可以侵入牙周组织。由于牙周炎症过程中,牙周袋壁上皮和牙龈结合上皮经常有糜烂和溃疡,细菌可直接侵入牙周组织。洁治、刮治和根面平整等基础治疗方法多难以彻底清除组织内的入侵细菌。药物治疗有助于消除组织内的细

菌进而控制牙周炎症。

③口腔内其他部位的微生物。口腔内存在大量的共生细菌,是牙周菌斑细菌的来源和贮池。即使在牙周治疗过程中,牙周环境的绝大部分细菌被清除,但存在于舌苔、扁桃体、颊黏膜和龋洞内部,甚至义齿孔隙内的细菌将极易重新定植于牙周袋内,导致疾病的复发。应用化学药物辅助菌斑控制可能防止和延缓炎症的复发。研究表明,在洁治、刮治等治疗后,对某些牙周疾病的易感个体辅以牙周袋内用药,有利于疗效巩固,防止牙周炎症复发。

④牙周组织的急性感染。发生多发性龈脓肿、牙周脓肿和急性坏死溃疡性牙周病等急性感染时,应根据病情给予局部或全身的抗菌药物治疗,借以控制炎症范围、防止全身感染,为后续的常规治疗创造条件。

⑤某些全身疾病患者的治疗。一些全身疾病如糖尿病、风湿性心脏病等患者并非牙周治疗的绝对禁忌。但在长时间的牙周检查、洁治和刮治过程中,可能因一过性菌血症而发生全身感染或其他并发症。对此类患者,在术前、术中或术后使用抗菌药物,可预防或控制感染,避免全身并发症的发生。

⑥术后口腔护理。在口腔手术等造成患者暂时不能、不利口腔卫生措施的情况下,使用含漱类型的化学药物等,可预防或减少菌斑形成,有利于组织愈合。

虽然,牙周治疗过程中使用化学制剂或抗菌药物,能在一定时间内减少或预防菌斑的形成,从而达到控制牙周组织炎症的目的。然而,随着对耐药菌株的产生及危害认识的深入,牙周治疗中抗菌药物使用已逐渐趋于理性。由于牙菌斑的形成是个持续的过程,化学药物控制菌斑只能作为机械性清除菌斑的辅助,或在某些特定条件下使用,而不宜长期依赖药物来控制牙周菌斑。

(2)调节宿主防御功能的药物治疗:牙周病是在细菌侵袭和宿主防御之间的平衡被打破时发生的疾病,宿主的免疫和防御反应在病变发生、发展过程中有重要作用。随着对牙周病免疫学本质的深入认识,通过药物调节宿主的防御功能、阻断疾病的发展,已成为牙周病药物治疗的又一重要探索方向。研究表明,金属基质蛋白酶的形成、花生四烯酸的代谢等与牙槽骨吸收存在密切联系,在这方面研究药物对宿主防御产生的作用,也可能影响牙周疾病进程。另外,祖国医学在这方面也有一些探索,其目的是通过中医药的使用,调节机体抵抗力,纠正细菌和宿主之间的不平衡状态。

2.牙周病药物治疗的原则

牙周基础治疗和手术治疗是牙周治疗的基本治疗方法和核心手段,药物治疗只是作为前两种治疗方法的辅助手段。长期以来,牙周病治疗中普遍存在滥用抗生素和药效不佳的情况。一般而言,牙周病的药物治疗应该遵循如下原则:

(1)循证医学原则:这一原则认为,临床医生对患者的一切治疗都应该基于患者所患疾病的具体表现。一般情况下,菌斑性牙龈炎和轻、中度牙周炎的治疗并不需要使用抗菌药物,彻底的牙周洁治、刮治和切实有效的菌斑控制方法即能治愈牙龈炎或控制牙周炎症。抗生素的全身使用可以考虑用于侵袭性牙周炎的患者和重度牙周炎患者特别是对常规牙周治疗反应不佳者。

(2)牙周药物治疗前应清除菌斑、牙石:牙周药物治疗前应首先进行龈上洁治、龈下刮治,清除牙龈和牙体组织周围的菌斑和牙石,尽量破坏菌斑生物膜的结构,以便药物能直接作用于残留细菌,达到辅助治疗目的。牙周药物治疗只能作为基础治疗的辅助手段。

(3)牙周药物治疗前的细菌学检测:牙周药物治疗前,应尽量做细菌学检查及药敏试验,尽量选择抗菌谱较窄的药物,防止或减少其对口腔微生态环境造成的干扰及菌群失调。用药后也应做细菌学复查,观察细菌的变化用以指导临床用药。但是,这种检测既昂贵又存在技术困难。所以,临床医师往往凭借经验和临床指征进行药物选择。

(4)用药时机:一些间接的证据表明,全身性抗生素使用的最佳时机为洁治、刮治完成后即刻使用。而且,用药的时间不宜超过7天。

(5)尽量采用局部给药途径:从公共卫生安全出发,应尽可能严格限制全身性抗生素的使用。尽量采用局部给药途径。

(二)牙周治疗中的全身药物

牙周治疗过程中可作全身应用的药物主要有抗生素、非甾体类消炎药和中药,这些药物的给药途径以口服为主。

1.全身使用抗生素的利弊

(1)优点:全身使用抗生素常作为机械性菌斑控制的辅助手段,其作用可直达深在的牙周袋袋底及根分叉区等治疗器械难以到达的区域,最大程度地清除这些部位的细菌;抗生素也可深入牙龈、结合上皮和结缔组织内部,杀灭牙周袋壁内的微生物;抗生素还可清除口腔内舌背、扁桃体和颊黏膜等特殊组织结构中潜藏的病原微生物,防止其在牙周袋内重新定植。

(2)缺点:全身使用抗生素的途径多为口服,经胃肠吸收和血液循环后,其在牙周组织、牙周袋内的药物浓度相对较低,常难以发挥抗菌和抑菌作用;低浓度抗生素不仅难以达到杀灭细菌的目的,还容易诱发耐药菌株形成;全身大剂量、长时间地使用抗菌药物并不一定能消除牙周组织的炎症,反易引起菌群失调,造成白念珠菌等的叠加感染;另外,口服抗生素经胃肠吸收,还易产生胃肠道反应和全身过敏等不良反应。

2.全身使用抗生素的疗效及影响因素

全身使用抗生素的疗效取决于药物本身的药代动力学和局部环境因素,体外药敏试验的结果并不能完全反映体内的药物效能。影响抗菌药物疗效的因素有药物的药代动力学、药物的配伍、药物对组织的吸附、感染的类型、耐药性、菌斑生物膜等多个环节。

药代动力学对药物的疗效有决定性影响。抗生素在药代动力学上可分为三类,即浓度依赖型、时间依赖型和抗菌后效应型。

浓度依赖型药物具有首次接触效应,药效取决于药物浓度,与药物作用时间无关,常采用大剂量、间断给药的方式,以提高药效。甲硝唑类属于此类药物。时间依赖型药物的疗效与药物作用时间的长短相关,药物在保证血药浓度高于最小抑菌浓度的条件下即可有效杀菌,进一步提高血药浓度并不能增加杀菌能力。这类药物使用时应在维持有效血药浓度的前提下确保足够的作用时间,此类药物以青霉素类最为典型。抗菌后效应是指药物血药浓度降至最小抑菌浓度后的一段时间内,仍具有抑菌作用。此类药物叫抗菌后效应型抑菌剂,在使用时应延长给药的间隔时间,典型药物为四环素族药物。

药物对组织的吸附能力对药物疗效有重要作用。不同的药物对组织的吸附能力不同,四环素等药物对钙化组织有较强的吸附力,可吸附于牙齿、骨等组织,然后再向牙周袋缓慢释放,可延长药物的作用时间。

组织的感染类型对药物作用的强弱也有明显影响。牙周袋内有革兰阳性和阴性细菌、兼性和专性厌氧菌及致病菌和非致病菌等多种细菌存在,是典型的混合感染。各种细菌间存在着复杂的共生关系,非致病菌群利用结合、降解等机制可消耗、消除抗菌药物的活性,降低药物在龈沟液中的有效浓度,使牙周致病菌逃避被彻底消除的结局。如粪链球菌通过使甲硝唑失活,可保护脆弱杆菌等的生存。

耐药性是细菌对抗菌药物产生的抵抗和适应。多种牙周致病菌对常用抗生素可产生耐药性。耐药菌株的产生,可使抗菌药物的效能下降甚至完全失效。牙龈卟啉单胞菌、中间普氏菌、具核梭形杆菌等多种细菌都可产生 β-内酰胺酶而使青霉素类药物失去活性。

菌斑生物膜是细菌利用细胞外多糖-蛋白质复合物及其他一些物质将多种微生物黏附在一起形成的微生态环境。细菌凭借这一独特的生物膜结构可抵御抗菌药物的渗入,使抗菌药物在菌斑内部不能形成有效浓度,从而降低抗菌药物杀灭致病微生物的能力。

牙周病是多种细菌的混合感染,临床上经常采取两种或两种以上抗生素配伍,进行联合治疗。但联合用药时,应考虑药物之间的配伍问题,避免产生药物间的拮抗。药物使用时配伍得当,可发挥药物间的协同作用,提高疗效。杀菌剂只能杀灭处于分裂期的细菌,同期使用抑菌剂会抑制细菌分裂,减低杀菌剂的作用效果。因此杀菌和抑菌药物只能采用序列治疗方法,如先用四环素、强力霉素抑菌,再用青霉素、甲硝唑杀菌,避免药物间产生拮抗作用。

在牙周炎患者的治疗中,如能合理地全身使用抗生素,并与机械性清除菌斑相结合,可产生良好的近期疗效。临床表现为探诊出血部位明显减少,牙周探诊深度变浅。牙周袋内细菌的组成也可发生变化,牙龈卟啉单胞菌、伴放线菌嗜血菌、螺旋体、能动菌等牙周可疑病原菌的比例明显下降或消失,革兰阳性球菌比例增加,牙周袋内的微生态平衡转向健康方向。但药物治疗只是机械性菌斑清除不足部分的辅助和补充,常规牙周治疗中全身应用抗菌药物并不值得提倡。

抗菌药物的作用基本上都是短期的。合理应用药物可使病变区的牙槽骨密度和高度有所增加,降低牙周炎症的程度,牙周治疗的远期疗效主要依赖于定期复查和必要的支持治疗。

3.牙周病治疗中常用的抗生素

(1)硝基咪唑类药物

①甲硝唑:第一代硝基咪唑类衍生药物,最初用于滴虫性阴道炎的治疗,后发现对厌氧菌感染造成的坏死性溃疡性牙龈炎有效,遂逐渐应用于牙周治疗。甲硝唑能有效杀灭病变组织中存在的牙龈卟啉单胞菌、中间普氏菌、具核梭形杆菌、螺旋体及消化链球菌等,改善牙龈出血、牙周袋溢脓等牙周症状。

甲硝唑具有廉价高效、无明显毒副作用的特点,能杀灭专性厌氧菌,使用中不易产生耐药菌株或引起菌群失调。甲硝唑对兼性厌氧菌、微需氧菌无效,但可以结合使用其他抗生素如阿莫西林(青霉素羟氨苄)或螺旋霉素等,以提高疗效。如对优势菌为伴放线菌嗜血菌等微需氧菌引起的侵袭性牙周炎和常规治疗无效的病例,联合用药可改善治疗效果。

部分患者服用甲硝唑后可出现恶心、胃痛、厌食、呕吐等多种消化道反应。偶有腹泻、皮疹、口内金属味等不良反应。长期服用可能出现一过性白细胞减少、周围神经病变等。有报道大剂量使用可能有致癌、致畸倾向,故妊娠或哺乳期妇女禁用;甲硝唑在体内经肝脏代谢后大部分由肾脏排出,血液病、肾功能不全者慎用;因其可抑制乙醇代谢,服药期间应忌酒。

用法:每次口服片剂200mg,3～4次/天,一个疗程为5～7天。

②替硝唑:第二代硝基咪唑类衍生物。比甲硝唑半衰期更长、疗程更短,因而疗效也更高,但同时不良反应也更多。替硝唑的不良反应与甲硝唑相似,主要表现仍然是胃肠道不适等。另外,与抗高血压药合用时可能引起血压升高。

用法:替硝唑有片剂和胶囊剂型。片剂,每片250mg,首日口服2g,1～2次服完,以后2次/日,每次0.5g,3天为一疗程。

③奥硝唑：第三代硝基咪唑类衍生物。具有良好抗厌氧菌作用且不良反应小，疗效优于替硝唑和甲硝唑。它主要以具有细胞毒作用的原药和具有细胞毒作用的中间产物作用于细菌DNA，使其螺旋结构断裂或阻断其转录复制而导致死亡，达到抗菌目的。

用法：剂型有片剂、胶囊剂和注射剂等。片剂，每片250mg，每次500mg，2次/日，4天为一疗程。

(2)四环素族药物：四环素为广谱抗生素，对G^+菌、G^-菌及螺旋体均有抑制作用，可抑制多种牙周可疑致病菌的生长，对伴放线菌嗜血菌的抑制作用最为突出。药物口服后经血液循环在体内广泛分布，但对钙化组织的亲和力比较突出。而且，药物在牙周组织内可形成较高浓度，龈沟液的药物浓度可达血药浓度的2~10倍。

可用于牙周治疗的四环素族药物有四环素、二甲胺基四环素、强力霉素等。

①四环素：本药在治疗侵袭性牙周炎中的作用较为突出。侵袭性牙周炎的牙周袋壁内多含有侵入的伴放线菌嗜血菌，机械治疗难以完全消除。在刮治后结合应用四环素，能有效杀灭组织内的细菌。同时，研究表明四环素族药物还能抑制胶原酶及其他基质金属蛋白酶的活性，抑制结缔组织的破坏，阻断骨的吸收，从而有利于牙槽骨修复。

用法：片剂，每片250mg，每次250mg，4次/d，2周为一疗程。

②米诺环素：又名二甲胺四环素。为半合成四环素族药物。它抑菌谱广而强，其体内抑制螺旋体和能动菌的药效可长达3个月。

用法：2次/天，每次100mg，1周为一疗程。

③多西环素：又称为强力霉素。其疗效优于四环素，在胃肠道中的吸收不受钙离子或抗酸剂的影响，此优点在四环素族药物中比较突出。

用法：多西环素的用法是首日100mg，分2次服用，以后2次/日，每次50mg，1周为一疗程。若以小剂量作抗胶原酶使用则可1~2次/天，每次口服20mg，3个月为一个疗程。

四环素类药物可造成胃肠道反应，肝、肾损害等毒副作用，最为突出的不良反应是造成齿和骨骼等硬组织的着色。由于四环素类药物对钙化组织有较强亲和力，药物可随钙离子沉积于发育中的硬组织，故孕妇及6~7岁前的儿童禁用。

(3)阿莫西林：又名羟氨苄青霉素或阿莫仙。它是β-内酰胺类半合成广谱抗生素，对G^+菌及部分G^-菌有强力杀灭作用。可与甲硝唑等联合使用以增强疗效，用于治疗侵袭性牙周炎。但阿莫西林对能产生β-内酰胺酶的中间普氏菌、具核梭杆菌等无抗菌作用，需与能降解β-内酰胺酶的克拉维酸联合使用，才能发挥杀菌作用。

用法：每次口服500mg，3次/天，7天为一疗程。

羟氨卞青霉素毒副作用较少,偶有胃肠道反应、皮疹和过敏反应。对青霉素过敏者禁用。

(4)螺旋霉素:螺旋霉素为大环内酯类抗生素,对 G^+ 菌有强力抑菌作用,对 G^- 菌也有一定抑制效果。能有效地抑制黏放线菌、产黑色素类杆菌群及螺旋体等牙周优势菌。螺旋霉素进入体内后可广泛分布,但以龈沟液、唾液、牙龈和颌骨中的浓度较高,龈沟液中的药物浓度为血药浓度的 10 倍。螺旋霉素在唾液腺和骨组织中滞留的时间可达 3~4 周,释放缓慢,对牙周病治疗有利。

螺旋霉素毒副作用较小,仅偶有胃肠道不适。

用法:每次口服 200mg,4 次/天,5~7 天为一疗程。与抗厌氧菌药物有协同作用。

红霉素、罗红霉素也属大环内酯类抗生素,其作用与螺旋霉素相似,对衣原体和支原体也有一定效果。

4.调节宿主防御反应的药物

大量临床和实验研究显示牙周组织的破坏与机体防御机制间存在密切联系。尽管现有的提高机体防御能力、阻断牙周组织破坏的治疗方法在理论上并不成熟,但在针对机体免疫和炎症反应、基质金属蛋白酶形成、花生四烯酸的代谢及牙槽骨吸收几个环节的尝试上已经取得了某些进展,为从调节宿主防御反应着手,对牙周炎患者进行全身治疗积累了一定的资料。

(1)机体免疫和炎症反应的调节药物:研究表明,炎症反应过程有多种细胞因子的参与,阻断其中的某些或全部环节可有效减轻组织炎症,也抑制了牙槽骨的吸收和牙周附着丧失,对减缓疾病进展有一定作用。细胞因子 IL-1、IL-11、TNF-α、和 NO 的受体拮抗剂可能在调节机体免疫和炎症反应方面有一定的应用前景。

(2)胶原酶和基质金属蛋白酶的抑制药物:胶原酶和基质金属蛋白酶在牙周组织的破坏过程中有重要作用。四环素族药物可抑制胶原酶及基质金属蛋白酶活性,从而抑制牙周组织的酶解和骨组织的吸收。四环素族药物抑制胶原酶的作用与其抗菌作用并无关联,失去有效抗菌基团的四环素,仍具有抑制胶原酶活性的能力。四环素类药物中以多西环素的抗胶原酶活性最强,对牙周炎患者进行小剂量、长疗程的多西环素治疗有良好临床疗效。糖尿病患者的胶原酶活性增高,治疗中联合应用多西环素也有明显治疗作用。但其安全性及长效性还有待进一步的研究证实。

(3)花生四烯酸代谢的抑制药物:前列腺素可刺激牙槽骨发生吸收,是牙周炎症过程中最重要的炎症因子,在病变的进展中有重要作用。前列腺素由花生四烯酸经生物代谢形成,其中环氧化酶的催化作用是其关键环节。非甾体类抗炎药物(即消炎镇痛类药物)可阻断花生四烯酸代谢过程中的重要媒介——环氧化酶的活性,因此非甾体类抗炎药物有可能阻断花生四烯酸代谢而抑制前列腺素合成,由此阻止牙周病变时牙槽骨的吸收。

非甾体类抗炎药可能抑制环氧化酶和脂氧化酶的活性,降低花生四烯酸的代谢,通过减少前列腺素和白三烯的产生,最终抑制炎症过程,减轻牙槽骨的吸收。另外,非甾体类抗炎药还可能减弱 IL-1、TNF-α 等细胞因子对前列腺素合成的诱导作用。

临床实验表明非甾体类抗炎药物对治疗牙周炎症确有一定作用。有的研究探讨了风平、吲哚美辛、布洛芬、芬必得等多种非甾体类抗炎药物用于牙周病治疗的意义。但在实际应用时,要注意权衡这些药物的不良反应和其实际疗效。

(4)骨质疏松的预防药物:牙周炎的牙槽骨破坏可能与骨质疏松有关,预防和控制骨质疏松可能对牙周骨组织丧失起到抑制作用。研究显示,双磷酸盐等骨质疏松预防药物可抑制骨丧失、减缓与牙周炎相关的牙槽骨吸收,但其治疗牙周炎的临床疗效尚待证实。

(5)中药的全身应用:中医认为"肾主齿,肾虚齿豁,肾固齿坚"。自古以来,历代医家都有用于牙周病治疗的中药复方,这些复方则主要是补肾、滋阴、凉血、清火。众多研究显示,这些中药作为一种辅助治疗手段,有一定改善牙周炎症的作用。同时,能调节宿主免疫力、减缓牙槽骨的吸收。但是,中药辅助治疗牙周炎的有效性,其发挥作用的有效成分等都有待进一步的研究和探索。

(三)牙周病的局部药物治疗

局部用药是牙周病药物治疗的重要方面。局部用药在辅助牙周器械治疗,预防或减少菌斑的重新聚集方面有突出效果。局部药物治疗直接作用于病变部位,药物在组织内可形成较高的局部浓度,同时也可避免全身用药的诸多不良反应。但是这种治疗方式的最大劣处在于其对临床效果的改善基本都是临时性的。这种治疗不能完全消除牙周致病菌,治疗部位往往会发生细菌的再定植。

牙周局部用药的疗效取决于:药物到达病变区域的难易程度;病变部位的药物总量和浓度是否达到治疗要求;药物在病变部位的作用时间是否足够。

牙周的局部药物治疗可有多种给药途径,如含漱、冲洗、局部涂布及牙周袋内缓释、控释给药等。局部应用的药物按用药途径和剂型可分为:含漱药物、涂布药物、冲洗药物和控缓释药物。

1.含漱药物

应用含漱剂的主要目的是清除和显著减少口腔内的细菌。通过含漱剂的使用应明显减少牙面、舌背、扁桃体、颊黏膜等处的细菌总量,限制龈上菌斑的堆积和成熟,阻止致病菌在龈沟、牙周袋的重新定植,预防牙龈炎、牙周炎的复发。

由于含漱液自身的剂型和使用特点,它在口腔内停留时间短暂,进入龈沟或牙周袋的深度也不超过 1mm,理论上这些含漱液只是针对口腔表面和龈上菌群产生作用,对牙周袋内的菌群并无直接影响。常用的含漱药物有:

(1)氯己定:氯己定,为双胍类广谱抗菌剂,也称为洗必泰。对 G⁺菌、G⁻菌和真菌有较强的抗菌作用,是已知效果最确切的菌斑对抗药物。其作用机制为吸附于细菌胞质膜的渗透屏障,使细胞内容物漏出而发挥抗菌作用。低浓度有抑菌作用,高浓度则有杀菌作用。对因某些原因暂时不能行使口腔卫生措施者,采用氯己定含漱液能有效地控制菌斑。牙周手术后含漱可减少菌斑形成,有利组织愈合。

临床上,一般使用浓度为 0.12%～0.2% 的葡萄糖酸氯己定溶液。含漱后部分药物可吸附于口腔黏膜和牙面,在 8～12 小时内以活化方式逐步释放,持续发挥药物作用。

氯己定长期使用安全,不易产生耐药菌株。全身不良反应小,主要不良反应为味觉异常、牙面及舌背黏膜的着色,偶有口腔黏膜烧灼感。氯己定宜在饭后或睡前使用,牙面的着色可以洁治术清除。由于牙膏发泡剂可增加液体表面张力,不利于氯己定阳离子表面活性剂的作用,建议使用氯己定类含漱剂的时间尽量与刷牙时间错开,至少间隔 1 小时。

用法:0.2% 氯己定每日含漱 2 次,每次 10mL,含漱 1 分钟。用 0.12% 浓度的氯己定 15mL 可保持同样疗效而减少不良反应的发生。

(2)西吡氯铵:西吡氯铵(CPC),也称西吡氯烷、氯化十六烷基吡啶,是一种阳离子季铵化合物。它是一种阳离子表面活性剂,可与细菌细胞壁上带负电荷的基团作用而杀灭细菌。使用 0.05% 的西吡氯烷溶液含漱,可使菌斑的量减少 25%～35%。其抗菌作用不如氯己定强,但不良反应也小于后者。作为辅助治疗措施,可以比氯己定使用更长的时间。

2.涂布药物

牙周组织处于唾液、龈沟液等体液环境中,涂布药物的实际作用效果经常受到质疑。龈上洁治、龈下刮治和根面平整术等基础治疗过程能使牙龈炎症消退、牙周袋变浅。通常情况下,牙周治疗后并不需要涂布药物。涂布药物只有在牙龈炎症较重,牙周袋有肉芽增生或牙周急性脓肿时,出现能够暂时容留涂布药物的龈袋、牙周袋或类似组织结构的情况下,才能发挥作用。

(1)碘伏:碘伏为碘与聚醇醚复合而成的广谱消毒剂,能杀死病毒、细菌、芽孢、真菌、原虫。可用于皮肤消毒、黏膜的冲洗或手术前皮肤消毒,也可用于皮肤、黏膜细菌感染以及器械、环境消毒。是一种安全、低毒、刺激性小的消毒剂,脓肿引流后可将碘伏置于患牙牙周袋内,有较好的消炎作用。

(2)四环素:四环素在溶液条件下呈酸性,具有螯合金属离子的能力,可用于病变根面的处理。手术条件下用四环素溶液对裸露的根面进行药物处理可使根面轻度脱矿、牙本质小管开放、胶原纤维裸露,并刺激牙周膜细胞在根面迁移,从而直接促进细胞附着与生长。但这种作用取决于应用时的局部药物浓度和持续作用时间,浓度过高、使用时间过长反而抑制成纤维细胞生长。

(3)乙二胺四乙酸:乙二胺四乙酸(EDTA)是中性金属离子螯合剂。手术条件下处理病变根面,可使根面轻度脱矿、牙本质小管开放、胶原纤维裸露。由于药物本身呈中性,对周围组织的影响少,有利于潜能细胞的增殖和分化。24%乙二胺四乙酸膏体的药物作用比较典型。

3.冲洗药物

牙周病的局部冲洗治疗是以水或抗菌药液对牙龈缘或牙周袋进行冲洗,以达到清洁牙周组织、改善牙周袋局部微生态环境的目的。加压冲洗对菌斑有一定机械清洁作用,但冲洗(药)液在牙周袋等组织内的停留时间短暂,也不能形成较高药物浓度。无论是机械清除还是药物作用,由冲洗达到的牙周治疗效果是短暂的。

抗菌药液的龈上冲洗并不能去除已形成的菌斑,但可抑制或减缓菌斑的形成。洁治后进行的龈上冲洗,可清除牙间隙和较浅牙周袋中残留的牙石碎片,稀释和减少细菌及其毒素残留数量,减少菌斑重新附着和成熟的机会。

常用的牙周冲洗药物有过氧化氢、氯己定和聚维酮碘。

过氧化氢在治疗急性坏死性溃疡性龈炎、急性牙周感染时有较好的疗效。洁治、刮治和根面平整后,以 3%过氧化氢液作牙周局部冲洗,有助于清除袋内残余的牙石碎片及肉芽组织。氯己定可吸附于细菌表面,改变细胞膜的结构,破坏其渗透平衡而杀菌,0.12%~0.2%氯己定对 G^+ 菌、G^- 菌及真菌有很强的杀灭作用。但应注意处于病变活动期的牙周袋内经常存在脓血,可能影响氯己定作用的发挥。

聚维酮碘是碘与表面活性剂的结合物,对 G^+ 菌、G^- 菌、病毒、真菌、螺旋体等有杀灭作用。以 0.5%聚维酮碘用于牙周冲洗,可改善局部的牙龈炎症,使龈下微生物的组成向有益的方向转化。

4.牙周缓释及控释药物

缓(控)释药物是指能将药物的活性成分缓慢地或控制性地释放,在特定时间和作用部位内形成并维持有效药物浓度的药物制剂。

抗菌缓(控)释药物的应用正符合牙周病变中牙周袋和菌斑的结构特点,可在牙周袋内形成较高的药物浓度,作用时间延长。相对全身用药而言,它可显著减少用药剂量和给药频率,避免或减少了药物的毒副作用。

牙周缓释药物的应用也可能带来某些问题。如现有的此类药物多通过牙周袋途径给药,对已侵入袋壁组织内的伴放线菌嗜血菌、螺旋体等并无疗效,对位于舌背、扁桃体或其他口腔黏膜等部位的细菌也无作用。并且由于给药缓慢,可能导致牙周袋内形成耐药菌株。

牙周缓释抗菌药物的应用对象多为龈下刮治后仍有明显炎症特征的牙周袋、急性牙周脓肿、脓肿窦道和某些不宜全身用药的牙周炎患者。

现有牙周用途的缓释抗菌药物中比较典型的有盐酸二甲胺基四环素、甲硝唑和四环素等。

盐酸二甲胺基四环素的缓释剂型包括可吸收的 2％盐酸二甲胺基四环素软膏和不可吸收的 5％米诺环素薄片两种。盐酸二甲胺基四环素软膏为目前最常见的牙周缓释抗菌剂，药物呈膏状，贮于特制注射器内。使用时膏体通过纤细针头注入牙周袋深部，软膏遇水固化成黏性凝胶。通过在牙周袋内缓慢释放其成分，药物软膏可在较长时间内保持较高的局部药物浓度，通常注射 1 次软膏可维持有效抗菌浓度约 1 周。由于盐酸二甲胺基四环素还有抑制胶原酶活性的作用，故可用其缓释软膏在洁治和根面平整后进行牙周袋注射作为基础治疗的辅助。

25％的甲硝唑凝胶和甲硝唑药棒也是常用的牙周局部缓释药物，其载体是淀粉和羧甲基纤维素钠。对牙周脓肿和深牙周袋的治疗效果良好，但在牙周袋内有效药物浓度维持时间较短。

此外四环素药线、四环素纤维及氯己定薄片、强力霉素凝胶等也有一定应用。

目前牙周袋内控释药物的开发尚处于研制阶段，牙周局部缓释、控释制剂的广泛应用尚需时日。

六、临时牙周夹板

牙齿松动的主要原因是牙槽骨等支持组织的丧失，而炎症是造成组织破坏的主要机制，但咬合创伤在病变过程中也有重要影响。对于破坏比较明显的牙周组织，即便正常的咬合力量也会因支持组织不足而导致咬合创伤。

处理松动患牙应该首先消除炎症和创伤，多数松动牙经基础治疗后其动度可明显降低。但某些动度较大的患牙虽经牙周清创和咬合调整也很难恢复，由此可能因继发性咬合创伤而影响咀嚼功能。对符合保留和固定条件的松动患牙加以临时或永久固定，有助于这些患牙在病变后继续行使咀嚼功能，是牙周治疗的重要组成部分。牙周夹板视功能及保留时间长短不同，可分为临时性和永久性牙周夹板。临时性牙周夹板由牙周科医师完成，而永久性夹板则多为口腔修复科医师制作。

（一）牙周夹板的应用基础和原理

1.牙周组织对不同方向骀力的反应

牙周组织对不同方向骀力的反应不尽相同。牙周膜自身的纤维结构和排列方式使之更适于垂直方向的骀力，此时的咬合承受力也最强。垂直骀力有利于牙周组织健康，水平方向的骀力可损害牙周组织。旋转力或扭力则对牙周组织损害最大，可导致使牙周膜撕裂和牙槽骨吸收，引起牙齿松动。

2.夹板的生物学原理

牙周组织本身存在一定的储备,此潜力可使之在必要时承受超出其常态一倍的咬合压力。通过牙周夹板将多个松动患牙相互连接或固定于健康而稳固的邻牙之上,可使之相连形成一体即咀嚼组合体,由此松动牙可得到固定。

牙周夹板范围内,一颗牙受力时,咬合力可同时传导至组合体其他牙的牙周组织,共同负担咬合力量,从而达到分散拾力、为松动患牙减负的目的。

牙周临时夹板通过对松牙的固定,可以在特定时期缓解或消除牙周病患牙的松动,为牙周组织修复和松牙行使正常功能创造条件。

(二)松牙固定的应用原则

牙周病变经基础治疗后,患牙松动程度多有不同程度的降低。对其中具备适应和代偿功能的松牙不必固定。某些患牙虽经牙周清创和咬合调整,但剩余支持组织仍不能承受正常拾力,可因继发性拾创伤而继续松动或移位,妨碍咀嚼或咀嚼不适。

根据松动牙的功能状况、松动程度和病变进展状态可考虑进行松动牙夹板固定。通过固定,增强或改善松动患牙的功能,阻止病情加重。

松牙固定须在牙周软组织炎症受到控制、拾干扰得到消除的情况下进行。要避免对无保留价值的松牙无原则地滥用夹板。

(三)临时牙周夹板

牙周炎患牙经基础治疗后仍有明显松动和咀嚼不适等,可借助固定材料连接,形成临床夹板,以利牙周组织的修复再生。临时夹板可在牙周手术之前完成,减少术后牙齿松动造成的损伤。

临时性夹板制作简便,价格便宜,修理和拆除均比较方便。但固定材料为钢丝、玻璃纤维和树脂等,在牙体外侧增加了明显的附加物,可增加患者菌斑控制难度,同时也要求患者对牙体外形变化有必要的心理和生理适应能力。

临时牙周夹板多利用不锈钢细丝或玻璃纤维将松牙结扎、固定于健康的邻牙,再通过外覆复合树脂使松牙得以临时固定。一般可维持数周、数月或更长。当牙周组织反应良好,有骨组织修复,松动程度明显降低时,可拆除夹板或换成永久性夹板。

根据制作材料不同,可将临时夹板分为不锈钢丝复合树脂联合夹板、光敏树脂黏合夹板和玻璃纤维夹板。

1.不锈钢丝联合复合树脂夹板

通常选用直径0.25mm的不锈钢钢丝从相邻健康牙(固定基牙)的远中牙间隙穿过,然后环绕基牙和需要固定的松牙进行"8"字交叉结扎,直至另一侧固定基牙,最后拧紧钢丝末端,将所有结扎牙形成一个咀嚼组合整体。牙间隙较大时可以钢丝在间隙处多绕几圈,使钢丝占据牙间隙,从而防止松牙在结扎后发生近远中向的松动和移位。

钢丝的固定位置应位于牙体邻接区与舌隆突之间。为防止结扎钢丝滑向牙颈部,可在基牙远中轴面角作牙体预备,即在结扎丝通过的部位磨出沟槽以利结扎固定,结扎后以复合树脂覆盖钢丝,完成后打磨抛光。

该夹板通过不锈钢钢丝和复合树脂进行双重固定,比较牢固。夹板维持时间较长,一般可达 1 年左右,适用于牙周治疗后牙松动仍较明显者,尤其适用于下前牙。但使用时须防止钢丝结扎对松动牙体的侧向加力造成新的创伤。

2.光敏树脂黏合夹板

直接以复合树脂覆盖或充填固定邻牙和松动牙的邻接面,经修整外形后固化并抛光以使外形接近自然。这种夹板适合于外伤松动牙或牙周治疗前的临时固定,无需牙体预备,固定数周后即可拆除,固定作用较弱。

3.玻璃纤维夹板

玻璃纤维具有很高的抗挠曲强度,化学结合牢固,可使松动牙稳固。由于牙面没有明显的附加物,外形美观易为患者接受,适合于前牙区的固定。此类临时夹板的维持时间可达半年至 1 年左右。

(四)应用临时牙周夹板的注意事项

松牙固定时应保持牙齿原有位置,避免出现牵拉、移位力量造成新的创伤。固定后应作即刻检查和随访,防止早接触和新的咬合创伤的出现。注意临时牙周夹板的邻面形态,避免形成悬突压迫牙龈乳头或妨碍菌斑控制。应强调和加强口腔卫生保健,积极控制菌斑,教会患者如何保护好牙周夹板,不用其咬过硬的食物等。

七、牙周维护治疗

牙周维护治疗(PM),又称牙周支持治疗。广义的牙周维护治疗实际上也包括牙周疾病的初级预防,其针对的是普通人群,目的是防止牙龈炎发展成牙周炎。本章主要论述一般意义上的牙周维护治疗,即医师通过积极干预的手段缓解症状或提高维持治疗后牙周健康的稳定性。

(一)目标

1998 年美国牙周病学会提出 PM 的 3 个目标是控制炎症、确定进行性破坏的位点和提供辅助治疗,具体如下:

(1)预防或最大限度降低牙周疾病(包括牙周炎、种植体周围炎以及某些类型的牙龈炎,如药物增生性龈炎、全身系统性疾病引起的牙龈病、遗传性牙龈纤维瘤病等)患者病情的复发和进展。

(2)通过对整个牙列(包括修复体)的维护治疗,预防或减少天然牙和种植体的缺失。

（3）及早发现并治疗口腔中新发生的其他疾病。

（二）牙周维护治疗的生物学基础

目前的研究证明牙周炎患者的牙齿缺失与牙周维护治疗呈负相关，即牙周维护得越好，越不容易引起牙缺失。10年的追踪研究表明，那些接受定期牙周维护的患者比没有接受维护的患者的牙周袋探诊深度及牙齿的缺失率显著减少。由于牙菌斑是不断形成的，加上牙齿某些部位的菌斑不易清除，只有极少数牙周炎患者能够通过自我的口腔卫生清洁，达到有效地清除菌斑，因此绝大多数患者有必要接受定期的牙周维护治疗。

虽然目前还无法预知未经处理的牙龈炎何时会发展成牙周炎，但有效的菌斑控制和定期（每半年到1年）的牙周维护治疗，能有效地预防这类患者的牙周炎的发生。

当然，极个别患者虽然经过牙周系统治疗、良好的菌斑控制以及临床牙周定期的专业维护，仍然可能有个别位点出现进行性附着丧失，对于这些患者有必要进行牙周致病菌的分析，并根据情况局部或全身使用抗菌药物。

（三）牙周维护治疗的复诊时间及次数

1.复诊时间

牙周维护治疗应开始于非手术治疗结束后，坚持终生并定期进行。更准确地说，作为牙周维护治疗的内容之一——通过口腔卫生宣教使患者能进行有效的自我菌斑控制，其实从牙周病患者的初诊就开始了。由于牙周软组织的愈合主要发生于牙周治疗后的前2个月内，因此牙周非手术治疗或手术治疗后3个月内不要进行牙周探诊，以免影响长结合上皮或牙周新附着的形成。

2.复诊次数

鉴于具有严格的纳入标准和良好的临床设计的文献很少，所以牙周维护治疗最佳的复诊次数现在尚未明确。有研究建议治疗后的最初6个月内每两周复诊一次，每3个月定期进行一次洁治。选择3个月间隔是因为如果没有进行有效的牙周维护治疗，牙周致病菌3个月后将重新定植于牙周袋。但3个月的复诊间隔时间并不适用于所有的患者，医师应根据患者具有的危险因素、对牙周系统治疗的反应性以及个人口腔卫生情况等进行调整。对于高危患者，复诊次数应增加，而危险性不高、对治疗反应良好的患者可6个月后复诊，或间隔时间更长。

（四）牙周维护治疗的内容

复诊时，牙周维护治疗应包括以下部分或全部内容：

（1）及时更新全身病史、牙科病史和社会史。

（2）临床检查和数据记录。

（3）放射线检查。

（4）医患沟通。

（5）加强菌斑控制。

（6）戒烟。

（7）预防性龈上洁治。

（8）龈下刮治（根面平整）。

本节主要针对戒烟及医患沟通进行简要叙述。

1.牙周维护治疗期间危险因素——吸烟的控制

吸烟是牙周病的高危因素，医师在牙周治疗一开始就必须告知患者这两者之间的关系。多数吸烟患者在了解两者的关系后，会努力戒烟。有些患者，特别是牙龈出血为主诉的牙周炎吸烟患者，其戒烟后常会发现牙龈更容易出血，且更易发生炎症肿胀，这是因为烟叶中的尼古丁对牙龈微血管有收缩作用，当戒烟后，这个作用消失，牙龈变得更易出血。因此，在患者戒烟前必须告知存在这种可能性，并向患者解释此症状在牙周治疗结束后可消失。

2.医患沟通

牙周维护治疗期间的医患沟通十分重要。应告诉患者目前的口腔状况、治疗计划及病情的新进展，包括患者的牙周状况，仍存在病变的区域，治疗的反应性，预后的变化，以及是否需要进行更深入的牙周治疗等。特别在患者经过医务人员口腔卫生宣教后第一次复诊时，要及时地指出是否还存在菌斑控制薄弱处，提高患者自我菌斑控制的效果，激发其维持口腔卫生的主观能动性。因为有效的菌斑控制是牙周炎取得长期疗效的关键。

（五）牙周维护治疗期间患者的依从性

牙周病患者的依从性是影响牙周治疗远期疗效的最重要因素，因此本章节将重点阐述。

国外的研究显示，依从性良好的患者占 24.7%～72%。牙周治疗后 30 天，仅有 50% 的患者可能持续进行口腔卫生的维护，约 10% 的患者可能丧失依从性。依从性差主要发生于牙周治疗后 1 年内。在我国情况可能更为严峻。

1.患者缺乏依从性的原因

（1）对牙周病的认知程度差是患者依从性缺乏的最主要原因。许多患者对牙周病的病因、症状、治疗过程及预后，缺乏了解，认为牙周病偶有疼痛，牙齿松动，不危及生命就没事，或者认为失牙后可以镶义齿等。也有人认为牙周病的治疗仅仅是医师的责任。许多患者忽略了自身因素在牙周病治疗中的重要作用。

（2）发现治疗无效或对疗效不满意，不少患者的主诉症状是牙齿松动，而经过医师牙周系统治疗后松动度没有改善，从而造成对医师的医术及随后的牙周维护产生怀疑。

（3）治疗时间限制，比如需要多次就诊。

（4）治疗的复杂性，比如有的患牙需要手术治疗，不少患者对此存在恐惧心理。

（5）治疗的费用，由于牙周系统治疗所需费用较高，对于一些低收入患者造成了一定的影响。特别是牙周炎患者多发生于老年人，其经济收入少，均可造成患者依从性下降。

（6）医患关系不佳。

（7）受朋友和家人的影响。

2.提高患者依从性的方法

（1）牙周专科医师应努力提高患者对牙周炎的认知程度，告知患者牙周病的病因、治疗过程及终生维护的观念，以获得患者良好的配合，让患者充分认识到菌斑控制、戒烟和终身维护的重要性。

（2）建立和谐的医患关系。医护人员良好的医德、热情周到的服务态度和尽量能满足患者期望等均会引起患者好感，从而建立良好的医患关系，有利于患者的坚持治疗及终生维护。

（3）用浅显易懂的词语与患者交流。

（4）对于首次复诊菌斑控制良好的或是经过多次口腔卫生宣教，最后掌握了口腔保健方法的患者应及时给予肯定或表扬。

（5）及时提醒患者复诊，在其失约的第一时间内通知到位，并告知依从性不佳的后果和不良的预后。

第二节 牙周切除性手术

一、牙龈切除术及牙龈成形术

牙龈切除术是用手术方法将增生肥大的牙龈组织切除，或消除后牙某些部位的中等深度牙周袋，重建正常的牙龈外形和龈沟。牙龈成形术与牙龈切除术相似，只是其更着重于修整牙龈形态，重建牙龈正常的生理外形，两者常结合使用。

（一）适应证

（1）经牙周基础治疗后不能消退的牙龈增生性病损。

（2）后牙区中等深度的骨上袋，袋底不超过膜龈联合且附着龈宽度足够者。

（3）冠周龈片覆盖在阻生牙面上，而该阻生牙的位置基本正常，为利于牙的萌出可将龈片切除。

（二）非适应证

(1)未经基础治疗或牙周炎症未控制。

(2)袋底超过膜龈联合的深牙周袋。

(3)牙槽骨缺损及牙槽骨形态不佳需行骨手术者。

(4)前牙的牙周袋,牙龈切除术会导致牙根暴露,影响美观。

（三）手术方法

(1)麻醉传导阻滞麻醉和(或)局部浸润麻醉。一般多用含肾上腺素的阿替卡因(阿替卡因的浓度为4％),可达到减少术中出血的效果;也可用2％普鲁卡因或利多卡因。

(2)消毒术前用0.12％氯己定含漱。口腔周围皮肤用75％乙醇消毒,铺消毒巾;术者戴无菌手套。

(3)标定手术切口的位置用印记镊法或探针法标出袋底的位置。

(4)切口使用15号刀片或斧形龈刀,在标记点根方1～2mm处(根据牙龈厚度确定),将刀刃斜向冠方,与牙长轴呈45°切入牙龈,直达袋底下方的根面。一般做连续切口,使龈缘成扇贝状外形,然后使用柳叶刀或11号尖刀,在邻面牙间处沿切口处切入,将牙龈乳头切断,从而将增生的牙龈切除下来。但应注意切入角度不要过大,避免暴露牙槽骨。切入的角度可以根据牙龈的厚薄适当调整,注意相邻牙龈切口的连接及龈外形的连续。

(5)用龈上洁治器(常用宽背镰形洁治器或Ball刮治器)刮除切下的边缘龈组织和邻面牙间龈组织,然后彻底刮净牙面残留的牙石、病理肉芽组织及病变的牙骨质。

(6)修整牙龈用小弯剪刀或龈刀,修剪创面边缘及不平整的牙龈表面,使牙龈形态与牙面呈45°,并形成逐渐向边缘变薄、扇贝状的正常生理外形。

(7)生理盐水冲洗创面,纱布压迫止血,检查创面,外敷牙周塞治药。

(8)术后处理1天内手术区不刷牙,可进软食。可用0.12％氯己定含漱剂,每日2次。1周后复诊,除去牙周塞治剂。若创面较大,尚未愈合,可再敷牙周塞治剂1周。

二、牙周翻瓣术

切除部分牙周袋及袋内壁,翻起牙龈的黏骨膜瓣,在直视下刮净龈下牙石和肉芽组织后复位缝合牙龈瓣,达到消除牙周袋或使牙周袋变浅目的的牙周手术。

牙周翻瓣术于1916年由瑞典学者威德曼提出,其要点在于通过根向内斜切口和垂直切口翻起病变区梯形黏骨膜瓣,暴露下方病变的牙槽骨和牙骨质,以去除牙周病损部位的炎性肉芽组织。基于当时"牙周病患牙的牙槽嵴顶为坏死骨组织,需要彻底去除"的观点,在威德曼翻瓣术中,直视下刮净龈下牙石和肉芽组织后,需去除坏死及感染的骨组织。1935 年,美国学者克伦弗尔德通过病理学观察后指出,牙周袋下方的牙槽嵴顶骨组织并没有发生不可逆性的坏死,因而不必要去除,这一认识带动了牙周翻瓣术的进一步改良和推广。1974 年,美国密歇根大学学者拉姆菲尤尔等提出改良威德曼牙周翻瓣术,即由内斜切口切至牙槽嵴顶处,并向根尖方向循牙龈边缘的扇贝状外形行走,用骨膜分离器将龈瓣分离至牙槽嵴顶处;做沟内切口和牙间水平切口,将刀尖伸进牙周袋内直达袋底,使包绕在牙周围的上皮圈领松弛并随后去除;术中龈瓣翻至牙槽嵴顶端,不进行骨修整;龈瓣复位时尽量覆盖牙槽骨,不使骨质暴露。这些改良保存了更多的骨组织,并使角化牙龈的高度得以保持,有利于术后美观,因而在临床被广泛应用,也成为很多其他手术(如骨成形术、植骨术、引导性组织再生术等)的基础。

1.适应证

主要用于:①深牙周袋或复杂性牙周袋,经基础治疗后牙周袋仍在 5mm 以上,且探诊易出血者。②牙周袋底超过膜龈联合,不宜行牙龈切除者。③有骨下袋形成,需做骨修整或需植骨者。④根分叉病变伴深牙周袋或牙周-牙髓联合病变,需直视下清创并暴露根分叉,或需截除某一患根者。

2.围手术期准备

基于牙周手术的基本原则,在牙周治疗第一阶段即牙周基础治疗结束、牙龈的炎症已基本消退后,应对患者牙周情况进行全面再评估。对牙周组织状况符合牙周翻瓣术的患者,还应评估其全身状况是否可耐受手术,并与患者进行充分沟通,确定手术方案。术前应进一步进行口腔卫生宣教,强调良好的菌斑控制的重要性。

3.手术要点

以改良威德曼牙周翻瓣术为基础,根据手术目的,牙周翻瓣术可采取多样的切口设计、翻起不同类型的龈瓣,并将龈瓣复位于不同的水平。为使术后龈瓣固位和理想愈合,应对龈瓣进行合适的缝合,根据创口情况,选择应用牙周塞治剂保护创口,并通过菌斑控制、局部或全身应用抗菌制剂等方法预防术后感染,以获得理想的愈合。

内斜切口、沟内切口和牙间切口构成了牙周翻瓣术基本的水平切口;为更好地暴露手术区,可在水平切口的一端或两端行纵切口;为满足前牙美观或牙周再生手术需要时,在龈乳头近远中较宽的区域可设计保留龈乳头的切口。术中需要暴露牙槽骨者,将骨膜连同牙槽骨一同翻起形成全厚瓣;不需暴露牙槽骨者,可将骨膜保留于骨面而翻起半厚瓣。早年威德曼牙周翻瓣术龈瓣复位于牙槽嵴顶处,而改良威德曼牙周翻瓣术将龈瓣复位于牙槽嵴顶冠方的牙颈部,此外,在附着龈较窄的情况下以及一些膜龈手术中,还可选择根向复位瓣、冠向复位瓣以及侧向复位瓣等不同的龈瓣复位方式。

4.术后愈合

临床和组织学观察显示,牙周翻瓣术术后 24 小时以内,龈瓣与牙面及骨面间为血凝块所填塞。血凝块内含有纤维蛋白网、中性粒细胞、红细胞和损伤的细胞碎片,在创面边缘还可见毛细血管,组织的损伤同时伴有细菌入侵和组织液的渗出。术后 3 天,血凝块逐渐变薄,上皮细胞越过龈缘向根方生长,结合上皮开始形成。术后 1 周,结合上皮可完全建立,并与牙面间以半桥粒和基板相连。牙龈结缔组织、骨髓以及牙周膜来源的肉芽组织逐渐代替血凝块。术后 2 周,术区外观已经接近正常,而组织学观察可见牙龈组织中出现平行于牙面的胶原纤维,由于胶原纤维尚未成熟,龈瓣与牙面间的连接尚较薄弱。术后 1 个月,可见龈沟内壁由沟内上皮覆盖,下方藉结合上皮与牙面相连,上皮下结缔组织内胶原纤维排列有序,可行使其功能。对于全厚瓣手术,术后 1～3 天内,牙槽骨表层可能发生坏死,破骨细胞性骨吸收在 4～6 天最为活跃,这一过程中可能有 1mm 左右骨丧失。

5.并发症及防治

①术后持续出血,此时应去除塞治剂,分析原因,止血后重新放置塞治剂。②术区牙咬合疼痛,应注意手术中彻底清创,以避免因炎症导致牙周膜水肿而出现咬合痛,此外,塞治剂放置应避免干扰咬合。③术区相应的面颊部肿胀,多为局部炎症反应,可通过局部热敷减轻。④术后患者虚弱无力,偶有发生,多为手术过程引起短暂的菌血症的全身反应所致。

三、牙周微创翻瓣术

利用显微放大设备,并使用相应的显微手术刀的牙周翻瓣术。20 世纪 90 年代,欧美学者首先报道了牙周微创翻瓣手术。

牙周翻瓣手术是利用显微放大设备,并使用相应的显微手术刀获得更为整齐的切口,并配合使用 6-0 到 9-0 的缝线获得精细的缝合。对于术者而言,微创术中的位置和视野的移动较传统手术更为困难,因而牙周显微手术多用于局部牙位和位点的牙周手术治疗。

其显微镜下良好的手术视野和照明,提高了术者对器械的控制精确度,使牙周组织瓣的形态更为精确,对组织的损伤更小,进而有利于术后组织瓣的稳定从而获得良好的愈合。牙周微创翻瓣手术具有减小手术创伤、提高牙龈瓣和创口的术后稳定性、获得良好的创面封闭、缩短手术时间、减轻患者不适和局部反应等优点。

四、磨牙远中楔形瓣切除术

为消除最后一颗磨牙的远中牙周袋,由牙周翻瓣术衍生而来的手术。

最后一颗磨牙远中常有垂直型骨吸收,形成窄而深的牙周袋,并常伴有不规则的牙龈组织纤维性增生突起。由于菌斑控制较难进行以及牙周治疗器械难以到达,磨牙远中区一旦形成牙周袋,常常难以治疗。1966年学者罗宾逊在牙周翻瓣术的基础上提出了磨牙远中楔形瓣切除术。

磨牙远中楔形瓣切除术是在内斜切口基础上,在磨牙远中做直达骨面的楔形切口,形成三角形瓣,瓣的底边在磨牙的远中面,顶端向磨牙后垫远中。切口间的宽度和长度取决于袋的深度、角化龈的宽度以及该牙远中面至磨牙后垫的距离,袋越深,两切口间距离越大。根据附着龈的情况,切口可偏向颊侧或舌腭侧,尽量偏向附着龈较多的一侧,以减少术后出血,并利于组织愈合。整块剥离楔形瓣及相邻部位的炎性肉芽组织及袋上皮,修整骨形态成平坦外形,消除骨下袋,修整龈瓣边缘使之互相贴合并与骨面贴合,利用远中锚式缝合、固定龈瓣。

在行磨牙远中楔形瓣手术时应注意,因下颌磨牙远中区病灶常与磨牙后垫相连,组织较松软,该区角化龈少者手术效果往往不良;此外,第二磨牙远中深袋者,应注意术前拍摄 X 线片,确定是否与低位阻生第三磨牙相关。

磨牙远中楔形瓣切除术也适用于缺牙区间隙的近远中牙周袋,尤其伴有骨下袋者。在瓣的设计上,也可依解剖形态选用长方形等切开方式。

五、牙周骨手术

以修整牙槽骨形态或使牙周再生为目的的牙周手术。包括切除性骨手术和牙周植骨术。

1.切除性骨手术

包括骨成形术和骨切除术。骨成形术和骨切除术的目的均为修整牙槽骨边缘,使之恢复或接近生理外形,前者强调修整骨外形而不降低支持骨高度;骨切除术则是切除一部分具有支持作用的牙槽骨。临床上这两种方法常结合使用,难以严格区分。切除性骨手术的适应证:①浅的一壁骨袋或宽而浅的二壁骨下袋难以有新骨修复者。②邻面凹坑状骨吸收且骨再生可能性较小者。③向邻近缺牙区倾斜并在缺牙侧形成骨下袋,无条件用正畸方法竖直倾斜牙,需通过手术修整骨以消除牙周袋者。④牙槽嵴圆钝肥厚或突出呈壁架状,需修整成形者。⑤牙槽骨缘线高低不齐或邻面骨低于颊舌面而使骨缘线呈反波浪形,需通过修整成形获得良好的骨形态及相应的牙龈形态者。⑥部分根分叉病变,再生治疗难以成功,需通过修整分叉区根间骨缘,获得薄且有根间纵凹的外形,以形成良好的牙龈形态,利于菌斑控制。切除性骨手术中,应根据局部解剖形态和龈瓣复位位置设计内斜切口,术中常规翻全厚瓣,清除创面菌斑、牙石和肉芽组织,充分暴露牙槽嵴顶骨外形。可使用高速涡轮手机或低速手机,用圆钻断续磨除不良骨形态。上述去骨过程中必须注意冷却,以避免骨坏死,同时注意避免损伤牙。除用手机修整骨外形外,也可以用骨凿或骨锉修整骨缘。最终,应使牙槽骨呈移行斜坡状,在牙间和根间重建生理性纵向凹陷结构。龈瓣复位时应尽量完全覆盖骨面,以减少牙槽骨吸收。

2.牙周植骨术

将骨或骨替代品植入牙周骨缺损部位,通过促进新骨的形成来修复骨缺损,恢复牙槽骨的解剖形态,以达到牙周组织的再生及新附着性愈合的手术方法。又称骨替代品植入术。植骨材料可分为骨材料和非骨材料两大类,前者可依来源分为自体骨、异体骨、异种骨等。根据植骨材料的转归,还可将其分为可吸收植骨材料和不可吸收植骨材料。植骨材料的作用有 3 个方面,即骨生成、骨诱导和骨引导。理想植骨材料的特点:良好的生物相容性,临床可操作性,最小的手术损伤和术后反应,可为患者接受。

植骨术术前需进行彻底的牙周刮治和根面平整,以最大限度地消灭或减少术区牙周致病菌,降低术后感染的风险。植骨术需翻全厚瓣,以使保留牙龈乳头切口的愈合最为理想,植骨手术术区的准备包括 3 个方面:①牙根表面应进行彻底地刮治和平整,去除坏死牙骨质、细菌毒素、残留的结合上皮和牙石,以利于牙骨质和成纤维细胞的生长。②应彻底刮除牙周骨缺损部位的炎性肉芽组织和纤维组织,使骨移植材料与骨壁直接接触。③骨移植部位可进行"去皮质",使用小圆钻或锐器在骨表面形成小洞,以暴露骨松质、促进骨再生。植骨材料植入时要适量,可平齐骨袋或略高于骨缘,以补偿愈合中材料的丢失,但是要确保龈瓣完全覆盖。牙周植骨术后应予患者口服抗生素,含漱液漱口,并防止龈瓣负重和移位,通常 2 周拆线。

手术的成功与否取决于骨下袋壁的数量、牙根表面暴露的程度、牙龈瓣的覆盖程度、局部菌斑的控制程度及感染的预防。三壁袋是最理想的植骨术的适应证,植骨材料可获得最好的稳定性和充足的血供支持。植骨术成功与否的关键因素还包括菌斑控制情况、全身健康情况、牙根表面的处理情况、创口是否完美封闭、术中对牙和牙周组织的损伤程度、牙周缺损的形态、植骨材料的类型及患者的修复能力等。上皮的长入是导致植骨失败最常见的原因,因而植骨术常与引导性再生膜联合应用,以阻止上皮长入,使手术成功率大大提高。

六、牙周引导组织再生术(GTR)

用膜性材料作为屏障,在牙周手术后阻挡牙龈上皮在愈合过程中沿根面生长,并阻止牙龈结缔组织与根面接触,以提供一定的空间,引导具有形成新附着能力的牙周膜细胞优先定植于根面,形成新的牙骨质,并有牙周膜纤维植入,以获得牙周组织再生的牙周手术。牙周引导组织再生术常与植骨术或其他一些促进牙周组织再生的措施,如根面生物处理和使用生长因子等联合应用。

20 世纪 70 年代末,基于对牙周翻瓣术后组织愈合的观察,有学者指出,牙周治疗后上皮细胞、牙龈结缔组织细胞、牙槽骨细胞和牙周膜细胞 4 种细胞可长入牙周破坏区。上皮细胞生长最快,数天内即可从创缘爬行到牙面并沿牙根面向根方生长,形成长结合上皮;牙龈结缔组织细胞首先接触牙根面时,容易发生牙根吸收;牙槽骨细胞首先接触根面时,则容易发生牙根吸收或骨固连;牙周膜细胞优先附着于牙根表面时,分化出成牙骨质细胞,在根面沉积新的牙骨质,并形成新的牙周膜纤维埋入其中,获得牙周组织的新附着修复。基于上述认识,1982 年有学者等使用猴牙周骨缺损模型进行实验,以微孔滤膜作为膜性屏障材料,术后 3 个月,新牙骨质、新骨和新的牙周膜纤维形成。进而学者提出 GTR 手术的概念,在随后的临床观察中,证实了该手术可获得一定的牙周组织再生。

1.适应证

①窄而深的骨下袋,尤其是二壁袋和三壁袋,以后者手术效果最好。②Ⅱ度根分叉病变且附着龈宽度足够者,虽有报道Ⅲ度根分叉病变早期 GTR 治疗成功者,但效果不确切,应慎用。③米勒Ⅰ类牙龈退缩者。④植骨术边缘覆盖(又称引导性骨再生术)。

2.手术要点

与牙周翻瓣清创手术相比,GTR 手术中应注意以下几个方面:①局部麻醉时在龈缘和牙间乳头处不要过度浸润麻醉,以减轻边缘组织的局部缺血。②切口设计应尽量接近龈缘以保存更多的牙龈组织,必要时做保留龈乳头切口。③切口范围应以充分暴露骨病损为原则,必要时行超过膜龈联合的垂直切口以增加瓣的移动性。④GTR 膜放置时应覆盖骨缺损并超出骨缺损边缘 2～3mm,其根方保留引导再生的空间。⑤龈瓣应完全覆盖 GTR 膜,并注意保持 GTR 膜下方血凝块的稳定。⑥严格保持高水平的术后菌斑控制。

GTR 一般于术后 10～14 天拆线。如果使用不可吸收的屏障膜,6～8 周后可进行第二次手术取出屏障膜,第一次手术后 30 天是形成组织再生的最重要时期。血凝块的形成和稳定、组织再生空间的保持、新血管的充分形成、上皮细胞长入的有效阻止、完整的龈瓣覆盖及良好的菌斑控制与术后感染的预防是确保 GTR 手术成功的重要因素。

3.GTR 屏障膜材料

用于 GTR 的膜性材料分不可吸收性膜和可吸收性膜。不可吸收性屏障膜在体内不能被降解吸收,需要在术后 6～8 周经手术取出,这类材料包括聚四氟乙烯膜和钛强化膜。聚四氟乙烯膜分子结构稳定,不引起任何组织反应,是临床应用最早最多的膜材料。可吸收性屏障膜在手术愈合过程中可降解而被组织吸收,不需要二次手术取出。这类膜有聚乳酸膜、聚羟基乙酸膜、柠檬酸酯膜、胶原膜以及自体骨膜等。

自20世纪80年代,GTR已广泛地应用于牙周组织再生手术,许多因素如适应证选择的差异、膜材料的不同选择、GTR技术与其他牙周手术的结合使用等均可能会影响其最终疗效。GTR临床研究文献回顾分析结果表明:①牙周翻瓣术结合GTR可以获得平均约1mm临床附着的增加,约1mm探诊深度的减少。②GTR手术较单纯的牙周翻瓣术术后的牙龈退缩平均减少约0.3mm。③术中是否使用牙龈乳头保护瓣可能会影响手术的效果。④缺乏对手术失败最终导致拔牙的病例的统计分析。因而,应用GTR可以获得一定程度的牙周组织再生,是否与其他牙周组织再生技术联合应用,应根据局部组织缺损类型综合考虑。

七、截 根 术

将多根牙中牙周破坏最严重的1个或2个牙根截除,以消除根分叉病变并保留牙冠和剩余牙根,使之继续行使咀嚼功能的牙周手术。

1. 适应证

①下颌磨牙1个牙根,上颌磨牙1个或2个牙根牙周组织破坏严重,而其余牙根病情较轻,牙松动不明显者。②磨牙有牙周-牙髓联合病变,一个根明显受累,且患牙可行彻底根管治疗者。③磨牙的一个根发生纵裂或横折,而其他牙根完好者。④磨牙的1个牙根有严重的根尖病变,根管不通或器械折断不能取出,影响根尖周病变治疗者。术前适应证选择时还应评估:余留牙根的长度和形态是否能支持牙冠行使功能;牙根是否过长不利于截根术顺利进行;根分叉的角度是否过小或牙根部分融合阻碍截根器械进入;余留根周围的支持组织是否足够支持剩余牙冠;牙是否存在Ⅱ度以上松动;术后牙间隙刷等工具是否能进入根分叉区进行有效菌斑控制。

2. 术前准备

术前应对患牙拟保留的牙根行完善的根管治疗,调整咬合,缩减颊舌径以减轻患牙负担,根据患牙的解剖形态以及病变范围制订术中牙体预备的手术计划及修复重建计划。术前应确认患者已掌握正确的菌斑控制方法并能够进行高水平的菌斑控制,确认患者具有一定的经济承受能力。

3. 手术要点

术中行内斜切口和垂直切口,翻全厚瓣,充分暴露根分叉区,彻底清创后,使用灭菌的手机和裂钻或金刚砂钻,在根分叉处完整截断患根并取出,修整截断外形,使根分叉区至牙冠呈平滑斜面,在断面暴露的根管处备洞,行倒充填术,也可在术前根管治疗时充填拟截牙根的根管口处并在术中修整,将根分叉深部及拔牙窝内病变组织清理干净,适当修整骨嵴外形后,清洗创面并复位缝合。

截根术后患牙区牙槽窝逐渐愈合,当创面愈合及患牙牙周稳定后,应对患牙进行冠修复。在截根术术后应拍摄 X 线片,确认患牙余留部分健康状况,以后每隔 6～12 个月复查。术后定期牙周检查与维护对长期疗效的保持至关重要。

4.注意事项

即使手术规范,截根术后一定时期内的效果也令人满意,但未必能长期维持疗效,大多数失败病例是发生于根管治疗或牙冠修复等环节,而并非在牙周治疗与维护阶段。截根术后可能出现的并发症包括局部疼痛和肿胀、新形成牙面的龋损、根折、牙髓治疗失败、进行性牙周破坏及咬合创伤,而下颌磨牙根折是最常见的失牙原因。因而行截根术患牙的余留牙根需粗壮;孤立的患牙慎用于固定桥的远中桥基牙;孤立或者倾斜的余留牙慎用于固定桥的固位终端。此外,严重的根分叉区垂直型骨吸收者,在消除牙周袋的过程中,牙周支持组织可能进一步丧失,不利于患牙的长期预后,因而不适于采用截根术。

八、牙半切除术

将下颌磨牙牙周组织破坏较严重的牙根连同该半侧牙冠一并切除的牙周手术。目的是保留病变较轻或正常的另一半,使患牙成为"单根牙",从而消除根分叉病变。

有学者在 1947 年首先描述了牙半切除术,随后学者于 1954 年报道了应用该手术成功治疗严重根分叉病变并伴有局限于一根周围的牙槽骨大量吸收的病例。早年多主张术前对患牙进行彻底的牙周治疗包括手术治疗,待愈合后再行牙半切除术。然而,牙周翻瓣手术的同时行牙半切除术可获得与分期手术基本相同的效果。

1.适应证

适用于下颌磨牙根分叉病变,其中一根受累严重,另一根病变轻微,有足够的支持骨,且能进行根管治疗者。

2.术前准备

术前应对患牙拟保留的牙根行完善的根管治疗,并充填髓室,根据患牙的解剖形态及病变范围制订术中牙体预备的手术计划,并制订牙半切除术术后的牙列修复计划,术前应确认患者已掌握正确的菌斑控制方法并能够进行高水平的菌斑控制,并确认患者具有一定的经济承受能力。

3.手术要点

术中行内斜切口和垂直切口,翻全厚瓣,充分暴露根分叉区,如果根分叉已完全暴露,也可不进行翻瓣。术中彻底清创后,使用灭菌的手机和裂钻或金刚砂钻,将患牙从颊侧向舌侧切开为近、远中两部分,分牙时应使钻针与牙体长轴平行,可使用小号的牙挺插入切开的间隙,并进行轻微扭转,以判断切开是否完全。可用牙挺将患侧冠根挺出,将根分叉深部及拔牙窝内病变组织清理干净,适当修整骨嵴外形,并修整保留侧的断面边缘,使牙体外形平滑,清洗创面并复位缝合龈瓣。

术后患牙区牙槽窝逐渐愈合,当创面及余留患牙牙周稳定后,进行牙体或牙列修复。术后应拍摄 X 线片,确认患牙余留部分的健康状况,以后每隔 6～12 个月复查。术后定期牙周检查与维护对长期疗效的保持至关重要。

九、牙分根术

将下颌磨牙牙冠沿颊舌方向截开,使其分离为近中和远中两部分,形成两个独立的类似单根牙的形态的牙周手术。目的是彻底清除根分叉区病变组织,消除根分叉区牙周袋及原有的根分叉病变,并为菌斑控制和牙周维护创造良好条件。

1.适应证

适用于下颌磨牙根分叉区Ⅲ度或Ⅳ度病变,局部深牙周袋难以消除,且患牙近远中根均有充分的支持骨,无明显松动者。

2.术前准备

术前应对患牙行完善的根管治疗,并充填髓室,根据患牙的解剖形态及病变范围制订术中牙体预备的手术计划,并制订牙半切除术术后的牙列修复计划,术前应确认患者已掌握正确的菌斑控制方法并能够进行高水平的菌斑控制,并确认患者具有一定的经济承受能力。

3.手术要点

术中行内斜切口和垂直切口,翻全厚瓣,充分暴露根分叉区,内斜切口应尽量保留龈缘软组织,尤其在根分叉区,以利于形成术后两个"单根牙"间的龈乳头。术中彻底清创后,使用灭菌的手机和裂钻或金刚砂钻,沿牙冠颊舌向发育沟切开患牙,从牙冠向根分叉部位将其分为近、远中两部分,修整牙体外形,使之形成两个独立的单根牙形态。将根分叉深部病变组织清理干净并适当修整骨嵴外形,修整断面边缘,去除根分叉冠方牙体残段和牙本质悬突,清洗创面并复位、缝合龈瓣,放置牙周塞治剂。

术后患牙区牙槽窝逐渐愈合,创面及牙周稳定后,患牙以两个临时冠修复,待近远中牙体间牙间乳头形成后,再进行牙冠永久修复。术后应拍摄 X 线片,确认患牙余留部分的健康状况,以后每隔 6～12 个月复查。术后定期牙周检查与维护对长期疗效的保持至关重要。

第三节　牙周再生性手术

牙周再生性手术可以分为两大类:非骨植入的牙周新附着手术和骨植入的牙

周新附着手术,很多手术是将两者结合进行的。从这个意义上来说,以阻断上皮过早长入牙根表面为手段的引导性组织再生术、术中通过根面处理获得新鲜的利于新附着形成的牙根表面的根面处理技术和使用生长因子及釉基质蛋白等诱导和促进牙周组织再生的技术,均可归结为非骨植入的牙周新附着手术。

一、植骨术

植骨术是指用骨或骨替代品植入牙周骨缺损部位,通过促进新骨的形成来修复骨缺损,恢复牙槽骨的解剖形态,以达到牙周组织再生及新附着性愈合的手术方法。

(一)植骨材料

1.分类

植骨材料可分为骨材料和非骨移植材料。根据来源不同骨材料又分为自体骨、同基因型异体骨(如双胞胎)、同种异体骨和异种骨。

自体骨可取自患者上颌结节、无牙区牙槽嵴、磨牙后区及颏部、髂骨甚至肋骨。同种异体骨有骨髓、冻干骨和脱钙冻干骨等类型。

代表性的异体骨和异种骨包括人来源的冻干骨(FDBA)和脱钙冻干骨(DFDBA)以及牛来源的植骨材料。

非骨移植材料即骨替代品,具有骨引导性,即可形成支架以利于邻近组织中的细胞进入以形成新骨,也就是说,骨替代品必须由骨组织包绕才能引导新骨形成,而置于其他组织则无此作用。

从另一个角度分类,植骨材料还可分为可吸收植骨材料和不可吸收植骨材料。可吸收植骨材料最终将由新生的骨组织取代,而不可吸收植骨材料将成为新生骨的基质或者被纤维包绕。

2.植骨材料的作用原理

植骨材料的作用原理可分为3类:

(1)骨生成:指植骨材料中含有的细胞能够形成新骨。骨生成主要发生于自体骨材料植骨,然而组织学观察发现手术1~2周后植入材料减少,甚至吸收。1985年Burwell总结,植骨材料中和植骨材料周围的骨髓细胞的存在,是自体骨材料植骨获得骨生成效果的最重要因素。

(2)骨诱导发生:指植骨材料中含有的分子能使邻近的细胞转化为成骨细胞进入植骨材料而形成新骨。早在1967年,Urist就将骨进行脱钙处理,获得脱钙冻干骨,以暴露骨基质中的基质蛋白获得骨诱导。因而DFDBA逐渐成为目前最为理想的植骨材料之一,具有来源较为广泛、生物相容性好、价格低廉、安全性好等优点。在DFDBA制备过程中,将松质骨进行了处理,因而DFDBA的表面区域,而并非其细胞成分,在骨诱导过程中扮演主要角色。DFDBA 的颗粒较小,增加了间质细胞与之接触的表面积,易于吸收和替代,因而具有更好的骨诱导能力。

(3)骨引导作用或称网格作用:由 Goldman 和 Cohen 于 1979 年提出,是一种物理作用,指植骨材料的基质形成支架以利于邻近组织中的血管和细胞进入植骨材料,从而形成新骨。在骨引导过程中,植骨材料提供基质或支架使得毛细血管生长进入植骨区,随后发生死骨或骨基质的吸收以及新骨的沉积。异体骨材料FDBA、异种骨材料和人工合成的非骨移植材料,如羟基磷灰石、生物玻璃、生物玻璃陶瓷、生物活性复合材料、钛材料等均具有骨引导作用。病例对照研究结果表明,植骨区的生物反应可提高植骨术的效果。Coldman 和 Cohen 指出,骨引导作用可以促进骨、牙骨质和新的牙周韧带的生成。Ellegaarcl 指出骨引导材料可以抑制上皮细胞向根方的过度长入,结合使用膜性材料可以在角形骨缺损部位获得新骨的形成,更好地获得牙周新附着。

各种商品化的植骨材料为临床医师提供了丰富的选择。Shallhorn 描述了理想的植骨材料的特点:良好的生物相容性、临床可操作性、最小的手术损伤和术后反应、可为患者接受。很难有一种植骨材料达到所有上述要求,临床医师需对每种材料的生物特性和适应证进行认真甄别,结合使用多种植骨材料常常可获得较好的疗效。

3.各类植骨材料的历史回顾

(1)自体骨:早在 1923 年 Hegedus 等就试图将口腔内取材的自体骨移植到牙周骨缺损部位。Nabers 和 O'Leary 等于 1965 年再次报道了类似的手术,成为现代自体骨植骨术的开端。

Schllhorn 等于 1967 年报道利用髂骨松质骨骨髓作为植骨材料,然而,他们很快观察到术后感染、材料脱落、腐骨形成、愈合不良、牙根吸收和牙周炎症复发等问题。1973 年 Dragoo 等用髂骨来源的植骨材料治疗了 4 例患者,组织学观察发现了新牙骨质和新附着的形成。术后 2 个月时,牙周膜纤维排列紊乱,但可以发现新牙骨质的形成。术后 8 个月发现牙周膜纤维成熟,且获得冠方 3.07mm 的新附着,包括 0.7mm 的新生牙槽骨,1.03mm 的结缔组织和 1.34mm 的结合上皮组织。

Nabers 对 6 名自体骨移植的患者进行为期 18～24 个月的纵向研究,认为良好的菌斑控制是获得新骨形成和使牙周袋变浅的保证。EllegAard 和 Loe 观察了自体骨植入 91 例患者 191 例二壁骨袋或三壁骨袋后的预后情况,并于 1971 年报道了其临床观察结果,认为与刮治术相比,上述自体骨植骨术并未获得更好的预后。Carraro 对 100 例一壁骨袋自体骨植骨术进行了临床观察,其结论与EllegAard 和 Loe 所获结论相似。动物实验也获得了类似的结果。总之,20 世纪70 年代的大量临床观察和动物实验对自体骨植骨术并未获得一致肯定的结论。

1984 年 Zayner 和 Yukan 报道了自体骨骨颗粒大小与术后组织愈合的实验研究。他们认为，如果颗粒过大，会导致死骨的形成，而颗粒过小，会被迅速吸收。使用骨磨碎技术可以获得较小颗粒（$210\mu m \times 105\mu m$），而人工采集的自体骨的颗粒一般为 $1559.6\mu m \times 183\mu m$。目前临床上多将自体骨与其他骨材料联合使用。

（2）同种异体骨：1970 年代 Schallhorn 和 Hiatt 对 26 名患者进行了同种异体骨植骨术，供者和受者 HLA 配型一致的情况下，可获得 3.07mm 的牙槽骨新生。Schrad 和 Tussing 对同种异体骨植骨术和开放刮治术进行的比较研究也获得了类似的结果。

1976 年起，Melloning 的研究小组对异体冻干骨植骨术进行了一系列临床研究，使用异体冻干骨可以在 64% 骨缺损位点获得 50% 以上的新生骨。1987 年 Werbitt 报道 20 例患者异体冻干骨植入垂直型骨缺损的研究结果，成功率达 75%～95%。另外，Marbry 等于 1987 年报道四环素与异体冻干骨联合使用可较单独使用异体冻干骨、四环素或单纯刮治术获得更好的疗效。

与异体冻干骨相比，脱钙冻干骨在脱钙处理后暴露了骨基质中的骨形成蛋白（BMPs），因而具有骨诱导作用。1975 年 Libin 等报道使用脱钙冻干骨可以获得 4mm 的临床新附着一而其他一些研究小组相继报道获得 2.3～2.5mm 牙槽骨高度的增加。1985 年 Bowers 等还报道，通过冠向复位瓣避免上皮长入术区可以获得更好的植骨效果。

（3）异种骨：早年人们曾用表面活性剂、20% 过氧化氢或己二胺提取牛骨成分，经高压或环氧乙烷消毒，丙酮或冷冻干燥后修复牙周骨缺损，这些方法已经被淘汰。目前商品化的典型的异体骨材料是 OsteoHealth 公司的 Bio-Oss 无机牛骨材料，该材料是从牛骨中提取的高纯度的骨无机材料，具有多孔结构，通过骨引导作用使新骨向植入部位生长，并在此过程中，在破骨细胞和成骨细胞的作用下，发生结构上一定程度的改变与重塑。此外，该公司还将牛骨无机颗粒与 10% 猪胶原纤维混合，制成 Bio-OssCollagen，增强了材料与缺损部位的黏附，使之更适于牙周骨缺损的手术治疗。

（4）骨替代材料：多年来，人们一直在尝试用各种骨替代材料进行牙周植骨手术，以解决天然骨材料的来源问题。这些材料包括巩膜、硬脑膜、软骨、牙骨质、牙本质、石膏粉、塑料材料、磷酸钙材料、生物玻璃、珊瑚来源的材料等。目前认为有临床应用前景的材料均属磷酸钙类生物材料。然而，到目前为止，还没有哪一种骨替代材料能够替代天然骨材料的生物作用。

由于巩膜由致密的纤维结缔组织构成，血管和细胞含量极低，在 1960—1970 年间，有学者试图用巩膜作为骨替代材料进行牙周骨再生手术，然而，由于不能证实成骨及成牙骨质的效果，目前巩膜材料已不再使用。与巩膜类似，硬脑膜、软骨等组织也有被用于牙周骨再生手术的少量报道。

多孔的生物相容的硫酸钙石膏粉在 20 世纪 90 年代被报道,用于牙周三壁骨下袋缺损的修复,然而对其是否能真正引导骨再生尚存在争议。与此相似的是由聚甲基丙烯酸甲酯和甲基丙烯酸羟乙酯组成的塑料材料,尽管可获得临床附着水平的增加,组织学观察表明,相应部位仅为结缔组织的生长,而没有新骨的形成。

磷酸钙类生物材料中研究最多的是磷酸三钙和羟基磷灰石。羟基磷灰石(HA)的钙磷比例为 1.67,与骨组织的钙磷比相似。HA 不可吸收,最初用于无牙颌的牙槽骨,1982 年 Froum 报道 HA 植入后会被结缔组织包绕,并可能引发局部炎症反应。Ellinger 等报道 HA 植入牙周骨缺损部位与单独的刮治术相比,可获得探诊的改善和骨的新生,术后 3 个月可有新骨的形成。由于 HA 为不可吸收性植骨材料,在不使用膜材料的情况下往往获得长结合上皮愈合。另一种磷酸钙生物材料是磷酸三钙,其钙磷比为 1.5,动物实验表明磷酸三钙能被部分吸收,Bowers 等通过临床实验证实磷酸三钙植入后 1 年,在植入材料中间及周围均有新骨形成。但另一些实验中没能观察到新骨的形成。然而,尽管磷酸钙材料进行牙周骨再生手术可获得一定程度的临床效果,组织学观察发现这些材料往往被胶原纤维包绕。

生物玻璃的主要成分包括钠盐、钙盐、磷酸盐及二氧化硅等。用于牙周骨手术的生物玻璃材料目前有颗粒直径 $90\sim170\mu m$(NJ)和 $300\sim355\mu m$(Pa)两种。与磷酸钙生物材料的问题相似,生物玻璃材料植入牙周骨缺损部位后,也往往被胶原纤维包绕而限制了骨引导作用。

珊瑚材料有两类,一类是天然珊瑚材料,在植入部位可被缓慢吸收(数月),另一类是由珊瑚材料加工获得的多孔 HA,其问题也在于吸收过于缓慢。

(二)植骨术的手术技术

所有的植骨术在术前均需进行彻底的牙周刮治和根面平整。其目的在于最大限度地消灭或减少术区牙周致病菌,以降低术后感染的风险。术中需翻全厚瓣,以保护牙龈乳头切口最为理想,因为该切口可获得牙间区的完整覆盖。患者应在术后使用抗生素,并防止龈瓣负重和移位。

Robinson 于 1969 年描述利用自体骨粉和血液的混合物进行自体骨移植,并将其命名为骨凝块。手术需在 $5000\sim30000$rpm/min 转速下边冷却边取骨,以防止温度过高(保持局部温度 47℃以下),将获取的皮质骨粉碎成小颗粒,以增加细胞和血管生长的作用表面积。将骨粉与血液混合,瓣复位缝合。Robinson 技术的优点是易于收集骨和放置骨移植材料。而缺点是难以获得用于较大体积骨缺损的自体骨。Bowers 等于 1972 年发表了骨磨碎技术,其要点是在取骨后,将自体骨放在合适的容器里充分地研磨,因而可以获得易于临床操作的骨材料。

随着异体骨材料和骨替代材料的发展,植骨材料的来源更加丰富,手术适应证及方法的选择也有了很多进步。但无论采用何种材料,牙周植骨手术术区的准备包括以下 3 个方面:①牙根表面必须进行彻底的细心刮治和平整,去除坏死牙骨质、细菌毒素、残留的结合上皮和牙石,即进行骨移植时,牙根表面必须光滑,以利于牙骨质和成纤维细胞的生长;②必须彻底刮除牙周骨缺损部位的炎症肉芽组织和纤维组织,使骨移植材料与骨壁直接接触;③骨移植部位应进行"去皮质",使用小圆钻或锐器在骨表面造成小洞,以促进植入物与骨的吻合,及局部肉芽组织和未分化间充质细胞的生长。用探针尖端刺激下方牙周膜以增加出血和细胞生长。植骨材料植入时要尽量压实,可以高于骨缘,以补偿愈合中材料的丢失,但是要确保龈瓣 100% 覆盖。否则应修整龈瓣和骨,使龈瓣完全覆盖植骨材料。术后应予患者口服抗生素,口腔含漱,通常 2 周拆线。

(三)植骨术后骨再生的观察

1974 年 Ellegaard 等使用 8 只 Rhesus 猴,对 93 个三壁骨下袋的牙周缺损区行自体松质骨、新鲜或冷冻髂骨骨髓移植术。他们发现,新鲜骨髓移植组出现骨粘连和牙根吸收,使用自体冷冻骨及松质骨可以获得牙骨质和牙周膜的再生。该研究还指出,控制感染和上皮的过度生长对提高植骨术的成功率极为重要。1975 年 Carraro 等对 55 例 22~67 岁患者的一壁和二壁骨下袋进行了口腔内自体骨移植手术,二壁骨下袋的成功率明显高于一壁,在一壁骨下袋缺损区,几乎未获得牙周新附着。Rolf 等于 1978 年使用 6 条 Beagle 犬,人工制造一壁骨下袋并进行植骨术,组织学观察发现,36 颗患牙中 33 颗以长上皮结合的方式愈合,而未获得牙骨质以及牙槽骨的再生。1979 年,Altiere 对使用异体冻干皮质骨进行骨下袋植骨术进行了临床研究报道,通过放射学观察和术区二次进入观察,认为异体冻干皮质骨骨移植,并不能比单纯翻瓣术带来更多的新附着或再附着。20 世纪 80 年代后,对脱钙冻干骨和骨替代品的临床研究有所增加。Melloning 等证实,小颗粒的 DFDBA 可以增加表面积,暴露和释放更多的水解酶、钙盐和骨形成蛋白,从而获得更多的骨诱导。他们还指出小颗粒 FDBA 与自体骨髓联合使用效果优于单独使用大颗粒 FDBA。在为期 6 个月的临床观察中,他们对 5 个一壁骨下袋、14 个二壁骨下袋和 8 个三壁骨下袋缺损区,进行了 DFDBA 骨移植手术,获得了连同新的牙骨质、骨和牙周韧带在内的新附着的形成。此外,Nagahara、Froum、Ogivile 等对 HA、TCP 等骨替代品植骨术进行了较长期间的临床观察,这些临床实验并未获得长期稳定的牙周组织新附着,因而有学者指出,应用异体或异种植骨材料进行牙周骨移植是目前较为可靠的植骨选择。

植骨术的成功与否取决于骨下袋壁的数量、牙根表面暴露的程度、牙龈瓣的覆盖程度以及局部菌斑和感染的控制程度。三壁骨袋是最理想的植骨术的适应证,植骨材料可获得最好的稳定性和充足的血供支持。然而,临床研究发现,不进行植骨术,仅仅彻底的清创对于三壁骨袋也能达到理想的治疗效果。可见抗感染在植骨材料的稳定和新骨形成中的重要作用。由于只有一侧的血供,一壁骨袋的治疗难度最大,例如Ⅲ度根分叉感染。1992年Melloning总结了植骨术成功与否的关键因素:菌斑控制、全身健康状况、牙根表面的处理、创口的充分封闭、牙周的稳定、术中对牙齿和牙周组织的损伤程度、牙周缺损的形态、植骨材料的类型以及患者的修复能力等。上皮的长入是导致植骨失败的最常见的原因。早在1983年Pritchard就提出,植骨术一定要防止上皮长入术区。牙龈需推向前庭方向,在缺损区边缘复位缝合。Ellegaard和Karring使用游离软组织瓣覆盖植骨表面,阻止上皮长入,获得了理想的骨新生的效果。而后出现的引导性再生膜使此类手术成功率大大提高。

植骨术禁用于传染病及未控制的全身性疾病的患者。由于艾滋病和肝炎病毒可能通过植骨材料传播,一些骨组织收集机构在无菌条件下采集骨组织,检测病毒和细菌,并用高强度的γ射线进行再次的消毒,以杀灭HIV病毒。Schallhorn和Hiatt认为应考虑受者对异体骨的免疫反应。对临床医师来说,选择植骨材料的供应商时,应该重点考虑其供者来源和质量控制情况,而供应商必须获得正式的资质。

近年来,骨移植手术与屏障膜技术相结合,联合使用骨形态发生蛋白、血小板衍生生长因子、胰岛素样生长因子、碱性成纤维细胞生长因子、转化生长因子等方法逐步应用于临床。联合应用血小板成分与植骨材料可以获得较好的促进新骨形成、防止感染的作用,而且也有利于移植材料的稳定性。

(四)植骨术的临床评价

从临床角度看,运用植骨术所达到的缺损充盈可达60%～70%,而单纯牙周翻瓣术所达到的缺损充盈为10%～30%。目前报道的采用骨替代材料后的附着获得和减少的探诊深度均显著多于单纯牙周翻瓣术;而各种骨替代材料所达到的探诊深度的减少,附着获得以及缺损的充填程度是相近的。但植骨术从组织学上说,并未实现真正的新附着,而是形成长结合上皮。植入颗粒包裹在纤维性结缔组织中,可能有部分骨再生,但并无牙骨质形成,因此其术后效果较难预估。

二、引导性组织再生

对于一些深在的三壁骨袋,经过合理适当的治疗,即使不使用骨材料移植也能使部分牙周组织得以重建,特别是对于一些由于牙周脓肿或牙髓来源的感染引起的急性牙槽骨破坏,当病因消除炎症控制后,牙周再生潜力较大。

1.原理及相关注意事项

(1)彻底清除结合上皮及牙周袋内壁上皮。残余的上皮细胞能阻碍结缔组织与根面的附着,影响形成新附着,因此,必须彻底清除上皮组织。以往医师们尝试用以下几种方法:①通过刮治、超声、激光等手段去除上皮组织,但效率仅有50%;②使用化学试剂如硫化钠、樟脑酚及次氯酸钠等,但这些试剂的作用范围不可控,现已淘汰;③目前推荐使用手术方法去除上皮组织,如切除性牙周膜新附着术及改良Widman翻瓣术均能很好地去除袋内壁上皮。

(2)阻止或延缓上皮迁移速度。创口边缘的上皮细胞能快速增殖并占据根面,妨碍新附着形成,因此,要采取必要的措施以减缓上皮迁移。目前推荐使用的方法为冠向复位瓣术,能增加切口边缘至根面的距离,此方法常配合使用柠檬酸处理根面。

(3)稳定血凝块、保护术区及创造再生空间。研究表明根面上的血凝块能有效阻止牙龈上皮细胞的长入,有利于愈合早期结缔组织新附着的形成。此外,使用钛金属增强的聚四氟乙烯膜覆盖骨缺损区能有效防止组织塌陷,为牙周再生创造空间。

(4)引导性组织再生术是在牙周手术中利用膜性材料作为屏障,阻挡牙龈上皮在愈合过程中沿根面生长及牙龈结缔组织与跟面接触,同时提供一定的空间引导牙周膜细胞优先占领根面,有利于新附着的形成。目前用于GTR的膜性材料分为两类:不可吸收性膜和可吸收性膜。

不可吸收性膜在人体内不能降解吸收,需要手术后6～8周时第2次手术将膜取出。产品主要成分为聚四氟乙烯(PTFE)。其分子结构稳定,不引起任何组织反应,是临床应用最早最多的膜材料,临床效果肯定。

可吸收性膜在手术愈合过程中可降解而被吸收,不需要第2次手术取出。这类膜有胶原膜、聚乳酸膜、聚乙醇酸与聚乳酸和碳酸三甲烯共聚膜等,其中应用最广的是BioGuide,为猪来源的双层胶原膜。

2.适应证

(1)骨内袋窄而深的骨内袋为GTR的适应证,骨袋过宽则效果差。三壁骨袋因牙周膜细胞来源丰富且易于提供牙周膜细胞生长的空间,故效果最好,窄而深的二壁骨袋也是较好适应证。

(2)根分叉病变Ⅱ度根分叉病变为适应证,但需有足够的牙龈高度,以便能完全覆盖术区。尤以下颌牙的Ⅱ度根分叉病变效果好。有学者报道Ⅲ度根分叉病变的早期有一定的疗效,但结果不确定。

(3)仅涉及唇面的牙龈退缩,邻面无牙槽骨吸收且龈乳头完好者。

符合上述适应证者,需经过牙周基础治疗,包括口腔卫生指导、洁治、刮治和根面平整、调等,将牙周感染控制之后,才能进行GTR术。如患者为吸烟者,会影响术后的愈合,应劝导患者戒烟否则不应该进行手术。

3. 手术方法

局部麻醉时注意在龈缘及牙间乳头处不应过度浸润麻醉,以减轻边缘组织的局部缺血。术前患者用0.12%氯己定含漱1分钟。口周常规消毒。采用保留龈乳头切口尽量保存牙龈组织,内斜切口切入的位置靠近龈缘。水平切口应向患牙的近远中方向延伸1~2个牙,以充分暴露骨病损。在需要增加瓣的移动性时,可在颊侧做超过膜龈联合垂直松弛切口。翻起全厚瓣,充分暴露骨缺损及邻近骨质3~4mm。去除袋内所有肉芽组织、彻底刮净根面牙石等刺激物,并行根面平整,清除牙骨质内的内毒素,有利于新附着的形成。根据骨缺损的形态选择合适形状的膜,并对膜进行适当修剪,膜放置时应将骨缺损全部覆盖,并超过缺损边缘至少2~3mm。膜材料应与缺损周围的骨质紧密贴合,避免折叠,还应注意防止膜向骨病损内塌陷,在膜的下方应保留一定的间隙,给具有形成新附着能力的组织细胞提供生长的空间。聚四氟乙烯膜需通过悬吊缝合将其固定于牙上,保证膜在龈瓣下的稳定。龈瓣复位应将膜完全覆盖,并避免瓣的张力过大,必要时可做冠向复位。缝合时应首先在龈乳头处做纵向褥式缝合,以保证邻面颊、舌侧瓣的闭合,使用牙周塞治药,术后10~14天拆线。

若使用不可吸收性膜,在术后6~8周应做第2次手术将膜取出。切口的范围仅包括治疗牙,轻翻起软组织并用锐切除法将膜分离。二次手术过程中尽量不损伤新生组织,龈瓣复位时应将创面完全覆盖。

4. 术后护理

术后1~2周预防性全身使用抗生素(如甲硝唑及阿莫西林),并用0.12%氯己定含漱4~12周,控制菌斑,防止感染。二次取膜手术后,用0.12%氯己定含漱2~3周。术后8周内每1~2周复查1次,清除菌斑。患者术后1~2周用软毛牙刷刷牙,术后2~3周可恢复刷牙和牙间清洁措施并定期复诊维护。

三、牙周再生手术中的根面处理以及生长因子的临床应用

(一)根面处理

在牙周再生手术中,根面的生物相容性是实现新附着性愈合的一个重要因素。根面处理的目的是暴露胶原性的根面牙骨质基质,以利于内源性纤维连接蛋白与根面连接,并促进前体细胞的迁移、生长和成熟,以利于新牙骨质的形成。根面处理可在翻瓣术中应用,也可在植骨术中或与引导组织再生术联合使用。

牙周炎患牙根面通常为过度矿化状态,即钙、镁、磷和氟化物的含量较高,病理性牙骨质表面可呈颗粒状改变,这些颗粒状改变的部位含有胆固醇或类固醇激素,可能是胶原变性或降解的部位。这样的病理性牙根表面影响牙周膜成纤维细胞贴附以及随后的增殖。另外,牙骨质中可渗入有害细菌毒素,对上皮细胞和成纤维细

胞的贴附具有阻碍作用。由于上述原因,有必要对牙根表面进行根面处理,提高其生物相容性。

四环素、多西环素等四环素族药物作为根面处理剂,近年来研究较多并在临床上有所应用。该类药物可抑制基质金属蛋白酶(MMPs)的活性,并影响胶原酶的结构,抑制其降解细胞外基质的作用。同时,四环素族药物也具有去除玷污层、降解内毒素、使根面脱矿,以及暴露胶原纤维的作用。

纤维连接蛋白是一种高分子量的糖蛋白,由成纤维细胞、上皮细胞和内皮细胞分泌产生。该分子在伤口愈合中发挥重要作用,与上皮细胞和其他细胞以及细胞外基质的黏附有关。这一步骤也是影响成纤维细胞生长的重要因素。Terranova等将纤维连接蛋白加入成纤维细胞、上皮细胞和经刮治和枸橼酸脱矿处理后的牙本质切片的共培养体系中,与对照组相比,纤维连接蛋白组的牙根周围成纤维细胞的附着和生长增多,而上皮细胞的附着和生长减少。随后他们还报道纤维连接蛋白可以提高牙龈成纤维细胞向未脱矿的牙本质磨片上附着的能力;Caffesse也利用 Beagle 犬牙周炎动物模型证实,枸橼酸进行牙根表面脱矿与纤维连接蛋白联合处理,较单独脱矿或单独纤维连接蛋白处理,以及单纯行牙周翻瓣术获得更为理想的牙周新附着。随后 Caffesse 等利用放射自显影技术证实,联合处理组在术后2周内组织细胞的增殖明显增加。因而纤维连接蛋白亦可作为根面处理剂用于牙周组织再生手术。

另一类用于根面处理的试剂是枸橼酸,它可以去除根面平整时所形成的玷污层,降解病变根面的内毒素,使根面轻度脱矿、Sharpey 纤维暴露,以利于内源性的纤维连接蛋白与根面的连接,促进新牙骨质的形成。Register 和 Burdick 报道枸橼酸处理根面2~3分钟可获得较为理想的脱矿和促进新附着形成的效果。Polsori 和 Proye 认为枸橼酸处理的牙根表面新附着的形成与纤维蛋白与牙根表面早期连接有关。

(二)生长因子

近年来的研究表明,一些生长因子在牙周组织再生中发挥重要作用,可以促进细胞的有丝分裂、迁移和代谢,在牙周翻瓣术、植骨术以及 GTR 手术中联合使用生长因子,可以获得更为可靠的牙周组织再生。牙周组织再生过程中的主要组织变化包括牙根表面暴露,牙周膜细胞迁移、附着,前体细胞增殖成熟,成为具有形成牙骨质、牙周膜、牙槽骨等牙周组织的功能细胞。生长因子是一类多肽分子,在炎症反应部位分泌释放,可以调节上述组织的再生过程。可以认为生长因子是一类不进入血液循环系统,在局部发挥旁分泌调节作用的激素。目前认为下列生长因子在牙周组织再生中发挥调节作用:血小板衍生生长因子(PDGF)、胰岛素样生长因子(IGF)、转化生长因子(TGF)、表皮生长因子(EGF)、碱性成纤维细胞生长因子

（bFGF），以及骨形成蛋白（BMP）。此外，一些黏附蛋白如纤维连接蛋白也在早期成纤维细胞向根面附着的过程中发挥重要作用。

除生长因子外，以釉原蛋白为主要成分的釉基质蛋白（EMPs）也被证实具有促进牙周组织再生的作用，并被广泛用于牙周组织再生手术中。作为商品制剂的Emdogain是由猪牙胚提取的釉基质蛋白与聚丙烯基质组成的胶状混合物，已由美国食品药品监督管理局批准上市。而大量基础研究也证实了釉基质蛋白具有促进成骨细胞黏附、延伸、增殖和分化的作用，组织学研究则表明釉基质蛋白单独或与自体骨植骨材料联合使用于一壁骨下袋缺损，均可获得明显的牙周组织再生。

对应用生长因子和釉基质蛋白进行牙周再生治疗的另一个重要研究方向是寻找合适的载体系统，使生长因子在局部以一定浓度保持一定时间。Mailhot等报道了多孔Polyfufone。这是一种新型芳香聚合物，与骨的力学性能相似。体外实验中，在PDGF-BB的刺激下，附着于该材料的人牙周膜成纤维细胞显示出更强的增殖能力，而该材料在体内的安全性目前尚未得到证实。Miki等报道了聚L乳酸与牛BMP混合使用可加速大鼠颅骨缺损的修复。其他载体系统包括磷酸钙陶瓷、胶原蛋白或不活化的胶原骨基质，以及其他有机材料和无机材料等类型。理想的生长因子载体应具有安全、可降解吸收、操作方便、可在数量和质量上控制生长因子释放的特点。因此，在选择使用生长因子进行牙周再生治疗时，应考虑以下因素：①生长因子种类的选择；②生长因子浓度的选择；③载体的选择；④是否使用GTR屏障膜。

临床上，常将各种骨替代材料与牙根表面处理技术、促进牙周再生的牙周引导性组织再生膜等材料联合应用，以获得较为理想的牙周组织再生效果。

从组织工程学的角度来说，借助载体材料，上述信号分子（生长因子及釉基质蛋白）在牙周缺损部位诱导具有分化潜能的细胞，形成新生牙周组织的牙周组织再生技术，是广大基础和临床研究者多年来的努力目标。目前，猪来源的釉基质蛋白、重组表达的PDGF、重组表达的FGF-2，已经在临床应用于牙周组织再生。

1996年瑞典的Biora公司提取发育中的猪牙胚中的釉基质蛋白，制成商品化的制剂上市，命名为Emdogain。2003年Straumann公司收购了Biora，目前，Emdogain的商品名为Staumann® Emdogain以30mg/mL的浓度置于胶状载体中，每包装0.7mL。借助聚丙烯载体，Straumann® Emdogain可在术区骨缺损处保持不溶的状态约2～4周。在此期间，其釉基质蛋白成分发挥刺激间质细胞分化、促进牙周膜细胞分泌生长因子，以及抑制上皮细胞增殖等作用，最终获得牙周组织再生的效果。自1997年Heijl等发表首个应用Emdogain的临床实验研究报道以来，大量临床研究相继证实了Emdogain的安全性和有效性。除单独应用Emdogain外，一些学者还将Emdogain与GTR屏障膜、骨材料联合使用，并进行了临床观察,但并未获得一致的增加再生的效果。此外,Emdogain 不但可应用于骨下袋和根分叉牙周缺损部位,还被用于冠向复位的牙周美容手术,以及种植体植入前引导性骨再生手术中。Emdogain 的缺点在于猪牙胚的釉基质蛋白的混合成分,可能带来潜在的生物学问题;天然蛋白的纯化过程使得各生产批次的商品的成分和疗效可能有差异;成本高,价格昂贵。Melloning 在 1999 年发表了利用釉基质蛋白进行牙周再生手术的步骤,强调彻底清创、止血后,应使用 pH 为 1 的枸橼酸或 24% 的 EDTA 进行根面处理,再次冲洗术区,并将 Em(logain 凝胶注入骨下袋的缺损部位,并注意防止唾液及血液污染,严密缝合创口后可进行牙固塞治以保护创口,并应在术后使用抗生素预防感染。临床研究表明 Emdogain 可在 74% 的垂直型缺损部位获得 3.83mm 的骨再生,4.26mm 的新附着。

Froum 等通过大量的临床实践和文献分析,对影响牙周组织再生手术效果的因素进行了如下分析:①骨缺损的形态与深度:深的骨缺损手术效果好于较浅的骨缺损;②余留骨壁的数目:三壁骨下袋手术效果好于二壁和一壁骨下袋;③牙根表面的暴露程度以及龈瓣是否能严密覆盖手术部位;④缺损与牙长轴形成的角度。据此,他们以应用 Emdogain、骨材料和牙周引导性组织再生膜材料为基础提出了以下原则:①缺损深,且有较好骨壁存在时,单独使用 Emdogain,必要时加冠向复位瓣;②缺损中等或较深、骨壁较少时,使用 Emdogain 加骨植入材料,必要时加冠向复位瓣;③骨上袋缺损及浅的垂直骨缺损,使用 Emdogain 加骨植入材料及膜材料,必要时加冠向复位瓣。尽管 Emdogain 材料尚未在我国上市,但以上原则可在一定程度上指导我们的临床工作。

1989 年 Lynch 等首先报道 PDGF 可在实验动物牙周骨缺损模型中获得牙周组织再生,2003 年重组表达的 PDGF 首次成功应用于修复人 Ⅱ°根分叉牙周缺损。商品化的重组人 PDGF 制剂 GEM-21S® 已于 2005 年获得 FDA 批准,其主要成分为 0.5mL 的 0.3mg/mL 重组人 PDGF 溶液和等体积 beta-磷酸三钙颗粒(0.25~1mm),两者独立包装,用前混合。临床研究表明,单独应用 GEM-21S® 可获得确实的根分叉和骨下袋区牙周骨组织再生。然而,GEM-21S® 与其他牙周组织再生技术联合应用的效果如何,是否可应用于种植体植入前引导骨组织再生手术中,目前尚缺乏临床证据。

1997 年日本大阪大学研究组首先报道了用 FGF-2 修复猴Ⅱ°根分叉牙周骨缺损的实验结果,较单独使用明胶载体,FGF-2 具有浓度依赖的促进牙周组织再生的作用。随后,该实验组证实了 FGF-2 明胶在 beagle 犬Ⅱ°根分叉牙周骨缺损部位的诱导牙周组织再生的作用。利用日本科研制药株式会社提供的大肠杆菌表达的重组人 FGF-2 以及作为载体的羟基丙基纤维素,2008 年由大阪大学、北海道大学、东北大学等 13 所口腔医学院校联合进行了二期临床试验,结果表明,200μL 0.3%

FGF-2 可在二壁骨袋或三壁骨袋术区获得明显诱导牙周骨再生的效果。目前,该小组正在进行三期临床试验。

总之,对生长因子及釉基质蛋白促进牙周组织再生作用的研究,处于由实验室研究向临床应用转化的阶段,较早实现商品化的釉基质蛋白制剂 Emdogain 在临床应用中,其有效性得到了证实,也暴露了其缺点,而商品化的 PDGF(GEM-21S®)以及处在临床试验阶段的 FGF-2 制剂需要在更多的临床应用中综合评价和总结。目前,我国尚无类似的研究报道,上述商品化制剂也尚未进入我国。

第四节 牙周膜龈手术

对附着龈、牙槽黏膜、系带或前庭沟区的多种牙周软组织施行的牙周手术方法。

膜龈手术的主要目的是获得足够的功能性的角化牙龈和获得根面牙龈覆盖,主要应用于以下 5 种情况:前庭沟过浅、牙周袋底超过膜龈联合、附着龈过窄、系带牵拉和局部牙龈退缩。随着牙周手术技术的发展,这类以纠正口腔黏膜与牙龈关系为出发点的手术的适用范围逐渐改变和扩大。

对于罹患全身性疾病者、吸烟者、患者期望值过高不切合实际者、供区组织不足者及牙周袋尚未消除者,应视为膜龈手术的禁忌证。

膜龈手术和牙周成形手术中,最多的是增宽附着龈的各种手术,这类手术的理论基础是附着龈的组织学特点:①附着龈与骨面附着牢固,表面角化程度高,对局部刺激有较强的抵抗力。②角化的附着龈含有大量的胶原纤维性结缔组织,可以抵抗咀嚼、刷牙、异物刺激、龈下牙体预备、感染和系带牵拉等刺激。如果存在持续的牙龈退缩和感染,有必要进行膜龈手术增加附着龈的宽度。换言之,如果在进行数月的良好的菌斑控制的情况下,牙龈的退缩有持续加重的趋势,应考虑进行龈组织移植。膜龈手术可在一定程度上阻止牙龈进一步退缩,纠正前牙美观问题,帮助患者实现良好的菌斑控制,降低牙颈部敏感程度,并可为种植体提供较为理想的软组织支持。

任何膜龈手术前均应教会患者掌握合适的刷牙方法,帮助患者控制菌斑达到理想水平,去除牙石,消除炎症,并去除不良修复体。

一、牙周成形手术

用于防止或改正因解剖、发育、创伤或疾病引起的牙龈、牙槽黏膜或骨的缺损的牙周手术。它不以消除牙周袋为目的。有学者提出牙周成形手术一词,1996 年在世界牙周病研讨会上对其范围进行了讨论和界定。广义的牙周成形手术包括修复前牙周手术、牙冠延长术、牙槽嵴增高术、美学矫正手术、牙根表面覆盖术、牙龈乳头重建术、种植手术前或种植体周围软组织成形手术、正畸治疗前暴露未萌出牙的手术。

二、根尖向复位瓣术

通过向根方推移复位龈瓣，覆盖牙槽嵴顶并进行缝合固定，以达到消除牙周袋的同时保留部分角化龈目的的牙周翻瓣术。

1.适应证

适用于牙周袋底超过膜龈联合及需术后暴露根分叉而角化龈过窄者。

2.手术要点

术前应按牙周手术的原则进行充分的评估和术前准备。术中从龈缘处行内斜切口，内斜切口距离龈缘不超过 1mm，以尽量保留牙龈组织；行纵切口，纵切口应超过膜龈联合达前庭沟，以获得龈瓣的充分移动；翻全厚瓣，当不需骨修整时可选择翻半厚瓣；彻底清创后，将龈瓣复位于牙槽嵴顶根方进行缝合，可利用塞治剂协助固位，并注意防止龈瓣向冠方移位。

三、侧向转位瓣术

利用相邻牙的健康牙龈形成带蒂的龈黏膜瓣，转移至牙龈退缩病变区，覆盖暴露的牙根表面的牙周手术。始于 20 世纪 50 年代。

1.适应证

适用于个别牙唇侧牙龈龈裂或牙龈退缩、部分牙根暴露但暴露面窄，且邻牙牙周组织健康、有足够高度和厚度的牙槽骨、有较宽的附着龈、前庭沟深度足够者。

2.手术要点

术前应按牙周手术的原则进行充分的评估和术前准备。受瓣区牙根表面行彻底刮治和平整，并行根面处理，用生理盐水进行充分清洗，保证受区根面平滑、光洁，无任何菌斑和牙石，切除其周围牙龈的上皮并暴露其下方结缔组织；如果供瓣区的牙龈厚度足够，应分离半厚瓣进行转瓣；注意瓣的对位缝合，可用间断缝合将龈瓣与相邻牙龈和牙槽黏膜缝合，用悬吊缝合将瓣固定于牙颈部，防止其向根方滑动。

一些术者根据实际情况对侧向转瓣术进行了改良。包括在受瓣区根方做 2mm 延长切口，在供瓣区远端行斜向受瓣区的减张切口以增加瓣的活动度。另外，当供瓣区的附着龈宽度足够时，可保留供瓣区的龈乳头，在其下方形成切口。

对于米勒：Ⅰ类和Ⅱ类牙龈退缩，如能满足适应证，可能达到根面完全覆盖；对于Ⅲ类牙龈退缩，可获得部分根面覆盖；而Ⅳ类牙龈退缩不是适应证。

四、双乳头瓣移位术

在牙根暴露区近远中各转一个包含龈乳头的带蒂龈瓣,并在受瓣区中央处缝合,以获得根面覆盖的牙周手术。

1.适应证

适用于当牙根暴露区的近远中径过宽,单侧瓣不能完全覆盖暴露的根面者。

2.手术要点

受瓣区牙根表面行彻底刮治和平整,并行根面处理,切除其周围牙龈的上皮并暴露其下方结缔组织;在受瓣区两侧分别行切口,如果供瓣区的牙龈厚度足够,应分离半厚瓣进行转瓣;将双侧瓣行对位缝合,可用悬吊缝合将瓣固定于牙颈部,防止向根方滑动。该术式中受瓣区的缝合可能会影响两瓣的血供,因而其最终效果可能差于侧向转瓣术。

五、冠向复位瓣术

通过向冠方推移复位龈瓣并进行缝合固定,达到根面覆盖或移植龈瓣覆盖的牙周手术。

1.适应证

适用于一个或数个牙唇颊侧牙龈退缩、部分牙根暴露但牙龈退缩程度不大,余留附着龈较宽,且邻面牙槽骨较为健康者;联合应用上皮下结缔组织移植术或牙周引导组织再生术时,其根面覆盖适应证可一定程度上扩大;一些牙周植骨等牙周再生手术中,亦需联合使用冠向复位瓣术或带蒂转瓣术以避免移植物暴露。

2.手术要点

术前应按牙周手术的原则进行充分的评估和术前准备;以根面覆盖为目的者,应在切开牙龈前,进行根面处理,以增加根面的生物相容性。术中从龈缘处行内斜切口,根据手术目的和局部组织特征,设计内斜切口的位置,以尽量保留牙龈组织为宜;行纵切口,纵切口应超过膜龈联合达前庭沟,以获得龈瓣的充分移动;翻全厚瓣,当联合应用上皮下结缔组织移植术时可选择翻半厚瓣;彻底清创,将龈瓣向冠方复位,覆盖暴露的根面,缝合于牙颈部,可选用悬吊缝合与间断缝合相结合的方式固定龈瓣,可利用塞治剂协助固位,并注意防止龈瓣向冠方移位。

此外,在附着龈较窄的情况下,也可将冠向复位瓣术与游离龈移植手术相结合以达到根面覆盖和增宽附着龈的目的,即在冠向复位瓣手术覆盖根面后约2个月,实施二期游离龈移植手术,以增加角化牙龈的宽度。

六、自体游离龈组织移植术

将自体健康的角化龈移植到患区,以增宽附着龈并可能获得部分根面覆盖的牙周手术。

1.优缺点

为广泛应用于临床,且预后较为可靠的膜龈手术。此术可用于增宽附着龈、覆盖暴露的牙根表面。优点是可以灵活地应用于个别牙位或一组牙,组织获取成功率较高。而缺点是产生受植区和供区两个创口,以及移植组织颜色可能不匹配。

2.手术要点

术前应按牙周手术的原则进行充分的评估和术前准备。以增宽附着龈为目的的游离龈移植手术术中首先在受植区沿膜龈联合水平切口,锐分离切口根方的牙龈,使骨膜和部分结缔组织保留在骨面上,将半厚瓣推向根方,获得宽6～8mm的受植区(解剖特殊部位如外斜嵴、颧弓等部位除外),该宽度可弥补创面愈合时的收缩。供区选在上腭前皱褶远中的前磨牙至第一磨牙的腭侧角化牙龈,可用锡箔剪成受植区大小及形状作为模板在供区取材,在供区切取合适大小的牙龈后,近远中锐剥离1～1.5mm厚的角化上皮和其下方的少许结缔组织,取材后保持游离龈处于湿润条件下,清除组织上的血凝块,修剪腺体和脂肪组织。将获得的游离的牙龈组织移植并缝合于受植区,缝合前应清除受植区的血凝块,使移植组织与受区结缔组织紧贴;最后,供区用牙周塞治剂保护。

自体游离龈移植术是否成功取决于结缔组织的存活情况。移植组织与受植区之间在术后2天或数天内出现纤维组织,同时,受植面的渗出液、附近的牙龈及牙槽黏膜可为移植组织提供营养。在术后第1天,结缔组织发生水肿变性,一些成分发生溶解。术后第2～3天,有毛细血管从周围到中央增生进入移植组织内。术后10天左右,血管系统在移植组织内可完全建立,随后游离龈组织逐渐改建。然而几个月以内,移植龈组织会发生一定程度的收缩,且颜色与周围组织呈现较大的差异。

自体游离龈移植术可用于覆盖牙龈退缩的牙根表面。对米勒Ⅰ类和Ⅱ类牙龈退缩者可达到理想效果,对Ⅲ类牙龈退缩者可能获得部分根面覆盖,而对于Ⅳ类牙龈退缩者则不能获得好的预后。

七、结缔组织移植术

将自体游离结缔组织与受植区带蒂半厚瓣相结合,旨在覆盖暴露的根面或增宽附着龈的牙周手术。

1.理论基础

上皮下结缔组织是上皮是否角化的调控组织,如果将角化口腔上皮下结缔组织移植到附着龈不足的受植区,就可在其表面获得角化上皮,即增宽的附着龈。

2.优点

供区取腭瓣下结缔组织,而不切取上皮组织,因而可将腭瓣原位复位并严密缝合,最终获得供区创面的一期愈合,减轻了患者的术后不适;另一方面,由于使用上皮下结缔组织移植,受区最终的牙龈颜色较游离龈移植手术更协调。

3.适应证

主要用于覆盖牙龈退缩的牙根表面。

4.手术要点

术前应按牙周手术的原则进行充分的评估和术前准备。受区需有足够的牙龈厚度和邻牙区附着龈。术中受区行沟内切口和梯形垂直切口,翻起梯形半厚瓣;供区为上腭上皮下结缔组织,组织获取后严密缝合供区;移植物缝合于受区骨膜,并覆盖暴露的根面;最后由半厚瓣覆盖移植物表面,并严密缝合。其成功与否取决于移植物下方的受植区结缔组织和移植物表面的龈瓣是否能为移植物提供充分的血供。有报道称成功的手术可获得 2~6mm 的根面覆盖。

1999 年有学者提出用微创的手术器械,在受区牙龈行切口后,在其下方行潜行锐性分离形成"隧道",而不进行翻瓣,最后将结缔组织置于"隧道"中及覆盖牙根表面,并行固定缝合。该手术可使移植组织获得更好的血供和术后愈合,并可增厚受区牙龈厚度。

结缔组织移植手术还可以与游离龈移植手术结合使用,即在受植区冠方使用含有上皮的龈组织,在根方使用结缔组织。

八、牙冠延长术

利用手术方法,降低龈缘位置,使临床牙冠加长的手术。此手术利于牙修复或改善美观。

牙冠延长术多通过翻瓣术结合骨切除术,降低龈缘和牙槽嵴顶的水平,从而在保持正常生物学宽度的情况下,延长临床牙冠。当牙槽嵴顶位置合适时,也可通过牙龈切除术和牙龈成形术达到延长临床牙冠的手术目的。

1.适应证

适用于要求改善前牙牙冠短而"露龈笑"的美观者;因主动萌出不足而牙冠短小,影响美观或冠修复体固位者;牙龈过度增生使临床牙冠变短且牙周破坏风险增加者;可用于累及龈下的牙体缺损修复前的预备。临床上,很多牙冠延长术后需牙体修复治疗,因而术前应充分考虑整体状况和余留牙预后的因素,评估牙龈生物学形态和附着龈宽度,预测手术后以及修复后的临床牙冠以及冠根比,预测牙龈乳头的位置及与邻牙的关系。术前还应分析比较解决患牙临床问题的其他可能方案,如正畸方法牵拉患牙甚至拔除患牙等。

2.手术要点

应以术前的充分医患沟通和患者完善的菌斑控制为手术前提条件,如有可能,应在实施牙冠延长术前,通过临时修复或制作导板等方式,明确理想的修复体边缘或龈缘位置,还可在局麻下精确测定釉牙骨质界的位置,并以此为根据,决定术后龈缘的位置,即距釉牙骨质界冠方 1mm 处,此处即为手术切口的位置。

延长牙冠的手术方法有牙龈切除成形术、根向复位瓣术及骨修整与根向复位瓣相结合的手术 3 类。手术切口的设计应充分考虑术区牙龈的厚度与附着龈宽度等解剖条件。根向复位瓣手术采用内斜切口或沟内切口,翻全厚瓣,暴露牙槽嵴顶,可通过骨修整使牙槽嵴顶位于釉牙骨质界根方 2mm,并彻底去除牙槽嵴顶冠方牙根表面的残留牙周膜后,将龈瓣复位缝合。

对于以冠修复为目的的牙冠延长术,应待组织充分改建愈合后进行修复体制作。组织愈合多需 4～6 周,且在术后 6 周至 6 个月内,仍可发生组织的轻微改建,因而宜在术后 1～2 周戴临时冠,术后 6 周方可开始永久修复。

第五节 牙周美容性手术

过去膜龈手术的主要目的是获得足够的功能性的角化牙龈,主要应用于以下5 种情况:前庭沟过浅、牙周袋底超过膜龈联合、附着龈过窄、系带牵拉和局部牙龈退缩。随着牙周手术技术的发展,这类以纠正口腔黏膜与牙龈关系为出发点的手术的适用范围逐渐改变和扩大,1993 年 Miller 提出牙周美容性手术一词,在 1996年临床世界牙周病学大会上,对这类不是以消除牙周袋为目的的牙周美容性手术的范围进行了讨论和界定。

广义地说,牙周美容性手术包括以下几个方面:

(1)修复前牙周手术。

(2)牙冠延长术。

(3)牙槽嵴增高术。

(4)美学矫正手术。

(5)牙根表面覆盖术。

(6)牙龈乳头重建术。

(7)种植体周围美学矫正手术。

(8)正畸治疗需要手术暴露未萌出牙齿。

一、历史回顾

牙龈表面上皮可分口腔龈上皮、沟内上皮和结合上皮 3 个区。口腔龈上皮区是指覆盖于游离龈外表面和附着龈表面的角化龈,其组织结构为角化或不全角化的复层鳞状上皮,角化的上皮结构可以抵抗局部的刺激。1972 年 Lang 对 32 名口腔专业学生进行了 6 周的严格菌斑控制后,观察各牙位龈沟液渗出与角化龈宽度的关系,并发现角化龈宽度在 2mm 以下的部位,龈沟渗出液量多于角化龈宽度大于 2mm 的部位,这一发现引起了人们对角化龈宽度,特别是附着龈宽度的重视。

计算附着龈宽度是用龈缘到膜龈联合的距离减去龈沟或牙周袋的深度所得到的数值。

附着龈与骨面附着牢固、表面角化程度高、对局部刺激有较强的抵抗力。Friedman 在 1962 年指出,角化的附着龈可以抵抗咀嚼、刷牙、异物刺激、龈下牙体预备、感染、系带牵拉等刺激。1979 年 Goldman 和 Cohen 提出"组织防线"的概念,证实角化的附着龈含有大量的胶原纤维性结缔组织,与仅以疏松结缔组织纤维相连的牙槽黏膜相比,可以减缓或抵御感染蔓延。这一观点得到了著名牙周病学家 Lindhe、Baker、Rubin、Nyman 的赞同。怎样的附着龈宽度能足以发挥上述作用呢? 1970—1980 年间,学者们进行了大量的临床观察,并未获得一致的结果。没有一个"标准的"附着龈最低限度,一些附着龈很窄的部位,如果维持较好的口腔卫生,也可长期保持健康状态。而如果口腔卫生状态不够理想,增宽附着龈的手术有助于加强口腔卫生,而且在有龈下修复体,作为固定或活动基牙的部位,一定宽度的附着龈有助于局部组织抵抗炎症。Carranza 描述了 3 种造成附着龈宽度不足的原因:①牙周袋底位于膜龈联合的根方或接近膜龈联合;②系带或黏膜牵拉使牙周袋从牙齿表面分离;③牙根表面龈退缩。Lang 和 Loe 在 1972 年指出,如果有良好的口腔卫生,1mm 甚至 1mm 以下的角化的牙龈也足以抵抗刺激。而 Kamng 于 1975 年发现了调控上皮角化的基因,并建立了附着龈增宽手术的理论基础。Kamng 认为,健康牙龈的上皮角化基因有持续活化的趋势,而局部菌斑的堆积和感染的存在,抑制上述基因的活化。所以,现在学者们主张,如果存在持续的牙龈退缩和感染,有必要进行膜龈手术增加附着龈的宽度。换言之,如果在进行数月的良好的菌斑控制的情况下,牙龈的退缩仍持续存在,应考虑进行龈瓣移植,因为牙龈的退缩会妨碍牙刷正确的角度,进而妨碍菌斑的控制。

附着龈增宽可以带来以下益处:①有助于龈缘附近的菌斑控制;②有助于美观;③减少修复体周围的感染。

早期的附着龈增宽手术被称为骨面裸露手术。Fox 描述这种手术为"Push back procedure",即翻起全厚牙龈瓣,并进行根向复位缝合,使冠方牙槽骨暴露,暴露的冠方牙槽骨表面进行牙周塞治,以利于组织的愈合。该手术可在暴露的牙槽骨区表面实现一定程度的角化牙龈的再生。然而,牙槽嵴顶的暴露容易导致边缘骨的丧失,而且组织愈合缓慢,患者疼痛明显。该手术的另一个缺点是只能在前牙区能够进行根向牙龈瓣复位的牙位进行。

Wilderman、Wentz 和 Orban 等人对术后组织进行了观察,认为牙槽骨越薄,术后骨丧失越多。为了减少术后骨丧失,Goldman 和 Stewart 发展了保留骨膜的半厚瓣手术技术,即锐性分离翻起半厚瓣,将骨膜保留在牙槽骨表面以保护骨,覆有骨膜的边缘骨组织在随后的愈合中处于暴露的状态。尽管 Staflileno 和 Orban 称该手术预后好于骨面裸露技术,然而,Costich 和 Ramjford 认为该手术与骨面裸露手术相比,仅仅是骨丧失量上的改善,而没有质的区别。如果骨缘较薄,仍易发生边缘骨的坏死。Carranza、Glickman 和 Donfefdnian 指出,在保留骨膜的半厚瓣手术后,尽管膜龈联合向根方移位,但远期有复位回冠方的趋势。而在骨面裸露手术中,大多数根方牙龈组织形成了瘢痕组织,可以保持膜龈联合的水平。所以,全厚瓣裸露骨面技术形成瘢痕组织防止膜龈联合向冠方移动,以及半厚瓣保留骨膜防止牙槽骨丧失都是获得好的疗效的前提。

Robinson 将上述两种技术结合起来,提出骨膜开窗术,即锐性分离翻起半厚瓣以保护骨缘,而在"新"膜龈联合处,翻 5mm 宽的全厚瓣,以在此区域形成一个稳定的膜龈联合。Oschenbein 进一步完善和发展了这个全厚瓣与半厚瓣结合的技术。

这些方法在 1970—1980 年间曾引起临床医师的重视和好评,而 90 年代的研究认为这些方法都不是获得角化附着龈的可靠方法。

二、现状

以下介绍目前临床应用的几种牙周美容性手术。

1.游离龈移植术

游离龈移植术由 Bjorn 于 1963 年提出,20 世纪 90 年代后逐渐广泛应用,是预后较为可靠的膜龈手术。此术可用于以增宽附着龈,覆盖暴露的牙根表面。其优点是可以灵活地应用于个别牙位或一组牙齿,取瓣成功率较高。而缺点是产生受植区和供瓣区两个创口,以及组织瓣颜色可能不匹配。此外,对其覆盖牙根效果的不确定性以及瓣膜的血供也应有所考虑。

目的为增宽附着龈的游离龈移植术包括以下几个步骤:①消除牙周袋;②受区准备;③供区取游离牙龈组织;④组织瓣的移植与缝合;⑤术区的保护。牙龈成形术消除牙周袋后在受植区沿膜龈联合水平切口,锐性分离切口根方的牙龈,使骨膜和部分结缔组织保留在骨面上,将半厚瓣推向根方,获得宽约 6~8mm 的受植区

（解剖特殊部位如外斜嵴、颧弓等部位除外），该宽度可弥补创面愈合时的收缩，瓣的边缘缝合固定在根方的骨膜上，形成受植区创面。供区选在上腭前皱褶远中的前磨牙至第一磨牙的腭侧角化牙龈，因为该区黏膜下组织较厚，而牙龈较宽。可用锡箔剪成受植区大小及形状的模板在供区取材，供瓣区切取合适大小牙龈后，近远中锐性剥离 1~1.5mm 厚的角化上皮和其下方少许结缔组织，取材后将游离牙龈组织置于湿纱布上，清除牙龈组织上的血凝块，修剪腺体和结缔组织。将获得的游离的牙龈组织移植并缝合于受植区，缝合前应清除受植区的血凝块，使移植组织与受区结缔组织紧贴；最后，供瓣区用牙周塞治剂保护。

作为改良，1985 年 Rateitschak 提出 Accordion 技术，而 Han、Carranza 和 Takei 于 1993 年提出 Strip 技术，即仅在供区取 2mm 宽的游离瓣，然后用干燥锡箔覆盖供区并塞治保护。其优点是可获得快速的上皮愈合（10 天左右），减轻了患者的痛苦，然而其缺点是受植区移植瓣容易发生收缩。此外，一些学者还试图使用冻干硬脑膜、巩膜和经放射线消毒的异体角化牙龈进行移植术，这些尝试距离临床应用尚存在一定距离。

游离龈移植术是否成功依赖于结缔组织的存活情况。游离龈与受植区之间在术后 2 天或数天内出现纤维组织，同时，受植面的渗出液、附近的牙龈及牙槽黏膜可为移植牙龈提供营养。在术后第 1 天，结缔组织发生水肿、变性，一些成分发生溶解。术后第 2~3 天，毛细血管从周围到中央增殖进入移植牙龈组织内。术后 10 天左右，血管系统在移植牙龈内可完全建立。早在 1967 年 Gargiulo 和 Arrocha 就观察了 8 例患者在游离龈移植术后的组织变化，组织的愈合始于术后 48 小时，但尚无血管长入，此时游离龈牙龈组织营养来源是受植区的液体渗出。2~3 天时，移植牙龈和受植区之间形成纤维蛋白网，4~7 天后，游离牙龈与受植区的结合变得比较紧密，两者之间组织交织生长，移植牙龈组织也由最初的灰白色变成了粉红色。其表面由水肿、光亮的状态变得灰、薄，上皮细胞逐渐成熟。一般来说较薄的移植牙龈（0.75mm）需 10~14 天愈合，而较厚的移植牙龈（1.75mm）需要 16 天甚至更长的时间愈合。17 天后游离龈牙龈就可达到功能愈合了，然而几个月以内，游离牙龈的颜色都会与周围组织呈现较大的差别。游离牙龈组织可能呈球形突起的外观而妨碍口腔局部卫生。在这种情况下，可以翻起并削薄牙龈。

1979 年 Caffess 观察了 5 只成年 Rhesus 猴的 40 个游离牙龈从术后 1 小时到 72 天的组织愈合情况。他发现如果牙龈直接覆盖在骨面上，在愈合的开始阶段，组织呈缓慢生长。然而，28 天后组织生长的速度与覆盖在骨膜上的游离牙龈相似。

使用游离龈移植术覆盖牙龈退缩的牙根表面是该手术临床应用的另一方面。1985 年，Miller 将牙龈退缩致牙根暴露的病损分成以下 4 类：Ⅰ类是牙龈退缩未达到膜龈联合,邻面无牙槽骨或软组织的丧失;Ⅱ类是牙龈退缩达到或超过膜龈联合,但邻面无牙槽骨或软组织的丧失;Ⅲ类是龈缘退缩达到或超过膜龈联合,邻面牙槽骨或软组织有丧失,位于釉牙骨质界根方,但仍位于唇侧退缩龈缘的冠方;Ⅳ类是龈缘退缩超过膜龈联合,邻面骨丧失已达到唇侧牙龈退缩水平。游离龈移植术对Ⅰ类和Ⅱ类牙龈退缩可达到理想效果,对Ⅲ类牙龈退缩可能获得部分根面覆盖,而对于Ⅳ类牙龈退缩则不能获得好的预后。

另一个影响根面覆盖是否成功的因素是能否进行彻底的根面平整和完善的根面处理。1980年代Miller和Holbrook等人认为在进行受植区预备之前用枸橼酸进行根面处理可防止枸橼酸对移植牙龈血供的干扰。

结缔组织移植术的出现和发展代替了游离龈移植术的某些适应证,然而对于合并系带附丽异常和前庭沟加深的修复前手术,以及用其他方法难以获得理想的附着龈增宽的手术,游离龈移植术仍然是牙周辅助治疗的重要手段之一。但手术的成功与否还取决于适应证的选择以及手术基本原则的遵守。

游离龈移植术的临床评价:随着对组织缝合技术的不断改进,游离龈移植手术的稳定性大幅提高,且本手术操作相对简单,移植组织存活率高,使用较为广泛。文献报道从术后即刻直到术后1年可能会出现25%～45%的瓣收缩,因此在计算取瓣的大小时应适当增加一些预留量。取下的游离龈组织根据需要适当修整边缘,将脂肪等不需要的组织去除。需要特别注意的是游离龈移植最常见的失败原因是移植组织块固定不严密而导致坏死—术后出血的控制也是成功的关键要素,特别是腭部供区创面,可在手术完成后分别对供区及受区加压3～5分钟,之后采用牙周塞治剂或腭护板等保护创面防止术后出血。

只要适应证选择得当,游离龈移植手术预后一般较好,在口腔卫生控制良好的前提下此手术的长期预后也是非常稳定的。多位学者的研究提示游离龈组织存在"根面爬行"的现象,即在术后的1月至数年间,移植的牙龈组织会逐渐由根面向冠方迁移生长,并可能最终达到完全的根面覆盖。

2.结缔组织移植术

结缔组织移植术于1974年由Edel首先提出,其理论基础是,上皮下结缔组织是上皮是否角化的调控组织,如果将角化口腔上皮下结缔组织移植到附着龈不足的受植区,就可在其表面获得角化上皮,即增宽的附着龈。其优点在于供区取腭瓣下结缔组织,而不切取上皮组织,因而可将腭瓣原位复位并严密缝合,最终获得供区创面的一期愈合,减轻了患者的术后不适,另一方面由于使用上皮下结缔组织移植,受区最终的牙龈颜色较游离龈移植术更协调。

与游离龈移植术相似,除用于增宽附着龈的手术外,结缔组织移植术还可用于覆盖牙龈退缩的牙根表面,如1985年Langer等描述使用结缔组织进行根面覆盖的上皮下结缔组织移植术和 1985 年 Raetzke 描述的"Envelope technique"。Langer 上皮下结缔组织移植术的要点包括：受区有足够的牙龈厚度和邻牙区附着龈，术中受区行沟内切口和梯形垂直切口，翻起梯形半厚瓣；供区为上腭上皮下结缔组织，取瓣后严密缝合供区；移植结缔组织缝合于受区骨膜，并覆盖暴露的根面；最后由半厚瓣覆盖移植结缔组织表面 1/2～2/3，并严密缝合。其成功与否取决于移植结缔组织下方的受植区，结缔组织和移植结缔组织表面的龈瓣是否能为移植结缔组织提供充分的血供，有报道成功的手术可获得 2～6mm 的根面覆盖。

1999 年，Zabalegui 等提出"Pouch and tunnel technique"，即用微创的手术器械，在受区牙龈行切口后，在其下方行潜行锐性分离形成隧道，而不进行翻瓣，最后将结缔组织置于 tunnel 及覆盖牙根表面，并行固定缝合。该手术可使移植结缔组织获得更好的血供和术后愈合，并可增厚受区牙龈厚度。

结缔组织移植术还可以与游离龈移植术结合使用，即在受植区冠方使用含有上皮的牙龈组织，在根方使用结缔组织。

结缔组织移植术的临床评价：采用结缔组织移植技术最有可能达到完全的根面覆盖。特别是对于宽而深或有多颗相邻牙牙龈退缩的病例，相比单纯的带蒂瓣或游离牙龈，使用结缔组织移植通常可获得更多的根面覆盖率及更好的长期稳定性。Chambrone 等的系统评估结果显示，不同手术方式的根面覆盖为 35%～97% 不等，其中结缔组织移植联合冠向复位术后的根面覆盖率及角化牙龈增量均为最佳，对于 Miller Ⅰ 或 Ⅱ 类龈退缩根面覆盖率平均可达到 80% 以上。Agudio 等进行了 27 年的长期随访研究提示结缔组织移植后龈缘会持续冠向移动，甚至完全覆盖暴露的根面。因此在大部分情况下，结缔组织移植结合冠向复位的技术至今仍是治疗根面暴露的最佳方法。

3.侧向转位瓣术

Grupe 和 Warren 于 1956 年提出了侧向转位瓣术，用于个别牙唇侧较窄的龈裂或牙龈退缩，而邻牙牙周组织健康、有较宽的附着龈、足够的牙槽骨高度和厚度，且前庭沟深度可行侧向转瓣的情况。该手术利用相邻的健康牙龈形成带蒂的龈黏膜瓣，转向龈裂或牙龈退缩病变区，以覆盖裸露根面。

侧向转位瓣术的手术要点包括，受瓣区牙根表面应行彻底刮治和平整，并行根面处理，其周围牙龈的上皮应切除并暴露其下方结缔组织；如果供瓣区的牙龈厚度足够，应分离半厚瓣进行转瓣；注意瓣的对位缝合，可用间断缝合将龈瓣与相邻牙龈和牙槽黏膜缝合，用悬吊缝合将瓣固定于牙颈部，防止向根方滑动。

上述侧向转瓣术自提出以来，已在临床上应用 50 余年，并取得了确实的疗效。根据实际情况，一些学者对其进行了改良。

最常用的改良方法是在受瓣区根方做 2mm 延长切口，在供瓣区远端内侧骨膜处作斜形切口减张,这些切口可以增加瓣的活动度。另外,当供瓣区的附着龈宽度足够时,可保留供瓣区的龈乳头,在其下方形成切口。

当牙根暴露区的近远中径过宽,单侧瓣不能完全覆盖时,可在其近远中各转一个带蒂乳头瓣,两瓣在受瓣区中线处缝合,此为双乳头转位瓣术,但由于受瓣区的缝合可能会影响两瓣的血供,其最终效果可能差于侧向转瓣术。

侧向转位瓣术的临床评价:文献报道在制备供区瓣时特别要注意的是,供区瓣的宽度至少是受区1.5倍以上,否则,过窄的瓣极易因血供不足而坏死。完全无张力的复位也是避免手术失败的重要因素,可通过附加位于龈瓣基底部的骨膜松弛切口或减张切口使带蒂瓣无张力地覆盖在裸露的根面上。2001年,Bouchard等的系统综述报道,单纯侧向转位瓣根面覆盖率平均可达到66%。

4.冠向复位瓣手术

(1)冠向复位瓣与游离龈瓣手术结合术:冠向复位瓣手术,需在术区行水平及垂直切口,分离并翻起半厚瓣,根面处理后冠向复位缝合,行牙周塞治,术后可使牙龈退缩,牙根暴露区获得一定程度的牙龈覆盖。单纯的冠向复位瓣手术并不能增加附着龈的宽度。在一些情况下,可在冠向复位瓣手术后约2个月,实施二期游离龈瓣手术,以增加角化牙龈的宽度。该手术在20世纪70年代已有报道,临床研究报道认为该手术可以获得稳定的效果。

冠向复位瓣术的临床评价:冠向复位瓣可用于覆盖单个或多个牙位暴露的根面及骨面,且因不用从邻近组织转瓣,不存在供区牙龈退缩等风险,其手术创伤更小、美学效果更佳。但是,冠向拉伸龈瓣后可能导致前庭沟变浅、附着龈减少,因此对于角化龈过少或过薄的患牙不适宜单纯采用冠向复位瓣技术。建议只有当退缩牙位根方至少存在3mm以上的附着牙龈时才可单独采用冠向复位瓣行根面覆盖。单纯冠向复位瓣行根面覆盖的患者14年随访的研究结果提示,39%的患者在术后1~14年出现持续的龈缘根向移位。因此单纯冠向复位瓣技术的长期疗效较结缔组织瓣结合冠向复位瓣技术欠佳。Tarnow提出的半月瓣是一种改良的冠向复位瓣技术,因手术创伤小、方法简单,适用于一些轻度的牙龈退缩的病例。这一手术要求退缩牙位的根方附着龈有足够的厚度及宽度,手术适应证较窄。

(2)半月瓣手术:1986年Tarnow报道,在牙龈退缩牙位的根方行与龈缘平行的半月形切口,附着牙龈狭窄时可将切口根方设计在黏膜区,然后沿切口向冠方行半厚瓣锐性分离,使之与沟内切口相连。然后将龈瓣推向冠方,用湿纱布加压数分钟后,暴露创面待其自然愈合,而不进行缝合或牙周塞治。半月瓣手术成功的关键在于龈瓣的血供,因而该方法不适用于下颌牙位。

5.系带切除术与系带修整术

系带是由黏膜折叠形成的包含有肌纤维的结构。系带将唇、颊或舌连接于牙槽黏膜和(或)牙龈及其下方的骨膜。

1964 年 Corn 首先注意并指出系带位置过于靠近龈缘时,可导致唇颊活动时对龈缘的牵拉,使该处易于堆积菌斑等刺激物,较易形成牙周袋而使病变加重。对于牙周病损区,过于粗大或过于靠近龈缘的系带,会妨碍菌斑控制和翻瓣术的愈合。因而提出并发展了系带切除术和系带修整术。

系带切除术是指将系带连同它与骨面的联系一起切除,通常用于由于系带粗大或附丽异常导致上颌中切牙之间出现裂隙者。手术要点为将上唇牵引向上,自上唇内侧开始至牙槽嵴的后方,在系带的两侧作梭形切口,并在唇内侧系带的唇端作横切口,然后切除全部纤维组织,并将附丽于牙槽嵴的系带自骨面剥离。缝合时自上唇黏膜开始,严密缝合,牙槽嵴不能拉拢处,可不作缝合,而在切口覆以碘仿纱条,使其自行愈合。

系带修整术是切开系带,修整其附丽位置,重建系带与龈缘的关系。系带修整术常用于解决与系带相关的牙龈问题,可与翻瓣术或游离龈移植术同时进行。手术要点为提起上唇,用止血钳夹住系带,使钳喙方向直指移行沟,在钳喙上、下侧各作一切口直达移行沟,使两切口间呈 V 形,止血钳所夹部分即被切除。然后钝剥离创口下纤维组织,使系带完全松弛,创口呈菱形,最后沿系带作间断缝合或褥式缝合。另一种系带修整术的手术要点为将上唇向上牵开,使系带呈紧张状态,沿系带正中行纵向切口,再在切口末端两侧各作一横向切口,形成 Z 形,剥离切口内的两个三角形瓣后,上下交换缝合。

系带修整术的临床评价:系带切除术由于是在正中区域未完全关闭创面,导致伤口 Ⅱ 期愈合,会产生美学问题,造成术区瘢痕。对于高笑线上前牙牙龈暴露的患者,这个问题尤为严重。V-Y 型系带修整技术适用于系带附着位置过低的患者,同样可能会造成手术瘢痕。在临床上我们应该根据患者的年龄、治疗要求以及系带形状和附丽等情况总体考虑,选择合适的治疗方法,在恢复功能的同时,避免美学问题的产生。

6.牙冠延长术

牙冠延长术是通过翻瓣术结合骨切除术,降低龈缘和牙槽嵴顶的水平,从而在保持正常生物学宽度的情况下,延长临床牙冠的手术方法。牙冠延长术不但可以改善因前牙牙冠短而"露龈笑"者的美观,还可以应用于累及龈下的牙体修复前的预备。

正常情况下,生物学宽度保持不变。健康成人龈沟底即结合上皮的冠方位于釉牙骨质界处,因而生理状况下牙槽嵴顶位于釉牙骨质界根方 2mm 处,此时龈缘位于釉牙骨质界冠方 1mm。

前牙"露龈笑"的患者,往往是由于牙齿萌出不足,即牙槽嵴顶与釉牙骨质界的距离不足 2mm，此时，龈沟底位于牙釉质表面，而龈缘与釉牙骨质界的距离超过1mm，因而出现临床牙冠过短的现象。

进行牙冠延长术与其他牙周美容手术同样，应以完善的菌斑控制为手术前提条件。应在局麻下精确测定釉牙骨质界的位置，并以此为根据，决定术后龈缘即切口的位置，即釉牙骨质界冠方 1mm 处。手术采用根向水平切口（内斜切口或沟内切口），翻全厚瓣，暴露牙槽嵴顶，并通过骨修整使牙槽嵴顶位于釉牙骨质界根方2mm，并彻底去除牙槽嵴顶冠方牙根表面的残留牙周膜，根面处理后复位缝合。

对于以牙体修复为目的的牙冠延长术，应考虑牙体缺损的位置和修复体边缘设计以决定术后龈缘的位置，而牙槽嵴顶需位于龈缘根方 3mm 处。

此外，种植体周围牙槽嵴顶与冠缘以及龈缘的位置关系，也应遵循生物学宽度的规律，因而术者在种植体和修复体设计时，应参考上述牙冠延长术的基本原则。

牙冠延长术的临床评价：在制订手术治疗计划前，应该对患者面部的对称性和长度、唇的长度和丰满度以及笑线（患者自然微笑，上唇下缘的位置即笑线）的情况有一个准确的评估，任何一个参数出现问题，都会对最终手术结果产生影响。其次针对患者口内情况进行全面检查，观察牙冠外形，测量临床牙冠以及解剖牙冠长度，检查牙龈炎症情况、牙龈厚度、附着龈宽度、探诊深度、临床附着水平，是否存在骨突以及结合 X 线片观察牙体邻面釉牙骨质界与牙槽嵴顶的位置关系，同时还可以在局麻下探诊检查牙体唇舌面釉牙骨质界与牙槽嵴顶的位置关系。对于患者不同的临床情况可以采用不同的治疗方案。

第六节 牙周病其他治疗

一、激光治疗

激光是受激辐射光放大的简称，英文为 LASER，即受激辐射光放大的英文——Light Amplification by Stimulation Emission of Radiation 之首字母缩写。

1917 年爱因斯坦提出"受激辐射"的概念，为激光的发明奠定了理论基础。1958 年贝尔实验室的肖洛和汤斯发表了经典完善的激光原理论文，阐明受激辐射可以得到一种单色性的、亮度极高的新型光源。1960 年，美国人梅曼发明了世界上第一台红宝石激光器，获得了人类有史以来的第一束激光。激光的问世立即受到医学界的极大重视，并很快被用于口腔医学，1964 年即有激光在龋病治疗中的应用研究，1971 年髓病治疗上尝试采用激光。经过数十年发展，多种激光器已经在临床医学的每个学科都找到了用武之地。

光是作为一种利用波的形式移动的电磁能量，其放射能量的基本单位是光子。

光子波有两种特性:一是振幅,振幅越大能量越高;二是波长,波长决定了光的传播方式和组织对光的反应。可见光的波长范围为380~780nm,而目前在医学领域应用的激光,从波长193nm的准分子激光到波长为10600nm的二氧化碳激光,涵盖了更广阔的光谱范围。激光具有三大特性:单色性、光束高度定向性和极高的能量密度,其特性通过脉冲或连续波等作用方式,产生的激光生物学作用主要表现为光化效应、电磁场效应、热效应、压强效应与冲击波效应。

通常根据能量的强弱将激光设备分为强激光器和弱激光器,但医学领域关注的是激光对机体产生的作用,因此将激光照射生物组织后,如果直接导致该生物组织不可逆性损伤,则此受照表面处的激光称为之强激光;若不会直接造成不可逆性损伤,则称其为弱激光。根据激光辐射防护安全的国家标准,激光的1类、2类、3A类激光为弱激光,3B、4类为强激光,接触激光设备时可以根据此类别标准,判断其生物学功能和产品的危险度。1类激光对人类的眼睛不产生威胁。2类激光的功率小于1mW,裸眼直视超过0.25秒可引起不适。3A类激光的功率小于5mW,汇聚的光线对眼睛有害。3B类激光的功率从5mW到500mW,直视其光束或反射光线都是有危险的。4类激光的功率大于500mW,其漫反射的光线都对眼睛和皮肤有害,当能量高于2W/cm² 时可以引发被照射物体的燃烧。遇到标记有激光警告标记的设备时需要注意防护。

根据激光器激活媒质,又称工作介质,所组成的化学元素、分子或多物质组合来命名其产生的激光。激活媒质根据物质状态特性分四大类:固体、液体、气体和半导体。常见的固体激活媒质有红宝石、金绿宝石、钇铝石榴石(YAG)晶体等;液体激光器通常采用溶于溶剂中的有机染料作为激活媒质,也有以蒸汽状态工作的;气体激光器是目前种类最多、应用最广泛的一类激光器,以二氧化碳激光器和氦-氖(He-Ne)激光器为代表。半导体激光器是以半导体材料作为工作介质,设备体积小,质量轻,结构简单稳定,是近年来伴随光通讯技术成熟而发展最迅速的一类激光产品,口腔科领域应用的二极管激光器即属于半导体激光器。

(一)激光在口腔医学领域的应用

在口腔医学中激光已有多种应用。软组织切割是激光应用最成熟的领域,二氧化碳激光、铒激光、钕激光、钬激光等多种激光都具有良好的软组织切割和消融能力,口腔颌面部的手术应用激光还能够充分利用激光的凝固止血功能,获得良好的手术视野。铒激光具备优良的切割硬组织能力,无论牙釉质、牙本质还是骨组织,都能被迅速消融,能够用于龋病的治疗。根管治疗中使用铒激光可以清除残髓,消融髓石,杀灭细菌,分解细菌产物,去除机械根管预备形成的牙本质碎屑和玷污层,是根管消毒步骤的理想辅助工具。钕激光通过热凝可在瞬间封闭牙本质小管,治疗牙本质过敏症有一定疗效,还可改变牙釉质的结构,有效增加牙齿对抗脱矿的能力,可应用于儿童龋病预防。铒激光和二氧化碳激光处理的釉质和牙本质表面会产生类似酸蚀的效果,可以增加正畸托槽的黏固,但目前尚无取代传统化学酸蚀的可能。光敏树脂的固化可使用氩激光作为激发光源,固化时间能够明显缩短。钕激光和二氧化碳激光可以在不损伤下方釉质的前提下瓦解正畸托槽黏结树脂。口腔美容医学利用铒激光进行牙龈色素褪色的治疗有良好的疗效,使用二极管激光漂白牙齿效果理想,但并未获得权威机构的认可。激光照射后促进局部黏膜血液循环,可能对口腔溃疡的愈合有益,此治疗技术能否在临床推广应用有待继续研究。

激光不但应用于治疗,还在诊断技术上有一定突破。虽然临床意义不大,但激光在牙齿松动度的测量上曾经有所作为。利用激光多普勒仪可以研究牙龈血流的变化,以评估局部组织愈合条件。对龋齿和牙石的检测则不单纯停留于研究工作,专用的二极管激光设备已经被许多口腔科医师接受,开始进入临床应用阶段。表5-2列出了在口腔医学领域已经获得临床应用的激光种类和主要应用范围。

表 5-2 临床应用的激光种类和主要应用范围

激光种类	激光名称	波长(nm)	在口腔医学中的主要应用	应用时注意事项
气体激光	二氧化碳激光	10600	切割消融软组织,GTR中去除牙龈上皮	避免激光辐射到达牙体硬组织表面,进行活检时需要扩展边缘以防止受检组织结构被破坏
	氩激光	488/515	固化树脂,切割消融软组织,止血,漂白牙齿	防止含色素正常组织因产生高温而气化
	氩氟准分子激光	193	切割消融硬组织,清除牙石	注意紫外线防护
	氙氯准分子激光	308	切割消融硬组织,清除牙石	注意紫外线防护
固体激光	钕激光	1064	切割消融软组织,止血,治疗溃疡,清除龋损,牙周袋清创	避免激光辐射到达牙体硬组织表面,热损伤可达表层下 2~4mm 的组织
	铒激光	2940	清除龋损,切割釉质牙本质制备洞型,处理骨和牙骨质,预备根管,牙周袋清创,清除牙石,牙龈去色素	工作时足量喷洒水,防止产热和毒性物质产生,调节适当的功率防止局部升温

激光种类	激光名称	波长(nm)	在口腔医学中的主要应用	应用时注意事项
	铒铬激光	2780	蚀刻釉质,清除龋损,制备洞型,无损切割骨组织,预备根管	硬组织切割时需要足量喷洒水
	钬激光	2100	切割消融软组织	气化切割功能强,注意非手术区域防护
	金绿宝石激光	337	清除牙石	注意紫外线防护,需要足量喷洒水
半导体激光	二极管激光	655-980	牙周袋清创,预备根管,检测龋损牙石	激光辐射到达牙体硬组织表面,牙周袋清创可能导致牙骨质和骨损害,表层下热损害相对较小

(二)激光在牙周病治疗中的应用

牙周病基础治疗通常使用手用工具或机动器械清除菌斑和牙石,完成龈上洁治、龈下刮治、根面平整和袋内壁刮治。经典的手器刮治术是高技术敏感性的工作,且需消耗相当多体力,是导致牙周病专科医师效率低下的主要原因。超声和其他机动器械的出现已经革命性地解放了牙周病医师疲劳的双手,设计优良的超声波刮治器经过不断改进已经获得了与传统手器相同的治疗效果。但机动刮治器所产生的噪声和振动不但给患者带来不适,其产生的嘈杂环境也会对牙周病医师的身心健康产生影响。病变的牙周组织经过机械刮治会在根面遗留由感染牙骨质、牙石碎屑、细菌及毒素组成的玷污层;需要使用四环素、柠檬酸、EDTA 等处理根面,以清除玷污层、暴露胶原纤维和牙本质小管。

对于复杂的牙周袋和狭窄的根分叉区域等特殊解剖结构区,即使是特殊设计的手器和超声工作尖往往也难以到达这些部位,这类死区中的细菌生物膜的长期存在可能导致牙周病治疗疗效欠佳或频繁复发。化学制剂或药物是辅助机械手段,实现对这些特殊部位进行牙周彻底清创的有效方法之一。但化学方法产生的异常气味、过敏反应、毒副作用和细菌耐药等问题使其应用有所局限。

激光在治疗时并不产生传统牙科机械骇人的噪声,容易为患者接受;现代激光设备的输出端通常具有灵巧的手柄,其治疗过程短暂,不会增加牙周医师的工作强度。激光照射不产生玷污层,有杀菌和清除毒素的能力,可以部分或全部替代化学制剂和药物在牙周组织的局部应用。柔软而纤细的光纤可以将激光导入牙周袋和根分叉,并通过激光的散射到达机械手段无能为力的死区。鉴于激光的上述优势,虽然目前激光在牙周病领域的应用尚未普及,但针对传统机械手段和化学方法的缺憾,将激光作为辅助工具,既可以提高传统治疗的疗效,同时又降低患者不适感,已经成为近年来牙周病治疗的一个热门改进方向。

1.清除牙石

清除牙石可能是当前我国口腔科医师在预防和治疗牙周病过程中,工作量最大的一个项目。如果激光在此方面有更加高效的表现,将有助于改善我国牙周病治疗需要严重供求不平衡的现状。

1965年红宝石激光就被尝试用于进行牙石的清除,但在当时无法控制具有气化能力的激光对邻近正常硬组织的损害。尽管钕激光在口腔科领域被大量应用,但对许多研究的总结发现钕激光去除牙石的能力是不足的,无法达到临床需要的机械处理般的效率。准分子激光和金绿宝石激光在牙石清除方面的报道尚不多,其确切功效有待进一步研究。

铒激光发明于1974年,其能量被水分子强烈吸收的特性决定了其特殊的功能。铒激光照射硬组织时,在无机成分吸收能量产生热量之前,水及含水组织已经完成对光能的快速吸收,从而形成爆破性消融。1990年开始针对铒激光清除牙石开展了多项体内外研究,综合多项研究结果发现使用凿形工作尖,采用 $10\sim15Hz$ 的脉冲频率,功率调整到能量密度为 $8\sim1.8J/cm^2$,工作尖与根面夹角保持 $15°\sim40°$,此时铒激光能够有效地清除龈下牙石,与机械龈下刮治和根面平整比较没有显著性差异,但牙骨质也同时发生一定程度的消融。激光器输出的功率、脉冲频率、脉冲时长都可以调节激光刮治的效果,临床操作需要在效力和安全之间寻找平衡点,过度破坏牙骨质可能干扰牙周膜再生。使用高频脉冲和低功率的铒激光可以提高消融牙石的效率,同时减少牙骨质的丢失,亦不会增加患者不舒适的感觉。临床医师要求激光不但能够清除牙石,还具备根面脱毒和防止玷污层形成的功能。铒激光处理后的根面内毒素含量较传统机械清创明显减少,同时没有检测到因二氧化碳激光或钕激光处理根面而产生的毒性物质。钕激光去除玷污层的能力很强,但其产生的高温会影响临床应用。铒激光在消融牙石的同时不会在根面形成玷污层,但会影响下方釉质的结构,因此铒激光适用龈下牙石的清除而不适合处理釉质表面的龈上牙石。

综合分析现有的激光仪器,比对目前的牙周超声波设备,可以判断现阶段昂贵的激光设备并无取代超声工具完成临床龈上洁治的可能,而有可能在龈下牙石的清除中得到应用,并可能实现根面平整和牙周袋内壁刮治同步完成。临床医师在选择具有清除牙石功能的激光设备时,需要考虑激光在牙周洁治和刮治中可能发挥的功效,以综合判断激光仪的应用效果和利用效率。

2.牙周袋清创

使用激光进行牙周袋清创,包含龈下刮治、根面平整和牙周袋内壁刮治。装备了柔软光导纤维系统的钕激光可以轻易到达牙周袋的深部,技术敏感性相对较低。自20世纪90年代以来,钕激光已经在美国被许多非牙周病专科医师应用于牙周病的辅助治疗。近年来的研究开发热点则转移到铒激光和二极管激光上。其中铒激光在软组织清创和硬组织切割方面都有良好表现,在牙体牙髓病、牙周病和儿童齿科都有广泛应用前景。二极管激光因其激活媒质由不同种类半导体构成,性能有所差异,其中波长904nm的砷化镓激光进行牙周袋清创的功效与钕激光类似。

但是部分学者认为现阶段应用激光进行牙周袋清创并不能替代传统的机械手段,许多研究甚至不支持激光作为器械刮治的辅助手段,理由是虽然激光处理的牙周袋后细菌的数量有不同程度的减少,但并未获得牙周附着水平的额外增加,却可能对牙周膜造成伤害。另外一些文章则支持铒激光等是传统根面平整和袋内壁刮治的有效辅助手段,严格按照操作规范实施的铒激光牙周袋清创不会导致牙骨质、牙本质成分明显的改变,或产生化学性毒物。基础研究发现病变患牙经铒激光处理后,较机械刮治更适合成纤维细胞的黏附,并具有将病变根面去感染和去毒素的功能。虽然没有完全清除细菌的能力,但铒激光仅用低能量即可抑制牙龈卟啉单胞菌和伴放线杆菌等牙周致病微生物。有临床研究认为使用铒激光不但较刮治和根面处理更省时省力,还发现激光处理组有明显的探诊出血减少和附着水平增加,其半年的治疗效果与传统机械方法相当。

两类相反的观点可能源于不同研究方案采用的激光种类、功率和作用方式存在差异,牙周病的基础治疗是否需要附加激光处理,确实需要更多的证据来论证,以支持其在牙周病治疗中的推广使用;而激光取代传统机械清创则需要其在安全、疗效、价格成本、操作便利等多方面的综合能力有大幅度超越,当前的市售激光器尚未具备这些特性。

3.软组织手术

多种激光都具备的切割消融软组织功能在口腔医学领域应用最广泛。能够使用激光进行的牙周手术包括牙龈切除术、牙龈成形术、冠延长术、楔形手术、系带切除术等。早期的牙周病手术中常使用的是二氧化碳激光和钕激光,这些发射光波长为非可见范围的激光器,通常需要伴随激光同时输出其他可见光线,以辅助手术操作。这两种激光能够减少出血,因此特别适合在血管丰富的口腔组织,尤其是严重出血的牙龈瘤中使用。

虽然一般认为软组织手术使用激光,术中产生的疼痛较少,但没有确切的科学研究支持这种判断,即使美国FDA也不允许激光生产者宣称应用其产品时可以减少或不使用局部麻醉。而有理论支持激光术后疼痛相对缓和,理由是经激光照射产生的蛋白质凝结物覆盖在创面,形成类似敷料的结构,同时将感觉神经末梢封闭。有报道激光术后创面愈合较快,瘢痕也小于传统手术刀切割的愈合,但更多的实验结果显示激光术后愈合延迟,瘢痕较大。

龈切术可能是目前牙周病医师最愿意使用激光的手术。相对于传统机械龈切术,激光龈切术具有极好的止血效果,能够提供良好的视野,术后无需使用牙周塞治剂,术后的不良反应较少,牙龈增生复发也很少,但术后创面愈合较慢。

使用激光进行牙龈切除术的步骤并不繁杂,关键是注意安全:术前探诊术区龈袋或牙周袋,设计手术切口,确保余留足够的附着龈;术区消毒后常规局麻,术区周边软组织防护,调整激光仪到适当的功率,启动吸引器,佩戴护目镜,将激光器手柄上的激光尖对准术区组织,启动激光器,运用类似挥毛笔的动作重复拂过目标组织,直到获得所需的形态结构。术区产生的消融组织烟气和碎片需要在术中及时清除,由于缺乏接触组织产生力学反馈的感受,术者需要非常小心地控制激光的辐射区域,术后创面表现出的焦痂形态与通常的手术结果差别巨大,有必要向患者解释说明,并使用止痛药和抑菌漱口水。术后一周复诊对术区愈合进行评估。

4.激光在牙周病治疗中其他可能的应用

在牙周病治疗中还有多种应用激光的可能:使用激光均匀去除牙周翻瓣术后切口附近的上皮组织,以实现替代屏障膜,抑制上皮优先占据根面,从而获得牙周组织再生的效果,但此方法没有其他类似的报道,其科学性和可行性并未获得更多证据的支持。

因种植体周围炎等原因导致部分丧失骨结合的种植体,通过使用机械方法清创可以清除种植体周围的纤维组织和炎性肉芽组织,但只有使用激光才有可能清除暴露的种植体表面的污染物,同时结合 GBR 技术,从而有可能获得新的骨再生和骨结合,挽救濒临失败的种植体。

临床外科尝试应用激光对组织进行焊接,目前尚未获得理想稳定的结果,此方面实验的成功将为引导组织再生术中膜材料固定及牙周手术缝合提供新途径。

5.光敏抗菌系统

19 世纪 90 年代,细菌学家 Paul Ehrlich 发现多种致病菌能够吸收特定的染料,其靶向抑菌的思路为现代化学疗法奠定了基础,促进了抗癌治疗的发展。利用卟啉及其衍生物等物质的光敏作用治疗肿瘤的技术被称为光动力疗法(PDT)。由于血卟啉对癌细胞的特殊亲和作用,使其能够较长时间地在癌细胞中潴留,而激光的照射能够激发癌变组织中的血卟啉产生荧光,可应用于肿瘤的早期诊断;波长630nm 附近的激光能够为卟啉及其衍生物大量吸收,并产生破坏癌细胞的氧自由基,实现对肿瘤的靶向治疗。除肿瘤细胞之外,多种真菌、病毒和细菌都可以是光敏抑制的对象,它们引发的疾病均可使用 PDT 进行治疗。

首次将光敏剂与低强度激光联合应用,进行了针对口腔微生物的抑菌实验。而早在 20 世纪初已经有亚甲基蓝光敏剂能抗微生物、抗病毒及抗原虫的报道,近些年来更多文献报道了关于光动力抗菌的机制和应用,尽管存在不同的命名方法,如光动力抗菌化疗(PACT)、抗菌光动力治疗(APDT)等,但它们实质上与本文介绍的光敏抗菌治疗都是相同的。许多研究表明低功率激光的光敏作用是杀死各种微生物的有效方法,这种治疗避免了应用抗生素而导致的耐药性或不良反应的产生,可以通过局部应用染料,选择性地通过结合细胞壁部分例如脂多糖和细胞膜而将细菌染色,随后局部应用的激光被染料分子吸收,引起染料的电子激发态跃迁,能量转移到环境的分子氧中导致氧自由基产生,破坏细胞壁和DNA,同时失活细菌毒素,实现快速的杀菌效果。此方法尤其适合染料和激光能够直接达到病损部位的口腔感染性疾病的治疗。

目前已知的具有光敏作用的化合物超过400种,根据其基本结构分为三大类:三环染料、四吡咯和呋喃香豆素。三环染料亚甲基蓝的吸收峰值波长是666nm,可以使革兰阳性和革兰阴性口腔细菌致敏,而被低能量激光杀死。在这种系统中,激光功率极低,其产生的低能量不会对机体细胞产生热损伤和其他不良反应损害,而光敏剂亚甲基蓝长久以来一直作为外科手术使用的染色剂,其在口腔局部应用的安全性毋庸置疑。虽然单纯的低功率激光对细菌无杀灭作用,亚甲基蓝的杀菌效果并未获得临床认可,但研究表明细菌在体内和体外均对此染色剂引发的激光光敏作用易感。实验证实常见的牙周致病菌牙龈卟啉单胞菌、具核梭杆菌等生物膜的形成都能够被光敏抗菌系统抑制,且光动力还能破坏革兰阴性细菌的内毒素、蛋白酶等毒力因子。

根据上述染料类化学物质对特殊波长光所具备的高效吸收能力,实施具有靶向调控的以激光为光源的光动力杀菌治疗方案——光敏抗菌系统已经被开发,其临床远期疗效正在观察随访中,从目前获得的资料判断,光敏抑菌系统是牙周基础治疗的有效辅助手段,其功效与局部药物治疗类似或更佳。动物实验证实光敏抑菌系统可以明显减少牙槽骨的丧失,而临床研究发现应用PDT可以显著性减少牙周维护阶段中探诊出血的阳性率。

现阶段已经有获得认证的光敏抑菌系统上市,其基本组成是光敏剂0.01%的亚甲基蓝染料溶液和连续波二极管激光光源,其专用激光仪的输出激光波长为660～675nm,功率为0.1～0.14W。

具体操作步骤如下:

牙周炎患者按照常规首先进行龈上洁治、龈下刮治等牙周基础治疗。

对愿意接受光敏抗菌系统治疗的患者,在治疗前先要询问其是否有甲基丙烯酸甲酯或亚甲基蓝的过敏史。

患者佩戴好专用防激光护目镜。

在选择确定需要治疗的牙位后,在患牙的牙周袋内灌注光敏剂亚甲基蓝染料,使其充满整个治疗区域。

在激光仪的手柄上安装一次性使用的激光扩散尖。

操作医师佩戴同样的护目镜。

将激光扩散尖放入牙周袋底部,运用脚踏开关启动激光仪,激光发射1分钟后自动停止。

更换部位继续治疗。由于激光在牙周袋内具有散射作用,因此每颗患牙只需要颊舌或近中、远中两个部位的治疗。

结束治疗后可以选择使用3% H_2O_2 进行牙周袋冲洗。

临床应用光敏抗菌系统可能产生的不良反应及其相应的防护方法如下:

(1)使用激光作为光源的光敏抗菌系统,根据使用的激光种类和功率可能产生各种由于激光应用不恰当而引发的并发症。

(2)光毒性不良反应有类似晒伤的表现,是黏膜等组织过度暴露于激光辐射后的急性反应,部位确定范围集中,如果系统使用的激光功率足够小,机体能够迅速恢复受损的组织。

(3)光变应性反应通常有磺胺类、四环素类、喹诺酮类药物引发,可为变态反应的各种临床表现,发生率很低,可以从患者的药物过敏史中获得相关信息,避免在激光治疗的同时使用此类药物。

(4)各种微生物由于种属差异而存在细胞壁通透性不同,因此它们对同类光敏剂具有不同的易感性,可能导致菌群失调、口腔微生态紊乱。选择易吸附致病菌的染料是解决方法之一。

6.使用激光的注意事项

因为激光可能对人体皮肤、眼睛等造成伤害,所以安全使用是激光应用中必须遵循的原则。

激光使用中最重要的是保护患者、医生及助手的眼睛。必须使用针对特定波长激光设计制作的专用的护目镜,不能用其他眼镜替代,不能与不同类型的激光护目镜混淆使用。波长在780nm到 $2.5\mu m$ 的可见光和近红外光激光如果直接照射瞳孔,即使是毫瓦级的激光经过晶状体聚焦后到达视网膜,也能致视网膜感光细胞凝固变性坏死而失去感光的作用,不可逆的视觉损害将在瞬间发生。波长大于 $2.5\mu m$ 的远红外波长激光则几乎全部被角膜吸收,对眼睛的损害主要表现为角膜损伤,产生疼痛,异物样刺激、怕光、视力下降等症状。波长小于400nm紫外激光不但可能造成皮肤和黏膜细胞的恶变,也同样对角膜和晶状体有损伤,此激光几乎全部被眼的角膜和晶状体吸收,导致晶状体及角膜混浊形成白内障。而这些波长范围超过可见光的激光,其对于人类肉眼的非可见性使其危害更加隐蔽,尤其需要提防。国外有学者将波长大于 $1.4\mu m$ 的激光称为"眼睛安全"激光,因为这类波长的激光能够被晶状体削弱,而减少对视网膜的侵害。但这也只是相对的视网膜安全,高功率或长时间的暴露仍然会造成严重永久性损害。

通常激光应用于口腔局部病变组织,其周边的正常组织就需要得到适当的保护,口镜及其他器械的金属部分都可能反射激光,在非靶部位产生作用,为此喉、腭、舌等口腔内组织都需要遮盖性防护,可以采用的器材有湿纱布、塞治剂、橡皮障等。

具有烧灼切割软组织能力的激光通常都产生一定量的烟气,可以造成潜在的生物危害,必须随时使用强力吸引设备将其及时清除,防止吸入呼吸道对人体造成伤害。

由于激光可能会产生高温,在任何可燃易爆的环境中使用都是非常危险的,因此当使用高功率激光时,口腔科诊室中装备的酒精灯、氧气瓶等设备和材料需要进行必要的防护。

标准的激光设备具有连锁装置,此设备能够在诊室门被意外打开时及时切断激光,防止第三者受到伤害,此系统在设备安装时不应被忽略。

按我国国家标准 GB7247 激光辐射防护安全要求,激光设备分四类,它们对机体的损伤逐级增大,它们的级别与产生的激光级别互相对应:1 类激光器是即使直视其产生的光线也不会损害眼睛的,是最安全的无害免控激光器;2 类激光器是低功率激光器,眼睛若偶尔接触其产生的激光不会造成损伤,对皮肤无热损害;3 类激光器是中功率激光器,直视聚焦的激光光束会造成眼损伤,对皮肤尚无热损伤;4 类是最危险的大功率激光器,不但其发出直射光束及镜式反射光束对眼和皮肤有损伤,而且其漫反射光也可能给人眼造成严重的损伤。

国外对于激光的评级并不只限于激光的功率、波长等物理参数,人体接触激光的可能性也是评估的标准,隔离装置完善的高功率激光也可能获得低级别的危险度评估。因此即使是低级别的激光设备也应该严格按照说明书进行操作,才能保证操作者和患者的安全。3 类和 4 类激光器的操作者需要经过特殊的培训,必须有严格的制度对激光器进行管理和使用,没有钥匙的其他人员不能启动激光设备。激光器需安放在安装有明亮光照的房间内,以使在场人员的瞳孔缩小,万一激光光束射入眼睛时,可以减少透射到视网膜上的进光量。而房间还需要同时对外遮光,防止有害激光束向外泄漏。

二、光动力治疗

1990 年 Raab 首次提出"光动力治疗"(PDT)这一概念。PDT 用于抗感染治疗,是基于吸收光后的光敏剂具有杀菌能力的特性。光敏剂被特定波长的光激活后,能将氧转化成单氧,从而释放对微生物具有细胞毒性的自由基。但是,这一技术并没有任何的机械清除菌斑和牙石的能力，也就意味着光动力治疗并不能替代SRP，而是作为一种辅助疗法。

在抗微生物方面，与抗菌剂相比，PDT重复使用并不会产生耐药菌株，具有潜在优势，是牙周炎辅助疗法的热门研究之一。近几年有多篇文章系统性回顾评价了PDT辅助牙周炎治疗的效果。2010年，Momen关于使用a-PDT作为慢性牙周炎辅助疗法的系统性回顾和meta分析中，包含了4项随机对照研究，其中两项研究结果表明SRP＋a-PDT在CAL、PD上疗效较单独SRP好，差异具有统计学意义，而另两项研究结果却显示SRP＋a-PDT疗法并无临床优势。Momen认为，与传统的SRP相比，SRP＋a-PDT可能可以提高慢性牙周炎的临床疗效。近期由Sgolastra等进行的PDT治疗慢性牙周炎的系统性回顾和Meta分析包含了7个临床随机对照研究，结果支持SRP＋a-PDT可提高短期的临床疗效（PD减少、CAL增加）及a-PDT使用的安全性，但在微生物结果上两者并无差异，且并不支持a-PDT可以替代SRP。随后其又在之前研究的基础上，进行了更完善的系统评价，得出与之前一致的结论，但作者认为支持这一治疗方案的中长期临床疗效的证据还不足，因此还需要设计良好的随机对照研究来论证。

三、微电流刺激

医学中微电流的使用始于19世纪70年代，许多研究报道了其治疗意义。使用在$1\sim600\mu A$范围内的微电流，几乎不被患者所感知，然而却可以作用于细胞水平，通过模拟细胞合成三磷酸腺苷（ATP）和蛋白质的电流，促进ATP和蛋白质的合成，从而刺激成纤维细胞分泌生长因子。但微电流在牙科领域的研究应用却很少。早在1976年Jacobs等通过将微电流发生器埋入比格犬牙周骨缺损处，研究结果显示一定范围内的微电流可以促进骨的沉积，并为将来的研究指引了方向。随后，在牙周组织再生的研究显示该技术对牙周组织再生有积极的影响，但都仅限于动物实验。在牙周非手术治疗方面，Puhar等进行临床随机对照研究评价微电流神经肌肉刺激作为慢性牙周炎辅助治疗的短期临床疗效，结果表明微电流刺激显著增加了临床附着水平的获得。但到目前为止，微电流在口腔领域的研究仍很缺乏，仍需要进行更完善设计的临床随机对照研究进一步证实其在牙周领域的应用。

第六章　牙周组织疾病

第一节　牙龈病

牙龈病是指局限于牙龈组织的病变,以牙龈组织的炎症为主要特征或为全身疾病在牙龈的表现。以菌斑引起的牙龈病最为常见,全身因素可诱发或加重某些牙龈病。

一、慢性龈炎

（一）概述

慢性龈炎是指位于游离龈和龈乳头的慢性炎症,是菌斑性牙龈病中最常见的疾病,又称边缘性龈炎或单纯性龈炎。

（二）临床表现

（1）自觉症状常因刷牙或咬硬物时牙龈出血就诊,甚至有时出现自发性牙龈出血,或有口臭,牙龈局部痒、胀、不适等。

（2）临床检查

①牙龈色、形、质的改变:如牙龈呈暗红色,龈缘变厚,龈乳头圆钝肥大,质地松软脆弱。

②由于牙龈组织的水肿或增生,龈沟的探诊深度可达 3mm 以上,但无附着丧失。

③龈沟探诊出血。

④龈沟液量增多,有些患者还可出现牙周溢脓。

（三）诊断要点

（1）诊断根据临床表现,龈缘附近牙面有菌斑、牙石堆积或存在其他菌斑滞留因素等,即可诊断。

（2）鉴别诊断

①与早期牙周炎鉴别:有无附着丧失和牙槽骨吸收是鉴别慢性龈缘炎和牙周炎的要点。

②与血液病引起的牙龈出血鉴别:以牙龈出血为主诉的患者需注意与血液系

统疾病鉴别,血液检查有助于诊断。

③与坏死性溃疡性龈炎鉴别:坏死性溃疡性龈炎疼痛症状明显,有特征性的龈乳头和龈缘的坏死。慢性龈炎无自发痛。

(四)治疗原则及方案

(1)口腔卫生指导,菌斑控制。

(2)通过洁治术清除菌斑及牙石,消除造成菌斑滞留和刺激牙龈的局部因素,如纠正食物嵌塞或去除不良修复体等。

(3)炎症较重时可配合局部用药,如1%～3%过氧化氢液、碘制剂、漱口液等。

(4)炎症消退后,牙龈纤维增生不能恢复正常牙龈形态者,可采用牙龈成形术或牙龈切除术。

(5)定期复查复治,维持疗效。

二、青春期龈炎

(一)概述

发生于青春期少年的慢性非特异性牙龈炎。菌斑是青春期龈炎的主要病因,青春期性激素水平变化使牙龈的炎症加重。

(二)临床表现

与慢性龈炎的牙龈炎症表现类似,且容易出现牙龈肥大。

(三)诊断要点

患者处于青春期,牙龈炎症反应明显。

(四)治疗原则及方案

同慢性龈炎。由于激素的作用以及患者的年龄特点,往往难以实现理想的菌斑控制,牙龈炎症不易消退,临床医生应充分注意。

三、妊娠期龈炎

(一)概述

女性在妊娠期间,由于激素水平升高,原有的牙龈慢性炎症加重,分娩后病损可自行减轻或消退。

妊娠期还可能形成牙龈瘤样改变(实质为炎症性肉芽组织而非肿瘤),称为妊娠期龈瘤或孕瘤。

(二)临床表现

(1)患者一般在妊娠前即有不同程度的慢性龈炎,妊娠后炎症加重,分娩后可减轻至妊娠前水平。

(2)龈缘和龈乳头呈鲜红或暗红色,松软而光亮,或呈现显著的炎性肿胀、肥大,有龈袋形成,易出血。龈缘附近牙面有菌斑、牙石堆积。

(3)妊娠期龈瘤常发生于单个牙间乳头,通常始发于妊娠第 3 个月,迅速增大,一般直径不超过 2cm,色泽鲜红光亮或暗紫,极易出血,有蒂或无蒂。妊娠期龈瘤较大时常妨碍进食或因被咬破而感染。

(三)诊断要点

(1)妊娠期妇女牙龈呈鲜红色,高度水肿、肥大,极易出血,可据此临床表现诊断为妊娠期龈炎,或由龈瘤样病变即可诊断为妊娠期龈瘤。

(2)长期口服避孕药的妇女可有类似妊娠期龈炎的症状,诊断时应详细询问病史。

(四)治疗原则及方案

同慢性龈炎,辅助药物治疗时应注意药物的安全性评价。

(1)口腔卫生指导,菌斑控制。

(2)对妊娠期龈炎患者,去除局部刺激因素,如菌斑、牙石、不良修复体等。动作应轻柔,减少疼痛和出血,炎症较重者,可用 1% 过氧化氢溶液和生理盐水冲洗,袋内尽量不放药,选用安全的含漱剂。

(3)对妊娠期龈瘤患者,尽量用保守疗法。对一些体积太大而妨碍进食或出血严重的妊娠期龈瘤,可酌情考虑做简单的手术切除。手术时机应尽量选择在妊娠期第 4~6 个月内,以免引起流产或早产。

(4)治疗后强化口腔卫生指导,以维持疗效。

四、牙龈瘤

(一)概述

牙龈瘤是指发生于牙龈乳头的炎症反应性瘤样增生物。它来源于牙周膜及牙龈的结缔组织,并无肿瘤的生物学特征和结构,故非真性肿瘤,但切除后易复发。

(二)临床表现

(1)女性患者较多,多发于唇、颊侧的龈乳头,舌、腭侧较少见。

(2)一般为单颗牙发生。瘤样增生物呈球形或椭圆形,有蒂如息肉状或无蒂基底宽,大小不一。组织病理学表现不同,牙龈瘤呈现出不同的颜色和质地。纤维型龈瘤质地坚韧,颜色粉红,不易出血;肉芽肿型龈瘤色暗红,质地较软,触之易出血;血管型龈瘤颇似血管瘤,损伤后极易出血,妊娠期龈瘤多为此型。

(3)生长较慢,无自觉症状。

(4)病程较长者可出现牙槽骨吸收,牙齿松动、移位。

(三)诊断要点

(1)根据上述临床表现和术后病理检查诊断。

（2）与牙龈的恶性肿瘤鉴别，恶性肿瘤生长迅速，表面呈菜花样溃疡，牙槽骨破坏，活检即可明确诊断。

（四）治疗原则及方案

牙周基础治疗后手术切除。应注意对妊娠期龈瘤手术治疗时机的把握。

五、药物性牙龈肥大

（一）概述

因长期服用某些药物，如抗癫痫药苯妥英钠、免疫抑制剂环孢素，以及钙通道拮抗剂如硝苯地平、维拉帕米等而引起的牙龈纤维性增生和体积肥大。

（二）临床表现

（1）唇（颊）侧和舌（腭）侧的龈缘和龈乳头实质性肥厚，龈乳头常呈球状或结节状突起并互相靠近或相连，严重时附着龈也明显增厚。增生的牙龈可部分或全部覆盖牙冠，甚至将牙齿挤压移位。

（2）增生的牙龈质地坚韧略有弹性，呈淡红色，探之不易出血。

（3）长期的牙龈形态改变，使局部失去自洁作用，导致菌斑、牙石堆积，可伴发牙龈炎症。

（三）诊断要点

（1）根据牙龈实质性增生的特点和长期服用上述药物史，即可诊断。

（2）与牙龈纤维瘤病鉴别。牙龈纤维瘤病可有家族史，无服药史，幼年即可发病。可同时累及牙龈缘、龈乳头和附着龈，牙龈纤维瘤病的增生程度较药物性牙龈肥大重。

（四）治疗原则及方案

（1）指导患者严格控制菌斑。

（2）去除局部刺激因素，如洁治、刮治，局部用药，消除导致菌斑滞留的因素。一些症状较轻的病例，经上述处理后，牙龈增生可明显好转，甚至痊愈。

（3）增生严重并影响美观和口腔自洁作用的病例，可在炎症控制后做牙龈切除术或牙龈成形术，恢复牙龈的生理外形。

（4）在诊疗中评估，必要时与相关的专科医师协商，停用引起牙龈增生的药物，更换其他药物。

（5）需长期服用苯妥英钠、环孢素和钙通道拮抗剂等药物者，用药前和服药后应定期行口腔检查，消除局部致病因素，能减少本病的发生。

六、急性坏死性溃疡性龈炎

(一)概述

急性坏死性溃疡性龈炎是指发生于龈缘和龈乳头的急性炎症和坏死,又称奋森龈炎或战壕口。按照牙周病的新分类法命名,本病与坏死性溃疡性牙周炎合称为坏死性牙周病。

(二)临床表现

(1)青壮年男性多见。贫困地区营养不良或因全身疾病而使抵抗力极度下降的儿童也可发生,若治疗不及时,可发展为走马疳。

(2)常有明显的诱因,如过度疲劳、精神紧张、大量吸烟、机体免疫功能低下或缺陷者(如白血病、恶性肿瘤、艾滋病患者等)易发生本病。

(3)起病急,常以牙龈自发性出血和明显疼痛为主诉。

(4)龈乳头和龈缘坏死为特征性损害。

(5)腐败性口臭。

(6)部分患者可有轻度全身不适、低热和淋巴结肿大。

(7)坏死区底部细菌涂片检查可见大量梭形杆菌和螺旋体。

(8)急性期治疗不彻底或反复发作可转为慢性坏死性龈炎,表现为龈乳头严重破坏,甚至消失,龈乳头处的牙龈高度低于龈缘高度,呈反波浪状。

(9)个别患者病损波及深部牙周组织,引起牙槽骨吸收、牙周袋形成和牙齿松动,称为坏死性溃疡性牙周炎。

(三)诊断要点

(1)起病急,多有明显的诱因。

(2)常以牙龈自发性出血和明显疼痛为主诉。

(3)有龈乳头和龈缘坏死表现。

(4)有特殊的腐败性口臭。

(5)坏死区底部涂片检查可见大量梭形杆菌和螺旋体。

(四)治疗原则及方案

(1)口腔卫生指导,菌斑控制。建议患者立即更换牙刷,以防止再感染。

(2)轻轻去除坏死组织,病情允许时初步去除大块龈上牙石。

(3)用1%～3%过氧化氢溶液局部擦拭、冲洗、反复含漱。

(4)必要时全身服用抗厌氧菌药物,如甲硝唑等。

(5)采取支持疗法,加强营养,积极治疗全身疾病。

(6)急性期过后,积极治疗原已存在的牙周病,防止复发。

七、白血病的牙龈病损

（一）概述

有些白血病患者因牙龈肿胀、疼痛而首先到口腔科就诊。这种牙龈肿胀并非原发于牙龈本身的病变，而是由于大量不成熟的、无功能的白细胞在牙龈组织中浸润和积聚，使牙龈发生肿胀、坏死。由于牙龈的肿胀、出血，局部自洁作用差，大量菌斑积聚，又加重了牙龈的炎症。白血病患者的口腔表现多种多样，怀疑该病时，应做初步的血常规和血涂片检查，并请内科医师会诊。

（二）临床表现

（1）白血病的牙龈病损可波及龈乳头、龈缘和附着龈，常为全口性病损。

（2）牙龈肿大，颜色暗红或苍白，质地松软脆弱。

（3）因幼稚血细胞浸润，末梢血管栓塞，局部抗感染能力差，龈缘处可有坏死、溃疡，并有假膜覆盖，口臭明显。当梭形杆菌和螺旋体大量繁殖时，可在白血病基础上伴发急性坏死性溃疡性龈炎。

（4）有明显的出血倾向，龈缘常有血块或渗血，不易止住，口腔黏膜可有出血点或瘀斑。

（5）可有衰弱、消瘦、低热等全身症状

（6）血常规及血涂片检查见血细胞数目及形态异常。

（三）诊断要点

可疑白血病患者应及时转至血液科进一步诊治。

（四）治疗原则及方案

（1）口腔卫生指导，菌斑控制。

（2）及时转血液科确诊和治疗，口腔科治疗应与内科医师密切协商。

（3）口腔科以保守治疗为主，切忌做活检或手术治疗。

（4）遇出血不止时，可局部用药物或压迫止血，全身注射或服用止血剂的效果不太确切。

（5）龈沟冲洗、上药，漱口液含漱。

（6）一般不做洁治术，若全身情况允许，必要时可做简单洁治去除大块牙石，但动作应轻柔，避免组织损伤，注意出血情况，酌情处理。

八、急性龈乳头炎

（一）概述

牙龈乳头因机械或化学刺激，出现的局限的急性非特异性炎症。

（二）临床表现

（1）自发性胀痛。

（2）牙龈乳头发红肿胀，探触痛明显，易出血。

（3）有龈乳头受到机械或化学刺激的病史，有时局部可见食物嵌塞等刺激物。

（4）患牙可有轻度叩痛。

（5）有时疼痛表现为明显的自发痛和中度的冷热刺激痛，需与牙髓炎鉴别。

（三）诊断要点

（1）根据典型的临床表现即可诊断。

（2）与牙髓炎鉴别：牙髓炎具有典型的疼痛症状，有引起牙髓病变的牙体损害或其他病因，温度测验极为敏感。

（四）治疗原则及方案

（1）去除嵌塞的食物、充填体悬突、鱼刺等局部刺激因素。

（2）去除菌斑、牙石，局部冲洗，上药，缓解急性炎症。

（3）急性炎症消退后彻底去除病因，如消除食物嵌塞的原因，治疗邻面龋，修改不良修复体等。

九、遗传性牙龈纤维瘤病

与遗传有关的牙龈组织弥漫性纤维结缔组织增生性疾病。又称先天性牙龈纤维瘤病、家族性牙龈纤维瘤病或特发性牙龈纤维瘤病。较为罕见，国外统计发病率为 1/750000。

（一）病因

以常染色体显性遗传为主，也有少数隐性遗传或散发病例。致病基因尚不明确。已发现 4 个位于不同染色体的基因座与其有关，分别命名为 GINGF1（2p21-p22）、GINGF2（5q13-q22）、GINGF3（2p22.3-p23.3）和 GINGF4（11p15）。在 GINGF1 位点，发现一个巴西家系中因 SOS1 基因发生单碱基插入，产生移码突变而致病。遗传性牙龈纤维瘤病具有明显的遗传异质性，尚未发现在临床表型与候选基因座方面存在明显相关性。

（二）临床表现

以全口牙龈纤维结缔组织广泛性、渐进性增生为临床特征。萌牙后发病，可见于乳牙萌出后，但多数为恒牙萌出后发生。牙龈广泛的渐进性的增生，累及全口的游离龈、龈乳头和附着龈直至膜龈联合处。牙龈增生覆盖部分牙面或整个牙冠，以上颌磨牙腭侧最为严重，影响美观和妨碍咀嚼功能。增生的牙龈颜色粉红，质地坚韧，表面光滑，偶有结节或小颗粒，可见点彩，无痛，不易出血。牙受牙龈挤压可出现松动和移位。萌牙期受增生牙龈阻扰，出现萌牙困难。

（三）诊断

根据典型的牙龈增生表现,结合发病年龄,有家族史可诊断,但没有家族史也不能排除诊断。

（四）鉴别诊断

药物性牙龈肥大:有长期服药史,无家族史,牙龈增生较轻但炎症较重。

（五）治疗

切除增生牙龈,修整牙龈外形,恢复功能和外观。手术切除增生牙龈时,注意保护附着龈。

（六）预后

术后易复发。其为良性病变,复发后可再次手术。保持良好口腔卫生有助于防止或延缓复发。

第二节 牙周炎

一、慢性牙周炎

慢性牙周炎是最常见的一种牙周炎(约占牙周炎患者的95%),常见于成年人。微生物是慢性牙周炎的始动因子,而牙石、不良修复体、食物嵌塞、牙齿排列不齐、解剖形态异常等局部促进因素利于菌斑滞留,加速牙周炎的进展。糖尿病对牙周炎有负面影响,吸烟、精神压力和遗传因素等对牙周炎的严重程度有影响。

（一）诊断标准

1.临床表现

(1)刷牙或进食时牙龈出血,或口内有异味,晚期出现牙齿松动、咀嚼无力或肿胀、疼痛。

(2)病变可累及全口多数牙或一组牙,病程较长,活动期和静止期交替出现。发病有一定的牙位特异性,磨牙和下前牙区以及邻接面为好发部位。

(3)主要临床表现

①牙龈炎症:牙龈充血、肿胀,探诊后出血。

②牙周袋形成:探诊深度>3mm,探及附着丧失。

③牙槽骨吸收。

④晚期出现牙齿松动和移位,甚至脱落。

⑤若牙龈退缩,牙根暴露时,牙齿对冷热刺激敏感。

⑥累及根分叉处,可发生根分叉病变。

(4)晚期牙周炎,可引发逆行性牙髓炎,出现冷热痛,自发痛和夜间痛等急性牙髓炎症状。

（5）机体抵抗力降低时，深牙周袋内脓液引流不畅可发生牙周脓肿。

（6）根据疾病的范围和严重程度，慢性牙周炎分为局限型和弥漫型。全口牙中有附着丧失和骨吸收位点数占总位点少于或等于30％为局限型，若大于30％的部位受累则为弥漫型。

（7）慢性牙周炎的严重程度

①轻度：牙龈炎症和探诊出血，牙周袋深度≤4mm，附着丧失1～2mm，X线片显示牙槽骨吸收不超过根长的1/3。

②中度：牙龈炎症和探诊出血，也可有溢脓。牙周袋深度≤6mm，附着丧失3～5mm，X线片显示牙槽骨水平型或角型吸收超过根长的1/3，但不超过根长的1/2。牙齿可能有轻度松动，轻度的根分叉病变。

③重度：明显牙龈炎症或发生牙周脓肿。牙周袋＞6mm，附着丧失≥5mm，X线片示牙槽骨吸收超过根长的1/2，多根牙有根分叉病变，牙多有松动。

2.辅助检查

X线片检查，牙槽骨呈不同程度的水平骨吸收或垂直骨吸收。

（二）治疗原则

（1）慢性牙周炎的治疗目标

①清除菌斑、牙石和消除牙龈炎症。

②牙周袋变浅和改善附着水平。

③促进牙周组织再生。

④保持疗效的长期稳定。

（2）努力去除、改变或控制慢性牙周炎的危险因素如戒烟、控制糖尿病等。尽早拔除不能保留的患牙。

（3）指导患者控制菌斑，强化口腔卫生宣教。

（4）清除局部致病因素（如菌斑和牙石），龈上洁治、龈下刮治和根面平整是去除菌斑和牙石最为有效的方法。

（5）全身和局部的药物治疗

①轻、中度慢性牙周炎患者，洁治和刮治的临床疗效好，一般不需使用抗菌药物。

②重度慢性牙周炎患者，单纯机械治疗效果不佳，或深牙周袋部位，机械治疗难以使炎症得到控制，可采用全身药物或牙周袋内放置抗生素和控制菌斑药物。

③药物如甲硝唑、四环素及其同族药物如二甲胺四环素和多西环素、氯己定等。但药物治疗只能作为机械治疗的辅助手段。

（6）去除或控制慢性牙周炎的局部致病因素（去除悬突、修改不合适义齿，治疗殆创伤等)。

(7)手术治疗,基础治疗后 2～3 个月,若仍有 5mm 以上的牙周袋,探诊仍有出血,应考虑牙周手术。牙周手术目的如下:

①直视下彻底刮除根面或根分叉处的牙石及肉芽组织。

②术中修整牙龈和牙槽骨的外形、植骨或截除病变严重的患根,以控制病情进展和(或)纠正解剖学上缺陷。

③通过牙周组织引导性再生手术,形成新附着。

(8)建立平衡的殆关系。

①调殆:消除殆干扰,解决继发咬合创伤。

②松动牙粘接固定、牙周夹板等消除创伤而减少牙齿动度,改善咀嚼功能。

③需修复缺失牙的患者,可利用固定式或可摘式修复体上的附加装置固定松动牙。

④正畸治疗矫正错殆或病理移位的牙齿,建立美观和合理的殆关系。

(9)拔除无保留价值的重度牙周炎患牙。

①利于消除微生物聚集部位。

②利于邻牙的彻底治疗。

③避免牙槽骨的继续吸收,保留牙槽嵴的高度和宽度,有助于良好的修复。

④避免牙周脓肿的反复发作。

⑤避免因患牙松动或疼痛而使患者偏侧咀嚼。

(10)牙周维护期,长期疗效有赖于患者坚持有效的菌斑控制,以及定期的复查、监测和必要的重复治疗。

二、侵袭性牙周炎

侵袭性牙周炎(AgP)是一组在临床表现和实验室检查(包括微生物学检查)均与慢性牙周炎有明显区别的牙周炎,发生于全身健康者,具有家庭聚集性,疾病进行迅速。它包含了旧分类中的 3 个类型,即青少年牙周炎(JP)、快速进展性牙周炎(RPP)和青春前期牙周炎(PPP),一度曾将这 3 个类型合称为早发性牙周炎(EOP)。旧的命名过分强调发病年龄及疾病进展速度,实际上这类牙周炎虽多发于年轻人,但也可见于成人。本病一般来说发展较迅猛,但也可转为间歇性的静止期,因此在 1999 年的国际研讨会上建议更名为侵袭性牙周炎。侵袭性牙周炎按其患牙的分布可分为局限型和广泛型。局限型侵袭性牙周炎(LAgP)相当于过去的局限型青少年牙周炎(LJP);广泛型侵袭性牙周炎(GAgP)相当于过去的广泛型青少年牙周炎(GJP)和快速进展性牙周炎(RPP)。但两者并不是直接对应的转变,例如:有些过去被诊断为 GJP 的患者,在新分类法中,可能被诊断为慢性牙周炎或

GAgP。那些原先被归入 RPP 的患者，则可依据患者的其他临床特征被归入 GAgP 或慢性牙周炎。对于有牙周组织破坏而不伴有全身疾病的青春前期儿童，则可按其特征诊断为慢性牙周炎或 AgP，而对那些伴有全身疾病的患者，则归为反映全身疾病的牙周炎。

LAgP 和 GAgP 可具有一些共同的临床表现：①菌斑堆积量与牙周组织破坏的严重程度不相符；②伴放线放线杆菌比例升高，在一些人群中牙龈卟啉单胞菌比例可能升高；③吞噬细胞异常；④巨噬细胞过度反应，包括 PGE_2 和 IL-1β 水平升高；⑤附着丧失和牙槽骨吸收有自限性。然而，诊断 AgP 并非具备所有的特征，可根据临床、X 线表现、病史等资料，实验室检查虽有帮助，但不是诊断所必需的。

（一）局限型侵袭性牙周炎

Gottlieb 于 1923 年首次报道 1 例死于流感的年轻男性患者，其牙周组织有严重的变性及牙槽骨吸收。作者认为这是不同于单纯性牙周炎的一种疾病，将其命名为弥漫性牙槽萎缩，1928 年又提出牙骨质的先天发育不良可能为本病的病因。Wannenmacher 于 1938 年描述本病的特点为切牙和第一磨牙受累。Orban 和 Weinmann 于 1942 年提出牙周变性的命名，并根据 1 例尸体解剖的结果，提出该病首先发生于牙周膜主纤维的变性，导致牙骨质停止新生和牙槽骨吸收，然后才是结合上皮增生和炎症的发生。此后一段时期内普遍认为本病是由于某种全身因素引起的牙周组织变性，而炎症是继发的。但大量的临床观察和动物实验未能找到变性的证据。1966 年世界牙周病专题讨论会提出摒弃牙周变性的名词，但指出的确在青少年中存在着一种与成人型不同的牙周炎。1969 年 Butler 引用 Chaput 等在 1967 年提出的法文名称，将本病命名为青少年牙周炎。Baer 在 1971 年提出本病的定义为"发生于全身健康的青少年，有 1 个以上恒牙的牙槽骨快速破坏。牙周破坏的程度与局部刺激物的量不一致"。1989 年世界牙周病研讨会将其定名为局限型青少年牙周炎，并归入早发性牙周炎，1999 年的国际新分类则进一步明确了局限型侵袭性牙周炎的定义，"牙周病变局限于切牙和第一恒磨牙，至少 2 颗恒牙有邻面附着丧失，其中 1 颗是第一磨牙，非第一磨牙和切牙不超过 2 个"。

1.流行病学

20 世纪 70 年代以前，由于诊断标准不统一和不完善，各项流行病学调查的结果差异很大，资料可比性差。近年来主要利用 X 线片和遵循 Baer 的诊断标准，资料较为可靠。在 10～19 岁青少年中患病率为0.1%～3.4%。Saxby 报道 7266 名 15～19 岁英国学生中患病率为 0.1%，但不同种族之间有区别：白种人为 0.02%，非洲人为 0.8%，亚裔人为 0.2%。国内资料较少，局部地区的 3 项调查报告显示，在 11～20 岁的青少年中，青少年牙周炎（侵袭性牙周炎）的患病率为 0.12～0.47%。

2.病因

侵袭性牙周炎的病因虽未完全明了,但某些特定微生物的感染以及机体防御能力的缺陷可能是引起本病的2个主要因素。

(1)微生物:大量的研究表明伴放线放线杆菌(Aa)是侵袭性牙周炎的主要致病菌,其主要依据如下。

①从侵袭性牙周炎患者的龈下菌斑中可分离出Aa,阳性率可高达90%～100%,而同一患者口中的健康牙或健康人则检出率明显很低(<20%),慢性牙周炎的检出率也低于局限型青少年牙周炎。经过有效地牙周治疗后,Aa消失或极度减少;当病变复发时,该菌又复出现,但也有些学者报告未能检出Aa,而分离出牙龈卟啉单胞菌、具核梭杆菌、腐蚀艾肯菌、中间普氏菌等。可能由于深牙周袋改变了微生态环境,使一些严格厌氧菌成为优势菌,而Aa不再占主导。

②伴放线放线杆菌对牙周组织有毒性和破坏作用:a.产生一种叫白细胞毒素的外毒素,可杀伤白细胞使其产生溶酶体酶,对牙周组织造成损伤;b.抑制中性多形核白细胞(PMN)的趋化;c.产生内毒素;d.产生胶原酶,破坏结缔组织和骨的胶原纤维;e.产生成纤维细胞抑制因子、破骨细胞激活因子等。Aa的表面可形成膜泡,内含毒素,膜泡的脱落可使毒素播散。

③引发宿主的免疫反应:局限型侵袭性牙周炎(LAgP)患者的血清中有明显升高的抗Aa抗体,牙龈局部也产生大量的特异抗体,并进入牙周袋内,使龈沟液内抗体水平高于血清的水平。研究还表明与Aa的糖类抗原发生反应的主要是IgG_2亚类,起保护作用。近年还有学者报道中性粒细胞和单核吞噬细胞对细菌过度反应,产生过量的细胞因子、炎症介质,可能导致严重的牙周炎症和破坏。

尽管Aa是AgP的龈下优势菌已成为共识,但是亚洲地区(包括中国)的许多研究表明,Aa在中国、日本和韩国AgP患者中的检出率明显低于欧美国家,且检出的Aa多为低毒性株,而Pg在这些患者中相对较多见,因而新分类明确提出AgP在一些人群(亚洲)中表现为Pg比例升高。此外,AgP的龈下优势菌还有福赛坦菌、牙垢密螺旋体等牙周其他致病微生物。

(2)全身背景:已有一些研究证明本病患者有周缘血的中性粒细胞和(或)单核细胞的趋化功能降低,有的学者报道吞噬功能也有障碍,这种缺陷带有家族性,患者的同胞中有的也可患LAgP,或虽未患牙周炎,却也有白细胞功能缺陷。吞噬细胞的趋化反应异常主要集中在非裔美国LJP患者。英国学者对欧洲白种人患者的研究未发现白细胞趋化异常。国内较大样本的研究亦未发现外周血中性粒细胞和单核细胞趋化功能的异常,进一步分析趋化因子N-甲酰肽的受体基因(FPR)与LAgP的关系,则未发现FPR基因单核苷酸多态性与疾病的易感性明显相关,从基因水平上提示我国侵袭性牙周炎患者可能不存在吞噬细胞趋化缺陷的遗传基础。由此可见,不同的地区和人种可能具有吞噬细胞功能的差异。AgP存在家庭聚集性,有家系研究显示,AgP先证者的家属中患AgP的概率明显增高。一些研究报道FcγRⅡ基因多态性、维生素D受体基因多态性等可能为本病的易感因素。LAgP可能有种族易感性的差异,如黑种人中患局限型青少年牙周炎的概率远高于白种人和亚洲人。然而,AgP是多因素的复杂疾病,不可能用某一危险因素概括所有AgP的病例,而每一个病例可能是不同的危险因素共同作用的结果。宿主自身的易感因素可降低宿主对致病菌的防御力和组织修复力,也可加重牙周组织的炎症反应和破坏。

Gottlieb早在1928年曾提出本病的原因是牙骨质的不断形成受到抑制,妨碍了牙周膜纤维附着于牙体。此后有少量报道发现局限型青少年牙周炎患者的牙根尖而细,牙骨质发育不良,甚至无牙骨质,不仅已暴露于牙周袋内的牙根如此,在其根方尚未发生病变处的牙骨质也有发育不良,说明这种缺陷不是疾病的结果,而是发育中的问题。国内最近的研究显示,AgP患者有较多的牙根形态异常牙(如锥形根、弯曲根、冠根比过大和融合根),且牙根形态异常的牙牙槽骨吸收程度重,牙根形态异常牙数与重度骨吸收牙数呈正相关。

1.病理

局限型侵袭性牙周炎的组织学变化与慢性牙周炎无明显区别,均以慢性炎症为主。免疫组织化学研究发现本病牙龈结缔组织内仍为浆细胞浸润为主,但其中产生IgA的细胞少于慢性牙周炎者,游走到袋上皮内的中性粒细胞数目也较少,这两种现象可能是细菌易于入侵的原因之一。电镜观察到袋壁上皮、牙龈结缔组织甚至牙槽骨的表面可有细菌入侵,主要为革兰阴性菌及螺旋体。

2.临床特点

能够按照严格定义诊断的局限型侵袭性牙周炎患者在我国很少见。近7年来,北京大学口腔医学院牙周科收集了来自全国各地近300例侵袭性牙周炎患者的临床资料,其中仅有数例被诊断为LAgP,但病变以切、磨牙为重的广泛型侵袭性牙周炎相对较多,约占AgP患者的25%。

(1)年龄与性别:发病可始于青春期前后,因早期无明显症状,患者就诊时常已20岁左右。女性多于男性,但也有学者报道性别无差异。

(2)口腔卫生情况:本病一个突出的表现是早期患者的菌斑、牙石量很少,牙龈表面的炎症轻微,但却已有深牙周袋,牙周组织破坏程度与局部刺激物的量不成比例。牙龈表面虽然无明显炎症,实际上在深袋部位是有龈下菌斑的,而且袋壁也有炎症和探诊后出血,晚期还可以发生牙周脓肿。

(3)好发牙位:1999年新分类法规定,局限型侵袭性牙周炎的特征是"局限于第一恒磨牙或切牙的邻面有附着丧失,至少波及2个恒牙,其中1个为第一磨牙。

其他患牙(非第一磨牙和切牙)不超过 2 个"。简言之,典型的患牙局限于第一恒磨牙和上、下切牙,多为左右对称,但早期的患者不一定波及所有的切牙和第一磨牙。

(4)X 线片所见:第一磨牙的邻面有垂直型骨吸收,若近远中均有垂直型骨吸收则形成典型的"弧形吸收",在切牙区多为水平型骨吸收。有的文献报道还可见牙周膜间隙增宽、硬骨板模糊、骨小梁疏松等。

(5)病程进展快:顾名思义,本病发展很快,有学者估计本型患者的牙周破坏速度比慢性牙周炎快 3～4 倍,在 4～5 年内,牙周附着破坏可达 50%～70%,患者常在 20 岁左右即已需拔牙或牙自行脱落。

(6)早期出现牙松动和移位:在炎症不明显的情况下,切牙和第一恒磨牙可出现松动,自觉咀嚼无力。切牙可向唇侧远中移位,出现牙间隙,多见于上切牙,由于力的影响致呈扇形散开排列。后牙移位较少见,可出现不同程度的食物嵌塞。

(7)家庭聚集性:家族中常有多人患本病,患者的同胞有 50% 患病概率。其遗传背景可能与白细胞功能缺陷有关,也有学者认为是 X 连锁性遗传或常染色体显性遗传/隐性遗传等。另有一些学者认为是由于牙周致病菌在家族中的传播所致。

(二)广泛型侵袭性牙周炎

广泛型侵袭性牙周炎(GAgP)主要发生于 30 岁以下的年轻人,但也可见于 35 岁以上者。其受累的患牙广泛,新分类法规定其特征为"广泛的邻面附着丧失,侵犯第一磨牙和切牙以外的牙数在 3 颗以上"。广泛型和局限型究竟是 2 个独立的类型,抑或前者是局限型侵袭性牙周炎发展和加重的结果,尚不肯定,但有不少研究结果支持两者为同一疾病不同阶段的观点。例如:①年幼者以局限型较多,而年长者患牙数目增多,以广泛型为多;②局限型患者血清中的抗 Aa 特异抗体水平明显地高于广泛型患者,起保护作用的 IgG$_2$ 亚类水平也高于广泛型。可能机体对致病菌所产生的免疫反应使感染局限,而广泛型患者的抗体反应较弱;③有些广泛型侵袭性牙周炎患者的第一磨牙和切牙病情较重,且有典型的"弧形吸收",提示这些患者可能由局限型病变发展而来。然而,"对病原菌的血清抗体反应较弱"这一 GAgP 的特异性表现在国内的数项研究中尚未得到证实。国内近期的研究显示,切磨牙型 AgP 患者抗 Aa 血清 c 型抗体滴度与非切磨牙型 AgP 患者无显著性差异。

1.临床特点

①通常发生于 30 岁以下者,但也可见于年龄更大者;②广泛的邻面附着丧失,累及除切牙和第一磨牙以外的恒牙至少 3 颗;③有严重而快速的附着丧失和牙槽骨破坏,呈明显的阵发性;④在活动期,牙龈有明显的炎症,呈鲜红色,并可伴有龈缘区肉芽性增殖,易出血,可有溢脓。但有些病变虽有深牙周袋,牙龈表面炎症却不明显。可能处于静止期;⑤菌斑牙石的沉积量因人而异,多数患者有大量的菌斑

和牙石,也可很少;⑥部分患者具有中性粒细胞及(或)单核细胞的功能缺陷;⑦患者有时伴有全身症状,包括体重减轻,抑郁及全身不适等;⑧一般患者对常规治疗如刮治和全身药物治疗有明显的疗效,但也有少数患者经任何治疗都效果不佳,病情迅速加重直至牙丧失。

临床上常以年龄(35岁以下)和全口大多数牙的重度牙周破坏,作为诊断广泛型侵袭性牙周炎的标准,也就是说牙周破坏程度与年龄不相称。但必须明确的是,并非所有年轻患者的重度牙周炎均可诊断为本病,应先排除一些明显的局部和全身因素。如:①是否有严重的错𬌗导致咬合创伤,加速了牙周炎的病程;②是否曾接受过不正规的正畸治疗,或在正畸治疗前未认真治疗已存在的牙周病;③有无食物嵌塞、邻面龋、牙髓及根尖周病、不良修复体等局部促进因素,加重了菌斑堆积和牙龈的炎症;④有无伴随的全身疾病,如1型糖尿病、白细胞黏附缺陷、HIV感染等。上述①~③的存在可以加速慢性牙周炎的牙槽骨吸收和附着丧失;如有④则应列入反映全身疾病的牙周炎中,其治疗也不仅限于口腔科。如有条件检测患者周缘血的中性粒细胞和单核细胞的趋化、吞噬功能,血清 IgG_2 水平,或微生物学检测,则有助于诊断。有时阳性家族史也有助于诊断本病。

最近有学者提出在有的年轻人和青少年,有个别牙齿出现附着丧失(牙数不多),但其他方面不符合早发性牙周炎者,可称之为偶发性附着丧失,例如个别牙因咬合创伤或错𬌗所致的牙龈退缩、拔除智齿后第二磨牙的附着丧失等,这些个体可能为侵袭性牙周炎或慢性牙周炎的易感者。

2.诊断

侵袭性牙周炎应抓住早期诊断这一环,因初期时无明显症状,待就诊时多已为晚期。如果年轻患者的牙石等刺激物不多,炎症不明显,但发现有少数牙松动、移位或邻面深袋,局部刺激因子与病变程度不一致等,则应引起重视。重点检查切牙及第一磨牙邻面,并摄X线片或(和)咬合翼片有助于发现早期病变。有条件时,可做微生物学检查发现伴放线放线杆菌,或检查中性粒细胞有趋化和吞噬功能的异常,有助于本病的诊断。早期诊断及治疗对保留患牙极为重要。对于侵袭性牙周炎患者的同胞进行牙周检查,有助于早期发现其他病例。

3.治疗原则

(1)早期治疗,防止复发:本病常导致患者早年拔牙,因此特别强调早期、彻底的治疗,主要是彻底消除感染、治疗基本同慢性牙周炎,洁治、刮治和根面平整等基础治疗是必不可少的。多数患者有较好的疗效,病变转入静止期,但因为伴放线放线杆菌可入侵牙周组织,单靠机械刮治不易彻底消除入侵细菌,有的患者还需用翻瓣手术清除入侵组织的微生物。本病治疗后较易复发(国外报道复发率约为25%),因此应加强定期的复查和必要的后续治疗。根据每位患者菌斑和炎症的控制情况,确定复查的间隔期。开始时为每 1～2 个月 1 次,6 个月后若病情稳定可逐渐延长。

(2)抗菌药物的应用:由于 AgP 存在与菌斑堆积情况不相符的牙周破坏,AgP 的病原微生物的控制,不只减少菌斑的数量,更重要的是改变龈下菌斑的组成。不少学者报道,单纯用刮治术不能消除入侵牙龈中的伴放线放线杆菌,残存的微生物容易重新在牙面定植,使病变复发。因此,主张全身服用抗生素作为洁治和刮治的辅助疗法。四环素在国外使用较多,0.25g,每日 4 次,共服 2～3 周。但在我国,由于 20 世纪四环素的滥用导致耐药菌株,四环素对国内患者效果不理想。也可用小剂量多西环素,50mg 每日 2 次。该两药除有抑菌作用外,还有抑制胶原酶的作用,可减少牙周组织的破坏。近年来的研究和临床实践证明,甲硝唑和阿莫西林配伍使用可有效抑制 Aa 和厌氧致病菌,对于一些单纯洁治和刮治甚至手术效果不佳的病例也有效。考虑到菌斑生物膜对细菌的保护作用,局部或全身用药应作为机械治疗的辅助,建议在机械治疗或手术治疗后立即口服甲硝唑和阿莫西林,此时龈下菌斑的数量最少且生物膜也被破坏,能发挥药物的最大疗效。理想的情况下,应先检查龈下菌斑中的微生物,有针对性地选用药物,在治疗后 1～3 个月时再复查龈下微生物,以判断疗效。在根面平整后的深牙周袋内放置缓释的抗菌制剂如甲硝唑、米诺环素、氯己定等也有良好疗效,文献报道可减少龈下菌斑的重新定植,减少病变的复发。

(3)调整机体防御功能:宿主对细菌感染的防御反应在侵袭性牙周炎的发生、发展方面起重要的作用,近年来人们试图通过调节机体的免疫和炎症反应过程来减轻或治疗牙周炎。例如,多西环素可抑制胶原酶,非甾体类抗炎药可抑制花生四烯酸产生前列腺素,抑制骨吸收,这些均有良好的前景。中医学强调全身调理,国内有些学者报道用六味地黄丸为基础的固齿丸(膏),在牙周基础治疗后服用数月,可明显减少复发率。服药后,患者的白细胞趋化和吞噬功能及免疫功能也有所改善。吸烟是牙周炎的危险因素,应劝患者戒烟。还应努力发现有无其他全身因素及宿主防御反应方面的缺陷。

(4)牙移位的矫正治疗:病情不太重而有牙移位的患者,可在炎症控制后,用正畸方法将移位的牙复位排齐,但正畸过程中务必加强菌斑控制和牙周病情的监控,加力也宜轻缓。据 Baer 等介绍,青少年牙周炎患者如果第一磨牙破坏严重,而第三磨牙尚未萌出,X 线片显示其牙根已形成 1/3～2/3,则可将患病的第一磨牙拔除,而将发育中的第三磨牙移植于第一磨牙的拔牙窝内,可期望获得移植牙的牙根继续形成的效果,避免了用义齿修复第一磨牙。

(5)疗效维护:在牙周炎症控制后,长期疗效由患者的依从性和维护治疗的措施所决定。对于 AgP 患者维护期中的菌斑控制尤为重要,应采用各种必要的手段,而且医师在维护期所采取的措施应更积极,适时而详尽的再评价可为及时采取有效治疗提供依据。

三、坏死溃疡性牙周炎

以牙龈和龈乳头坏死、溃疡、牙周附着及牙槽骨丧失为特征的疾病。1989年世界临床牙周病学研讨会上首次提出坏死溃疡性牙周炎这一概念,强调坏死溃疡性牙周炎是一个相对独立的疾病。但是随后也有观点认为这种疾病可能是由坏死溃疡性龈炎向牙周组织发展所致,即病变进一步发展导致牙周附着和牙槽骨的丧失。然而,没有明确的证据支持两者之间存在因果关系。因此1999年又将这两种疾病归为坏死溃疡性牙周疾病的亚分类,认为二者是严重牙周疾病的两种不同状态。NUP患者多数存在免疫功能损坏,即NUP患者多存HIV检测阳性或罹患获得性免疫缺陷综合征。HIV阳性患者的NUP进展速度要比未感染HIV者快,破坏更加严重,更易出现并发症。

(一)病因与发病机制

病因不明确。其并不单独由病原菌引起,一些宿主的易感因素在疾病的发生过程中也可能起着重要作用,包括口腔卫生条件较差、罹患牙周疾病、吸烟、病毒感染、免疫破坏、心理压力和营养不良等。坏死溃疡性龈炎和坏死溃疡性牙周炎之间有许多相似之处。

1.微生物作用

坏死溃疡性牙周炎经常伴随着获得性免疫缺陷综合征的诊断,因此对坏死溃疡性牙周炎致病菌的研究多局限于HIV阳性和获得性免疫缺陷综合征患者。研究发现,与HIV阴性患者相比,阳性者病变处可见较多的念珠菌、伴放线聚集杆菌、中间普氏菌、牙龈卟啉单胞菌、具核梭杆菌和弯曲肠杆菌。因此认为坏死溃疡性牙周炎的病变并不同于坏死溃疡性龈炎,而是慢性牙周炎在免疫破坏患者中恶化的表现。然而也有研究认为HIV阳性的坏死溃疡性牙周炎患者的微生物组成与坏死溃疡性龈炎相似,都可发现大量的螺旋体和梭杆菌。研究认为螺旋体、疱疹病毒、念珠菌和HIV是HIV血清阳性患者坏死溃疡性牙周炎的潜在致病因素。

2.机体免疫功能不全

免疫功能遭受破坏或抑制的患者更易发生坏死溃疡性牙周炎,特别是HIV阳性和获得性免疫缺陷综合征患者。也有研究发现,中性粒细胞功能不全也是该病的易感因素。

3.心理压力

有许多研究评价了坏死溃疡性龈炎与心理压力的关系。患者可能有严重的焦虑、抑郁以及近期出现生活或工作的重大变故等。其机制仍不明确,可能是由于上述各种因素通过上调皮质醇激素水平,对免疫系统产生抑制作用而致病。

4.营养不良

两者关系的直接证据是来自对营养不良儿童和坏死性疾病的描述。在不发达国家或贫困地区,严重营养不良的儿童,可出现类似于坏死溃疡性龈炎但又向坏疽性口炎发展的病变。可能的解释是,严重营养不良导致宿主对感染和坏死性疾病的抵抗力下降。已有研究表明,营养不良患者宿主防御功能受损,这其中包括吞噬作用、细胞介导的免疫功能下降,补体、抗体和细胞因子的产生减少等。细胞和组织营养物质的消耗,引起免疫抑制和疾病的易感性增加。由此推断,营养不良可以使机体的机会性感染增加或加重已存在的口腔感染。

(二)临床表现

坏死溃疡性牙周炎的临床表现与坏死溃疡性龈炎相似,表现为龈缘和牙龈乳头的坏死和溃疡,上覆有黄白色的坏死物或假膜,龈缘呈鲜红色,通常在没有刺激的情况下,即可出现明显的疼痛和出血。坏死溃疡性牙周炎最显著的临床特征是牙周附着及牙槽骨丧失,牙槽间隔中央凹陷,呈火山口样破坏。重度的坏死溃疡性牙周炎引起严重的牙槽骨丧失、牙松动,最终导致牙脱落。除此之外,患者还可能出现口臭、发热、全身不适或者淋巴结肿大等症状。

(三)辅助检查

牙周袋内的细菌培养可见大量的具核梭杆菌和螺旋体。由于坏死溃疡性牙周炎通常伴有获得性免疫缺陷综合征的诊断,患者的血清 HIV 阳性也可以协助诊断。影像学检查见严重的牙槽骨破坏。

(四)诊断与鉴别诊断

依据患者龈缘和龈乳头的坏死和溃疡、牙龈疼痛、极易出血、牙周附着丧失和牙槽骨破坏等特征,即可诊断为坏死溃疡性牙周炎。血清 HIV 阳性可协助诊断。HIV 阳性的坏死溃疡性牙周炎患者还可能出现牙龈线形红斑。另外,病变区的活组织检查可见表层坏死物下螺旋体大量聚集的细菌区,其下为中性粒细胞浸润区,还可能观察到酵母菌和疱疹样病毒。活检有助于与其他伴有牙龈坏死溃疡的黏膜疾病进行鉴别。

(五)治疗

包括局部治疗、全身治疗及行为治疗。

1.局部治疗

①机械治疗:可按常规进行牙周治疗,如清除牙石和牙菌斑;急性期应首先轻轻去除牙龈乳头和龈缘的坏死组织,并初步去除大块的龈上牙石。②药物治疗:1%～3%过氧化氢溶液局部擦拭、冲洗和反复含漱,有助于去除残余的坏死组织;还可使用 0.12%～0.2%的氯己定含漱液;也可以在局部清洁后,使用抗菌制剂。

2.全身治疗

①给予维生素 C、蛋白质等支持治疗。②重症者全身给予抗菌药物,首选甲硝唑。也可结合药敏试验,选择合适的抗菌药物。③对全身促进因素进行纠正和治疗,如免疫功能调节治疗、纠正营养不良等。

3.行为治疗

①吸烟可能是坏死溃疡性牙周炎的危险因素,因此戒烟应是疾病防治的重要方面。②加强口腔卫生,保持口腔清洁。

四、反应全身疾病的牙周炎

(一)糖尿病性牙周炎

糖尿病是一组以高血糖为特征的代谢性疾病。糖尿病是牙周破坏的促进因素,但不是始动因素,也就是说,单纯的糖尿病不会导致牙周炎。在原有牙周破坏的基础上,由于患糖尿病时小血管和大血管病变、免疫力低下、中性粒细胞功能低下、胶原分解增多而合成减少,使牙周组织对局部致病因子的抵抗力下降,从而出现牙周组织破坏加重、加速。

糖尿病和牙周病有着密切的双向关系,即糖尿病会加速牙周病的进展,牙周病也会影响糖尿病的血糖控制。临床对照研究结果表明,2 型糖尿病是仅次于年龄、牙石的第 3 位牙周炎危险因素。在局部刺激因素相似的情况下,糖尿病患者的牙周病发生率及严重程度均高于无糖尿病者,鉴于糖尿病患者牙周病发生的普遍性,有学者提出将牙周病列为糖尿病的第 6 种并发症。血糖控制后,牙周炎的情况会有所好转,这说明糖尿病对牙周病有影响。另一方面,彻底有效的牙周治疗不仅使牙周病病变减轻,还可使糖尿病患者的糖化血红蛋白水平显著降低,胰岛素用量可减少,这也证实了牙周病对糖尿病的影响。因此,牙周病和糖尿病是相互影响的双向关系。

1.病因与发病机制

炎症在 2 型糖尿病中的作用已经得到广泛研究和认同。一方面,牙周炎可致局部炎症因子的产生,局部炎症可导致胰岛素抵抗,而胰岛素抵抗是 2 型糖尿病的主要原因;另一方面,糖尿病患者的高血糖状态使机体炎症介质表达和分泌增强,提高了机体对细菌感染的敏感性,导致更严重的炎性反应。

2.临床表现

伴有糖尿病的牙周炎患者易出现牙龈缘红肿呈肉芽状增生(如牙龈肥大、无蒂或有蒂的牙龈息肉),深牙周袋,牙槽骨快速破坏,反复发生的急性多发性牙周脓肿,甚至牙脱落。

3.诊断

根据糖尿病病史和牙周临床检查结果即可诊断。

4.治疗

血糖水平与其牙龈炎症的程度和牙周破坏的程度相关,对于伴糖尿病的牙周病患者必须有效地控制血糖才能消除或减少糖尿病对牙周病的影响。如果已知患者患有糖尿病,在开始牙周治疗前必须了解其血糖水平,可通过测量餐前血糖、餐后血糖和糖化血红蛋白(HbA1c)来了解血糖的控制情况。HbA1c反映的是测量前6～8周的血糖水平,如果HbA1c<8%,说明血糖控制良好,可按常规施以牙周治疗,但应给患者饮食建议,以使牙周治疗前后及治疗过程中维持血糖平稳。就诊尽量安排在上午(早餐及服药后1.5小时),治疗过程中要观察有无低血糖出现,还应减轻其疼痛及紧张心情,因为内源性肾上腺素的分泌可能增加对胰岛素的需求。如果血糖控制差,又必须进行手术治疗,应预防性给予抗感染药。对于糖代谢控制不佳或有严重并发症(如肾病)的患者,一般只进行应急的牙周治疗,同时给予抗生素以控制感染。使用胰岛素的糖尿病患者牙周治疗过程中可能发生低血糖。若出现低血糖症,可采取以下措施:轻度到中度患者口服果汁或蔗糖,或进食糖果等;重度患者静脉注射50%葡萄糖,继以5%～10%葡萄糖静脉注射,与糖尿病专科医生一起拟订治疗计划。对此类患者应强调牙菌斑控制及定期复查,以维持疗效。

(二)获得性免疫缺陷综合征性牙周炎

获得性免疫缺陷综合征(AIDS),即艾滋病,是一种危害性极大的传染病,由感染HIV病毒引起。患者免疫功能低下,易发生各种感染。约30%的获得性免疫缺陷综合征患者首先在口腔出现症状,但是,其牙周病变的发生率尚缺乏一致的报道。与HIV有关的牙周病损有3种:线形牙龈红斑、坏死溃疡性龈炎、坏死溃疡性牙周炎。

1.病因与发病机制

HIV感染者由于全身免疫功能降低,容易发生口腔内的机会性感染。HIV感染导致的免疫低下加速了牙周破坏,但是微生物仍然是主要病源,因为牙周刮治和使用抗菌药物都有一定效果。HIV阳性者的龈炎或牙周炎病变部位的微生物与HIV阴性者无明显差别,主要为伴放线聚集杆菌、牙龈卟啉单胞菌、中间普氏菌和具核梭杆菌等常见的牙周可疑致病菌。龈下菌斑中白念珠菌的检出率显著高于非HIV感染的牙周炎患者。坏死溃疡性牙周炎与机体免疫功能的极度降低有关,AIDS合并坏死溃疡性牙周炎的患者$CD4^+$计数明显降低。

2.临床表现

①线形牙龈红斑:在牙龈缘处牙龈呈明显的鲜红色线形,宽一般为2～3mm,在附着龈上可呈淤斑状,极易出血。红斑状龈炎可局限于边缘龈,也可扩展到附着

龈甚至牙槽黏膜。该病变是由于白念珠菌感染所致,对常规治疗反应不佳。线形牙龈红斑的发生率报道不一,可能为坏死溃疡性牙周炎的前驱,具有较高的诊断价值。此种病损也偶见于非HIV感染者,需仔细鉴别。②坏死溃疡性龈炎:获得性免疫缺陷综合征患者所发生的坏死溃疡性龈炎临床表现与非HIV感染者非常相似,但病情更重,病势更凶。③坏死溃疡性牙周炎:HIV感染带来的抵抗力降低可使患者迅速从坏死溃疡性龈炎发展为坏死溃疡性牙周炎。另外,坏死溃疡性牙周炎也可能是在原有的慢性牙周炎基础上,坏死溃疡性龈炎加速和加重了病变。HIV患者中坏死溃疡性牙周炎的发生率一般在4%~10%。坏死溃疡性牙周炎通常进展很快,在短时间内迅速发生严重而广泛的牙周软组织的坏死和溃疡,重度附着丧失,多数病例可以出现牙槽骨暴露。若软、硬组织同时受到破坏,则形成明显的牙龈退缩和浅牙周袋,多数患者出现剧痛,表现为局限性颌骨内深在性针刺样疼痛,可伴有自发性出血。全口均可出现病损,磨牙和切牙区最常见,如果不及时治疗,可以发展成坏死溃疡性口炎,其表现与走马牙疳相似,可危及生命。坏死溃疡性牙周炎患者的牙槽骨吸收和附着丧失特别严重,有时甚至有死骨形成,但牙龈指数和菌斑指数并不一定相应增高。换言之,局部因素和牙龈炎症并不太重,而牙周组织破坏迅速,且有坏死溃疡性龈炎病损的特征,应引起警惕。

3.实验室检查

HIV阳性牙周病患者的龈下致病菌与HIV阴性患者无明显差别。牙龈组织检测的结果不一致,有的报道牙龈组织内无T淋巴细胞,而有的报告可检出T淋巴细胞,但在牙龈组织内的CD4/CD8的比率要比外周血高。宿主外周血T辅助淋巴细胞下降,龈沟液中IgG水平、11-1β水平明显增高。可观察到龈下念珠菌增多。

4.诊断

HIV体积极为微小,现有的检测方法不能准确检出病毒存在,但身体会自然产生抗体对抗病毒,抗体增长在两星期(最快)至3个月将达至可被检出的水平,也有报道需要6个月方可检出,因此必须等待怀疑受感染日起计最少3个月后接受测试,才可得出较准确结果。凡有实验室检查HIV抗体阳性,短时间内出现迅速发生的进展性的严重而广泛的牙周软组织的坏死、溃疡、自发性出血和剧痛、重度附着丧失、牙槽骨暴露等特点者可诊断为获得性免疫缺陷性牙周炎。

5.鉴别诊断

①不伴有HIV感染的牙周炎:获得性免疫缺陷性牙周炎的局部组织破坏相当严重,发病时间短,进展迅速,1~3个月内患牙松动甚至脱落,而慢性牙周炎多为慢性损害。②急性坏死溃疡性龈炎:主要限于软组织的破坏,牙槽骨缺损少见,只有多年反复发作的急性坏死溃疡性龈炎才出现骨的破坏;而获得性免疫缺陷性牙

周炎患者通常没有急性坏死溃疡性龈炎病史,短时间内即迅速导致软、硬组织同时被破坏。

6.治疗

对伴有 AIDS 的牙周炎患者进行治疗时,必须在保证全身治疗措施的前提下,严格执行感染控制措施。HIV 相关性牙周炎的治疗可分为急性期和维持期 2 个阶段。急性期主要是缓解疼痛,并控制牙龈出血等急性炎症症状。维持期则是消除可疑致病菌,防止进一步的组织破坏,促进愈合。初诊患者如有可疑的临床表现,即应检查是否有 HIV 感染,一旦确诊为 HIV 相关牙周病就应采取积极的治疗措施,去除病损区的菌斑和坏死组织是治疗的关键,要求最大限度地去除坏死的软、硬组织。坏死溃疡性龈炎和坏死溃疡性牙周炎患者均可按常规进行牙周基础治疗,如龈上洁治术、龈下刮治和根面平整术,全身及局部给予抗菌药物。全身抗菌药物首选甲硝唑。局部抗菌药物首选 0.12%～0.2%的氯己定含漱液,因其对细菌、真菌和病毒都有杀灭作用。治疗后 24～36 小时,疼痛常常消失。线形牙龈红斑对常规牙周治疗的反应较差,难以消除,常需全身使用抗生素。

(三)掌跖角化-牙周破坏综合征

本病又名 Papillon-Lefhvre 综合征,由该 2 位学者于 1924 年首次报道本病。其特点是手掌和足掌部位的皮肤过度角化、皲裂和脱屑,牙周组织严重破坏,故得名。有的病例还伴有硬脑膜的异位钙化。本病较罕见,人群中的患病率为百万分之一至百万分之四。

1.病因

(1)细菌学研究:对本病患者的龈下菌斑培养发现菌群与慢性牙周炎的龈下菌群相似,而不像青少年牙周炎。在牙周袋近根尖区域有极大量的螺旋体,在牙骨质上也黏附有螺旋体,也曾有学者报道发现有支原体的小集落形成。有学者报道患者血清中有抗伴放线放线杆菌的抗体,袋内也分离出该菌。

(2)本病为遗传性疾病,属于常染色体隐性遗传:父母不患该症,但可能为血缘婚姻(约占 23%),双亲必须均携带常染色体基因才使其子女患本病。患者的同胞也可患本病,男女患病概率均等。国内外均有学者报道本病患者的中性粒细胞趋化功能降低。有学者报道本病与角质素基因的突变有关。最近的研究显示,组织蛋白酶 C(CTSC)基因的突变可能是掌跖角化-牙周破坏综合征(PLS)的致病基础。组织蛋白酶 C 是一种含半胱氨酸蛋白酶,它的主要功能是降解蛋白和活化一些酶原物质,比如它对于来源于骨髓和淋巴系统的一些细胞中的丝氨酸蛋白酶的活化有着重要的作用,而这种蛋白酶包含在很多免疫和炎症反应过程中,包括细菌的吞噬破坏,局部细胞因子和其他炎症介质的活化和去活化。

2.病理

与慢性牙周炎无明显区别,牙周袋壁有明显的慢性炎症,主要为浆细胞浸润,袋壁上皮内几乎见不到中性多形核白细胞。破骨活动明显,成骨活动很少。患牙根部的牙骨质非常薄,有时仅在根尖区存在较厚的有细胞的牙骨质。X线片见牙根细而尖,表明牙骨质发育不佳。

3.临床表现

皮损及牙周病变常在4岁前共同出现,有学者报道可早在出生后11个月发生。皮损包括手掌、足底、膝部及肘部局限性的过度角化及鳞屑、皲裂,有多汗和臭汗。约有25%患者易有身体其他处感染。患儿智力及身体发育正常。

牙周病损在乳牙萌出不久即可发生,有深牙周袋,炎症严重,溢脓、口臭,牙槽骨迅速吸收,在5~6岁时乳牙即相继脱落,创口愈合正常。待恒牙萌出后又按萌出的顺序相继发生牙周破坏,常在10多岁时即自行脱落或拔除。有的患者第三磨牙也会在萌出后数年内脱落,有学者则报道第三磨牙不受侵犯。

4.治疗

本病对常规的牙周治疗效果不佳,患牙的病情继续加重,往往导致全口拔牙。有学者报告对幼儿可将其全部已患病的乳牙拔除,当恒切牙和第一恒磨牙萌出时,再口服10~14天抗生素,可防止恒牙发生牙周破坏。若患儿就诊时已有恒牙萌出或受累,则将严重患牙拔除(也有学者主张将已萌出的恒牙全部拔除),重复多疗程的口服抗生素,同时进行彻底的局部牙周治疗,每2周复查和洁治1次,保持良好的口腔卫生。在此情况下,有些患儿新萌出的恒牙可免于罹病。这种治疗原则的出发点是基于本病是伴放线放线杆菌或其他致病微生物的感染,而且致病菌在牙齿刚萌出后即附着于牙面。在关键时期(如恒牙萌出前)消除一切患牙,造成不利于致病菌生存的环境,以防止新病变的发生。这种治疗原则取得了一定效果,但病例尚少,须长期观察,并辅以微生物学研究。患者的牙周病损控制或拔牙后,皮损仍不能痊愈,但可略减轻。

(四)21-三体综合征性牙周炎

21-三体综合征是由21号染色体异常所引起的先天性疾病。又称Down综合征、先天愚型。其在新生儿中发病率约为1/750,有标准型、易位型及嵌合型3种类型,可有家族性。几乎100%的患者均患有重度牙周炎。

1.发病机制

形成21-三体的直接原因是生殖细胞形成时,第21号染色体没有分离,导致子代第21号染色体比正常人多一条。发病率随母亲生育年龄的过高(大于35岁)或过小(小于20岁)而增高。21-三体综合征患者产生牙周炎机制:①全身情况不佳,常伴有多发畸形。②末梢血液循环障碍。③患者龈下菌斑的细菌组成与一般牙周炎无明显区别。④细胞成熟障碍和中性粒细胞趋化功能低下:牙周病情的快速恶化可能与细胞介导的免疫缺陷和体液免疫缺陷及吞噬系统缺陷有关,如中性粒细胞的趋化功能低下,也有报道白细胞的吞噬功能和细胞内杀菌作用也降低。

2.临床表现

患者发育迟缓,智力低下;约一半患者伴有先天性心脏病;约15%患儿于1岁前去世;其面貌特征为:面部扁平,眼距加宽,鼻背低宽,颈部粗短;多数患者上颌发育不足,牙萌出较迟,错𬌗畸形,牙间隙较大,系带附着位置过高等;几乎100%患者均患有重度牙周炎,且牙周组织的破坏程度远远超过牙菌斑、牙石等局部刺激的程度;全口牙龈发红、肿胀,有深牙周袋及牙松动,以下颌前牙较重,可有牙龈退缩,病情发展迅速,有时可伴有坏死性龈炎;乳牙和恒牙均可受累。

3.实验室检查

细胞遗传学检查:对可疑患儿应用细胞遗传学方法对患儿进行染色体核型分析。正常者的核型为46,XX(或XY)。若患儿的核型为47,XX(或XY)+21,即为标准型(此型占全部病例的95%);核型为46,XX(或XY)-14,+t(14q;21q)或46,XX(或XY)-21,+t(21q;21q),是易位型(占2.5%~5%);核型为46,XX(或XY)/47.XX(或XY)+21者,是嵌合型(占2%~4%)。产前则可通过羊水细胞染色体检查或血清标志物检查来筛选Down综合征患儿。由于患者龈下菌斑的细菌组成与一般牙周炎无明显区别,所以牙周检查上无明显特殊。

4.诊断

根据典型的面容体征、口腔内表现,结合智力低下及常伴有先天性心脏病和消化道畸形等,典型病例即可确定诊断。对于临床不能确定、怀疑为21-三体综合征的患者,此时应进行染色体检查来确诊。

5.治疗

尚无有效的治疗方法。彻底的常规牙周治疗和严格牙菌斑控制,可减缓牙周破坏。但由于患儿多智力低下,常难以坚持治疗,导致治疗效果不佳。

(五)家族性和周期性白细胞缺乏症性牙周炎

家族性和周期性白细胞缺乏症是中性粒细胞周期性减少的罕见的血液系统疾病。几乎所有患者都伴有口腔症状。

1.病因与发病机制

病因不明,有学者报道其具有家族性,为常染色体显性遗传,但只有1/3病例有家族史;也有学者认为是常染色体隐性遗传,这两种遗传方式均可能与基因缺陷有关。大多数患者在婴幼儿期发病,但也有成年期发病的报道。与性别无关,男女发病的概率无明显差别。

2.临床表现

婴幼儿时期反复出现不明原因的发热、食欲缺乏、咽炎、细菌感染等症状，且几乎所有患者都伴有唇、舌、颊黏膜和牙龈的反复溃疡，皮肤、胃肠道和泌尿生殖系统也会出现溃疡，症状的出现与粒细胞减少的时间相一致。典型病例表现为牙周组织破坏迅速，可累及乳牙列和恒牙列，牙龈红肿、出血，深牙周袋形成、牙槽骨广泛吸收，最终导致牙松动、脱落。患者牙周组织破坏的程度远高于因口腔卫生不良而导致组织破坏的慢性牙周炎患者，有时伴有乳牙和年轻恒牙牙龈的重度退缩。有些患者还可发生不典型的溃疡性龈炎，并伴有牙龈淤斑。在两个粒细胞缺乏期之间，牙龈炎症减轻。

3.实验室检查

①血常规：粒细胞计数呈慢性周期性波动，计数低谷为零至低于正常，且持续3～10天；在粒细胞减少期常伴有单核细胞、网织红细胞的数目增高和血小板计数低下。②骨髓细胞学检查：粒细胞减少前，骨髓晚幼粒细胞减少，不但表现为粒细胞增生低下，且有成熟停滞，但骨髓变化有时与外周血不一致。

4.治疗

包括以下方面。

（1）牙周治疗：①口腔卫生宣教：指导使用软毛牙刷和牙线清洁牙；在粒细胞减少期，由于口腔溃疡和牙龈肿痛，可使用 0.12%～0.2%氯己定含漱液漱口代替机械性菌斑控制。②牙周基础治疗和定期维护：在粒细胞恢复期进行龈上洁治和龈下刮治等牙周基础治疗；同时可在牙周袋内应用米诺环素作为辅助治疗，尤其是在粒细胞减少期能取得较好的效果。③由于易发生术后感染，一般不建议手术。

（2）全身治疗：①给予抗生素控制全身感染。②请血液病专科医师提出治疗方案，如注射粒细胞集落刺激因子促进粒细胞的生产或者行脾切除减少粒细胞在脾的滞留。

（六）粒细胞缺乏症性牙周炎

粒细胞缺乏症是由于血液循环中的粒细胞突然减少引起的继发性粒细胞减少症，又称恶性中性粒细胞减少症。主要见于 25 岁以上成人，少见于儿童。牙周炎是粒细胞缺乏症的重要表现之一。

1.病因与发病机制

发病前50%的患者有某种药物接触史，亦可病因不明，也可能为先天性发生。骨髓损伤所致的中性粒细胞生成减少，白细胞凝集引起的周围中性粒细胞的破坏增加，或细菌、病毒等感染所致的血管外组织内的粒细胞需求增加均可能诱发中性粒细胞减少。

2.临床表现

口腔病损是粒细胞缺乏症的重要临床表现。患者牙龈可出现多处溃疡或坏死。与坏死溃疡性龈炎不同,粒细胞缺乏症患者的口腔病损并不仅局限于龈乳头尖或附着龈,还可见于扁桃体和腭等口腔其他部位。口腔病损常常伴有剧烈疼痛,坏死组织存在时呼吸常有恶臭。非特异性的全身反应包括寒战、全身不适、高热、咽喉痛和头痛。粒细胞缺乏症也常见于各种血液病,特别是恶性血液病化疗后。患者发生感染时,感染灶不易局限,临床表现不典型,难以早期诊断,如不及时治疗可导致患者死亡。

3.实验室检查

白细胞计数是最主要的实验诊断依据。白细胞总数$<2\times10^9/L$,而中性粒细胞极度缺乏或完全消失。红细胞和血小板计数在正常范围。骨髓检查显示缺乏粒细胞和浆细胞,但淋巴细胞和网织红细胞可增加。

4.诊断与鉴别诊断

口腔表现结合实验室检查可明确诊断。主要与坏死溃疡性龈炎相鉴别。坏死溃疡性龈炎的口内表现以龈乳头和龈缘的坏死为特征性损害,但病损一般不波及附着龈。而粒细胞缺乏症性牙周炎的病损并不仅仅局限于龈乳头尖或附着龈,还可见于口腔其他部位,如扁桃体和腭。

5.治疗

①停用可能引起粒细胞缺乏症的各种药物。由药物引起的粒细胞缺乏症性牙周炎虽然表现为急症,但预后较好,停药后大部分可恢复。②由于多数粒细胞缺乏症患者免疫力极度低下,极易发生感染,因此尽早使用广谱抗生素。③请血液病专科医师会诊提出治疗方案。④牙周治疗和全身治疗见家族性和周期性白细胞缺乏症性牙周炎。

（七）白细胞黏附缺陷病性牙周炎

白细胞黏附缺陷病是罕见的白细胞功能受损的常染色体隐性遗传性疾病,属于原发性免疫缺陷性疾病的一种,患者常有近亲结婚的家族史。牙周炎是白细胞黏附缺陷病在口腔的表现之一。

1.病因与发病机制

主要病因为白细胞黏附功能和趋化功能缺陷,在此基础上合并微生物感染。中性粒细胞是机体抵御细菌感染的第一道防线,白细胞在机体防御中所行使的功能如下:白细胞黏附于血管壁,移出管壁并趋化至感染部位,识别并吞噬细菌,最后在细胞内将细菌杀死和消化。在白细胞黏附缺陷病性牙周炎患者的结缔组织、结合上皮、袋内壁上皮和牙周袋内,由于中性粒细胞上述功能的严重削弱,妨碍机体对牙菌斑微生物的抵抗能力,从而增加了牙周炎的发生率及严重程度。

2.临床表现

临床常表现为反复性的皮肤、黏膜的细菌性感染,组织愈合差,但无脓肿形成,病变的严重程度取决于白细胞黏附分子的表达水平,表达越低,病变往往越严重。白细胞黏附缺陷病分为3型:Ⅰ型、Ⅱ型和Ⅲ型。①Ⅰ型为常染色体疾病(位于21q22.3),其特征性的表现为脐带脱落延迟、反复严重的感染、牙周炎和伤口愈合延迟。患者明显缺乏白细胞整合素、白细胞功能相关抗原-1和p150/95的β2亚单位(CD18),患者的白细胞整合素水平不足正常值的6%。纯合子表现为青春前期出现弥漫型侵袭性牙周炎,影响整个乳牙列,但是并不一定累及恒牙列,而杂合子则青春前期的牙周状况正常。有报道,部分LADⅠ型患者接种卡介苗之后可以出现播散性卡介苗感染,所以患者严禁接种卡介苗。②Ⅱ型为选择素-配体缺陷,临床表现类似于Ⅰ型,患儿表现为出生后不久即发生反复的细菌感染,主要为受累局部的非化脓性感染,但感染的程度往往不如Ⅰ型严重,也无脐带脱落延迟;患儿常伴有智力发育和生长发育的落后。患者易患复发性细菌感染、中性粒细胞增多症和重度牙周炎。③Ⅲ型是由于整合素活化缺陷所致,其临床表现亦与Ⅰ型相似,最主要的特征是除了反复的软组织感染外,还表现为严重的出血倾向。

3.辅助检查

外周血中性粒细胞显著增高,感染时尤为明显,可高达正常人的5～20倍。T淋巴细胞和B淋巴细胞的增生反应下降,血清免疫球蛋白水平在正常范围。中性粒细胞表面CD18分子表达下降。ITGB2基因分析可发现各种基因突变类型,从而有助于明确诊断、进行产前诊断和发现疾病携带者。

4.诊断

确诊的白细胞黏附缺陷病患者,如果牙周专科检查有牙周炎的表现,即可诊断。

5.治疗

主要是抗感染、对症治疗,应当请血液病专科医师会诊提出治疗方案。根治则需选择造血干细胞移植。早期进行造血干细胞移植可以提高患者的存活率,如果不及时进行造血干细胞移植,重者多于2岁前死于感染,轻者可长期存活,但常伴随反复的感染。患者的牙周治疗和全身治疗见家族性和周期性白细胞缺乏症性牙周炎。

(八)白血病性牙周炎

白血病是造血系统的恶性克隆性疾病。发热、进行性贫血、显著的出血倾向,尤其是牙龈出血或骨关节疼痛等为白血病常见的首发症状,易被误诊为其他系统疾病。白血病常伴牙周病损,是白血病患者的主要口腔表现。

1.病因与发病机制

白血病病理表现为大量增生的不成熟血细胞充斥骨髓腔并取代正常的骨髓组织;血液中不成熟的血细胞数量和形态出现异常,并可浸润至全身各器官和组织;当病变累及牙龈时称为白血病性牙龈病损。急性单核细胞白血病和急性粒细胞白血病最易引起牙龈肿大,其次为急性淋巴细胞白血病。白血病患者末梢血中的幼稚血细胞,在牙龈组织内大量浸润积聚,致使牙龈肿大。由于牙龈肿胀、出血,口内自洁作用差,使牙菌斑大量堆积,加重了牙龈炎症,最后导致牙周炎发生。

2.临床表现

约有3.6%的白血病患者可出现牙龈肿胀和出血。白血病患者的牙龈病损可波及牙龈乳头、龈缘和附着龈。主要表现:①牙龈肿大,颜色暗红、发绀或苍白,组织松软脆弱或中等硬度,表面光亮。全口牙龈肿胀时可覆盖部分牙面。②出现坏死溃疡性龈炎:龈缘处组织坏死、溃疡和假膜形成,严重者坏死范围广泛,并伴有口臭。③牙龈有明显的自发出血倾向,牙龈缘常有渗血,且不易止住,牙龈和口腔黏膜上可见出血点和淤斑;多数白血病患者在尚未出现其他全身明显的症状时,常因牙龈肿胀、出血不止或坏死、疼痛而首先到口腔科就诊。④重症患者还可出现口腔黏膜坏死和剧烈牙痛(牙髓腔内出现大量幼稚血细胞浸润引起)、发热、局部淋巴结肿大以及疲乏、贫血等症状。

3.实验室检查

血常规及血涂片检查,发现血细胞数目及形态的异常。

4.诊断

根据上述典型的口腔表现,及时做血常规及血涂片检查,发现血细胞数目及形态异常,可做出初步诊断。

5.治疗

包括牙周治疗和全身治疗。

(1)牙周治疗:①以保守治疗为主,切忌进行手术或活组织检查,以免发生出血不止或牙周组织感染、坏死。②如遇牙龈出血不止时,可采用局部压迫方法或药物止血,也可放牙周塞治剂观察数天,确实止血后拆除塞治剂。③在无出血情况下,可用3% H_2O_2 液轻轻清洗坏死龈缘,然后敷以抗生素或碘制剂,用0.12%~0.2%氯己定溶液含漱有助于减少牙菌斑,消除炎症。④对急性白血病患者一般不做洁治,若全身情况允许,可进行简单的洁治术,但应特别注意动作轻柔,避免引起出血和组织创伤。⑤对患者进行口腔卫生指导,加强口腔护理,防止菌斑堆积,减轻炎症。

(2)全身治疗:在可疑或已确诊为白血病时,应及时与血液病专科医师配合进行诊治。

（九）低磷酸酯酶血症性牙周炎

低磷酸酯酶血症是罕见的以骨和牙矿化不全、血清和骨的碱性磷酸酶活性降低为特征的遗传性疾病，多为常染色体隐性遗传，但也有显性遗传，分为围生期型、婴儿型、儿童型和成人型4型。围生期型和婴儿型较为严重，通常是致死性的，后两型的表现通常较轻，疾病的变异性较大。低磷酸酯酶血症引起早发性快速破坏的牙周炎。

1.病因与发病机制

低磷酸酯酶血症患者碱性磷酸酶活性降低，导致骨和牙中钙和磷沉积不足，因此引起牙及牙周组织的改变。

2.临床表现

患牙牙髓腔增大、牙本质矿化低，出现球间沉积、牙骨质完全缺如或发育不全，同时伴有牙槽骨的改变。由于患牙无法通过牙周韧带中的沙比纤维将牙很好地固定在牙槽窝内。因此患者可表现为乳牙过早脱落，以及恒牙列发生严重的牙周破坏。

3.辅助检查

血清碱性磷酸酶水平低于正常值，尿中碱性磷酸酶水平升高。影像学检查：患牙的髓腔增大，牙槽骨的破坏形式与局限型侵袭性牙周炎相似，典型的特征是牙"漂浮"着的影像。

4.诊断与鉴别诊断

根据临床表现，结合实验室和影像学检查即可确诊。应与局限型侵袭性牙周炎相鉴别，后者无牙体组织的变化。

5.治疗

包括牙周治疗和全身治疗。

（1）局部治疗：乳牙受累时，通常拔除松动的乳牙；恒牙受累时，进行彻底的牙周治疗。

（2）全身治疗：依据低磷酸酯酶血症所处的阶段及分类，进行多系统的治疗，控制高钙血症及补充维生素D可以改善临床表现。

（十）缺触酶血症性牙周炎

缺触酶血症是因过氧化氢酶缺陷引起的常染色隐性遗传病，具有多种变异型。又称无过氧化氢酶血症。由日本耳鼻咽喉学家高原滋夫于1947年在日本首次报道。除在日本外极少见，患病率约为8/10000。由于患者红细胞中仍存留少量的过氧化氢酶活性，也可称为低过氧化氢酶血症。无过氧化氢酶血症可伴有严重的进行性坏死性龈炎和牙槽骨坏死等牙周破坏。

1.病因与发病机制

过氧化氢酶可催化过氧化氢分解成水和氧气。致病机制可能是口腔卫生差导致牙菌斑堆积,患者组织和(或)红细胞中缺乏过氧化氢酶,无法将口腔中的细菌,如肺炎链球菌、β-链球菌及中性粒细胞产生的 H_2O_2 分解,以致积聚的 H_2O_2 破坏血液中的血红蛋白,出现局部营养障碍、溃疡形成,进而发展为组织坏疽。

2.临床表现

特征是牙龈和牙槽骨的进行性坏死,最终导致牙脱落。日本型无过氧化氢酶血症患者中有 $20\%\sim50\%$ 的患者最初表现为口腔溃疡和坏疽,这一临床体征也称为高原滋夫病。

3.辅助检查

可抽取患者的血液行体外过氧化氢酶活性筛查试验,可见过氧化氢酶活性下降或缺如。影像学检查可见患者的牙槽骨出现不同程度的破坏。

4.诊断

据患者牙龈和牙槽骨进行性坏死伴有过氧化氢酶活性下降或缺如可诊断。

5.治疗

尚未见到根治性的治疗方法。可以进行牙周常规治疗。强化正确刷牙及菌斑控制,可通过控制菌斑从而减少因 H_2O_2 聚集所致的牙周组织的破坏。

(十一)朗格汉斯细胞组织细胞增多症性牙周炎

朗格汉斯细胞组织细胞增多症是由一种形态及免疫表型与朗格汉斯细胞相似的细胞广泛增生所引发的疾病。曾称组织细胞增多症 X,包括嗜酸性肉芽肿、勒-雪病和韩-薛-柯病 3 个亚类,各亚类间临床表现相互重叠,组织病理特征相似,因此认为其是同一种疾病。特异的骨髓源性朗格汉斯细胞过度增生是该类疾病的主要特征。发病率男性多于女性。

1.病因与发病机制

病因仍不清楚。部分患者表现为先天性病变。可能与组织细胞异常增生、浸润导致局部组织破坏有关。

2.临床表现

患者可能最先就诊于口腔科。朗格汉斯细胞组织细胞增多症伴发的牙周炎,主要表现为伴有大量类朗格汉斯细胞增生的牙周骨破坏。患者可出现牙龈肿胀、疼痛、口臭、牙周溢脓、牙松动、恒牙早期脱落和拔牙创愈合迟缓等。下颌更易受累,多位于后部。患者可出现持续的头痛不适。

3.辅助检查

影像学检查:X 线片可见颌骨内出现单个或多个圆形或椭圆形的透射影像,无皮质骨边缘。牙槽骨破坏严重,硬骨板消失,牙呈"漂浮"征。组织病理学检查:牙周组织内见大量类朗格汉斯细胞浸润。

4.诊断

该病并没有统一的诊断标准。可通过对患者的牙周组织活检,行组织病理和免疫组织化学分析,了解是否有大量的类朗格汉斯细胞在牙周组织内部浸润。同时,结合牙周组织破坏的临床表现以及特异性影像学特征予以综合诊断。

5.治疗

治疗方法取决于疾病的炎症程度和范围。针对牙周病变的治疗方法包括手术刮除病变的牙周组织,全身药物治疗如长春新碱、环磷酰胺等。对于口内孤立的病变也可采用放射治疗。几种方法可以单独应用,也可以联合应用。该病可出现无时间规律的连续病变,因此应强调临床随访的重要性。

(十二)埃勒斯-当洛斯综合征性牙周炎

埃勒斯-当洛斯综合征是一组因结缔组织异常而导致皮肤和血管脆性增加、皮肤过度伸展和关节动度异常为特征的家族遗传性疾病。有文献报道其为常染色体显性遗传病。该病具有多种亚型和变异,其中Ⅷ型最具特征的表现是牙的症状。美国内科医生和遗传学家麦库克西于1972年首次报道该病的牙周炎类型,1977年美国遗传学家斯图尔特等将其列入埃勒斯-当洛斯综合征的亚型。该病有家族聚集性。

1.病因与发病机制

病因包括局部牙菌斑微生物、全身健康情况不佳及遗传倾向。发病机制仍未知,可能与口腔黏膜和血管的脆性增加以及胶原代谢紊乱有关。

2.临床表现

患者表现为皮肤过度伸展、触诊柔软、脆性增加,轻微创伤即可导致淤斑的形成,以及伤口愈合差,常形成"烟纸样"的萎缩性瘢痕。关节超动度、关节移位。也可出现止血功能异常。患者有严重的牙龈退缩,反复刷牙出血。可出现重度牙周炎,牙槽骨严重吸收,导致恒牙早期脱落,且其牙周破坏程度与局部刺激因素不成正比。

3.影像学检查

见牙槽骨破坏严重,但无明显特异性。

4.诊断

还没有统一的诊断方法。诊断首先基于患者存在严重的牙周组织破坏,且牙周破坏与局部刺激因素不成正比。同时患者合并特异性的皮肤和关节病损。牙周和皮肤组织的活检有助于进一步确定诊断。

5.治疗

没有针对该病的有效治疗,主要是进行对症治疗。也有研究表明营养治疗有效。

（十三）切-东综合征性牙周炎

Chediak-Higashi 综合征是罕见的常染色体隐性遗传疾病，可能位于染色体1q43,45％的患者有家族史。多数患者早年死于重度感染，50％以上在 10 岁之前死亡。切-东综合征易引起早发性快速破坏的牙周炎。

1.病因与发病机制

患者中性粒细胞结构、功能和数量出现异常，导致患者抗感染能力极差。

2.临床表现

患者出现眼睑白化病伴畏光、周围神经病变症状，对细菌和病毒异常易感，常有慢性反复感染伴严重的急性炎症等。患者口腔表现为急性牙龈炎、牙龈出血及疼痛较明显，伴有溃疡，或者表现为早发性快速破坏性牙周炎，常出现全口多数牙明显松动或早期脱落现象。

3.辅助检查

①实验室检查：中性粒细胞内出现大量巨大的溶酶体包涵体。大包涵体由嗜天青颗粒和特异性颗粒融合而成。中性粒细胞的趋化、脱颗粒和杀菌功能下降。细胞有正常的吞噬功能，但不能脱颗粒，细胞内杀菌能力降低，也可出现中性粒细胞减少症。②患者的龈下菌斑中可发现与牙周炎相关的细菌，包括具核梭杆菌、直肠弯曲杆菌等。③影像学检查：牙周膜间隙增宽，硬骨板模糊，牙槽骨吸收广泛，吸收类型和程度与牙龈炎位置及程度一致。乳牙和恒牙均可受累。

4.治疗

①牙周治疗包括口腔卫生指导、牙周基础治疗和定期维护。②全身治疗：有报道幼年时期确诊的患者可进行骨髓移植以消除牙周疾病的易感性；请血液病专科医师会诊。

第三节　牙周炎伴发病变

一、牙周-牙髓联合病变

牙周炎和牙髓根尖周病的发病因素和病理过程虽不完全相同，但牙周袋内和感染的牙髓内都存在以厌氧菌为主的混合感染，它们所引起的炎症和免疫反应有许多相似之处，两者的感染和病变可以互相扩散和影响，导致联合病变的发生。1999 年国际牙周病分类研讨会上对牙周-牙髓联合病变的界定为："同一个牙并存着牙周病和牙髓病变，且互相融合连通。感染可源于牙髓，也可源于牙周，或两者独立发生，然而是相通的。"它们不同于单纯的牙槽脓肿，也不同于牙周脓肿。了解两者的相互关系和疾病的相互影响,对临床诊断和治疗设计有重要意义。

(一)解剖学

牙髓组织和牙周组织在解剖学方面是互相沟通的,在组织发生学方面均来源于中胚叶或外中胚叶。两者之间存在着以下的交通途径。

1.根尖孔

是牙周组织和牙髓的重要通道,血管、神经和淋巴通过根尖孔互相通连,而感染和炎症也易交互扩散。

2.根管侧支

在牙根发育形成过程中,Hertwig 上皮根鞘发生穿孔,使牙囊结缔组织与牙髓组织相通,形成根管的侧支(也称侧支根管)。这些侧支在牙成熟后,逐渐变窄或封闭,但仍有一部分残存下来。在乳牙和年轻恒牙中较多见,成年后也可有直径 $10\sim250\mu m$ 的侧支,数目不等。De Deus 观察 1140 个离体牙,发现 27.4% 的牙根有根管侧支,以根尖 1/3 处最多,占总牙数的 17%。故在深牙周袋到达近根尖 1/3 处时,牙髓受影响的概率就大大增加。另外,在多根牙的根分叉区也有 $20\%\sim60\%$ 的牙有侧支,有时同一个牙可有多个根管侧支。有学者报道,在狗的磨牙上造成人工牙髓炎,牙髓中的感染可通过髓室底处的副根管扩散到根分叉区,显微镜下看到与副根管开口处相应的牙周膜内有炎症细胞浸润及牙槽骨吸收。

3.牙本质小管

正常的牙根表面有牙骨质覆盖,其通透性较低,但约有 10% 的牙在牙颈部无牙骨质覆盖,牙本质直接暴露。此外,牙颈部的牙骨质通常很薄,仅 $15\sim60\mu m$,很容易被刮除或被硬牙刷磨除,使下方的牙本质暴露。牙本质小管贯通牙本质的全层,其表面端的直径约 $1\mu m$,牙髓端为 $2\sim3\mu m$。菌斑细菌的毒性产物、药物及染料等均可双向渗透而互相影响。

4.其他

某些解剖异常或病理情况如牙根纵裂、牙骨质发育不良等。

(二)临床类型

1.牙髓根尖周病对牙周组织的影响

生活的牙髓即使有炎症,一般也不引起明显的牙周破坏,可能仅引起根尖周围的牙周膜增宽或局限的阴影。有少数的牙髓坏死是无菌性的,它们一般不会引起明显的牙周病变。但大多数死髓牙均为感染性的,其中的细菌毒素及代谢产物可通过根尖孔或根管侧支引起根尖周围组织的病变或根分叉病变,这些病变可以急性发作形成牙槽脓肿。

(1)牙槽脓肿若得不到及时的根管引流,脓液可沿阻力较小的途径排出

①多数情况下根尖部的脓液穿破根尖附近的骨膜到黏膜下,破溃排脓,形成相

应处黏膜的瘘管或窦道,不涉及牙周组织。

②少部分病例(多见于年轻恒牙和乳磨牙)脓液可沿阻力较小的途径向牙周组织排出。脓液向牙周引流的途径有二:a.沿牙周膜间隙向龈沟(袋)排脓,迅速形成单个的、窄而深达根尖的牙周袋。多根牙也可在根分叉处形成窄而深的牙周袋,类似Ⅲ度根分叉病变;b.脓液由根尖周组织穿透附近的皮质骨到达骨膜下,掀起软组织向龈沟排出,形成较宽而深的牙周袋,但不能探到根尖。此种情况多见于颊侧。此时临床上见到的"牙周探诊深达根尖"实际是探到了根尖周的脓腔里,并非病理性牙周袋,而牙松动、牙槽骨密度降低等临床表现均是急性炎症所致的一过性表现。通过及时彻底的牙髓治疗,牙周组织即可迅速愈合,牙不松动,不遗留牙周病变。

③牙槽脓肿反复发作且多次从牙周排脓而未得治疗,在炎症长期存在的情况下,终使牙周病变成立(有深牙周袋、骨吸收、牙可松动也可不松),此为真正的联合病变,有学者称此为逆行性牙周炎。治疗必须双管齐下。因此,不应将这种情况简单地诊断为牙槽脓肿。

上述第2、3种情况在临床上易被诊断为牙周脓肿或单纯的牙槽脓肿,但仔细检查可发现如下特点:患牙无明显的牙槽嵴吸收,或虽有广泛的根尖周围骨密度降低,但在有些X线片上还能隐约见到牙槽嵴顶的影像,此为急性炎症所造成的骨密度降低;邻牙一般也无严重的牙周炎。

上述第2种情况,若患牙能在急性期及时得到牙髓治疗,除去感染源,则牙周病损能很快愈合,因为它只是一个排脓通道。但第3种情况因病情反复急性发作,牙周排脓处有牙龈上皮向根方增殖形成袋上皮,并有菌斑长入龈下,则牙周炎病变成立,表现为深牙周袋、出血溢脓、牙槽骨吸收、牙松动,可有黏膜瘘管、叩诊不适等,典型病例的X线片表现为根尖区阴影与牙槽嵴的吸收相连,形成典型的"烧瓶形"或"日晕圈"状病变,即阴影围绕根尖区并向牙槽嵴顶处逐渐变窄。临床上见到有牙髓病变或不完善的牙髓治疗及修复体的牙,若有根尖区或根分叉区阴影及牙周袋,而其他部位无明显牙周病变者,也提示有牙髓源性的牙周-牙髓联合病变的可能性。

(2)牙髓治疗过程中或治疗后造成的牙周病变也不少见:如根管壁侧穿或髓室底穿通、髓腔或根管内封入烈性药(砷制剂、戊二醛、塑化液、干髓剂等),均可通过根分叉区或根管侧支伤及牙周组织。

(3)根管治疗后的牙:有的可发生牙根纵裂,文献报道平均发生在根管治疗后3.25年(3天至14年)。其原因多由于过度扩大根管、修复体的桩核不当、过大的粉力、死髓牙的牙体发脆等。还有不少发生于活髓牙的牙根纵裂,也可伴发局限的深牙周袋和牙槽骨吸收。临床表现患牙有钝痛、咬合痛(尤其是局限于某一个牙尖的咬合痛)、窄而深的牙周袋。X线片在早期可能仅见围绕牙根一侧或全长的牙周膜增宽，或窄的"日晕"状根尖阴影。活髓牙的根纵裂还可见到典型的根尖部根管影像变宽。根裂的患牙可反复发生牙周脓肿，出现窦道。本类型的共同特点是：①牙髓无活力，或活力异常；②牙周袋和根分叉区病变局限于个别牙或牙的局限部位，邻牙的牙周基本正常或病变轻微；③与根尖病变相连的牙周骨质破坏，呈烧瓶形。

2.牙周病变对牙髓的影响

(1)逆行性牙髓炎：是临床较常见的。由于深牙周袋内的细菌、毒素通过根尖孔或根尖 1/3 处的根管侧支进入牙髓，先引起根尖 1/3 处的牙髓充血和发炎，以后，局限的慢性牙髓炎可急性发作，表现为典型的急性牙髓炎。临床检查时可见患牙有深达根尖区的牙周袋或严重的牙龈退缩，牙一般松动达Ⅱ度以上。牙髓有明显的激发痛等，诊断并不困难。

(2)长期存在的牙周病变：袋内的毒素可通过牙本质小管或根管侧支对牙髓造成慢性、小量的刺激，轻者引起修复性牙本质形成，重者或持久后可引起牙髓的慢性炎症、变性、钙化甚至坏死。国内有学者报道因牙周炎拔除的无龋牙中，64％有牙髓的炎症或坏死，牙髓病变程度及发生率与牙周袋的深度成正比，其中临床表现牙髓活力迟钝的牙，80.6％已有牙髓的炎症或坏死，这些牙可能一时尚未表现出牙髓症状，但实际已发生病变。

(3)牙周治疗对牙髓也可产生一定影响：根面刮治和平整时，将牙根表面的牙骨质刮去，常使牙本质暴露，造成根面敏感和牙髓的反应性改变。牙周袋内或根面的用药，如复方碘液、碘酚、枸橼酸等均可通过根管侧支或牙本质小管刺激牙髓，但一般情况下，牙髓的反应常较局限且为慢性，临床无明显症状。

3.牙周病变与牙髓病变并存

这是指发生于同一个牙上各自独立的牙髓和牙周病变。当病变发展到严重阶段时，例如牙髓病变扩延到一个原已存在的牙周袋，使两者互相融合和影响，可将这种情况称为"真正的联合病变"。

(三)治疗原则

有牙周-牙髓联合病变时，应尽量找出原发病变，积极地处理牙周、牙髓两方面的病灶，彻底消除感染源。牙髓根尖周的病损经彻底、正规的根管治疗后大多预后较好；而牙周病损疗效的预测性则不如牙髓病。因此，牙周牙髓联合病变的预后在很大程度上取决于牙周病损的预后。只要牙周破坏不太严重，牙不是太松动，治疗并保留患牙的机会还是不错的。

(1)由牙髓根尖病变引起牙周病变的患牙，牙髓多已坏死或大部坏死，应尽早进行根管治疗。病程短者，单纯进行根管治疗后，牙周病变即可完全愈合。若病程长久，牙周袋已存在多时，则应在拔髓和根管内封药后，同时或尽快开始常规的牙周治疗,消除袋内的感染,促使牙周组织愈合。较合理的顺序是:清除作为感染源的牙髓→清除牙周袋内的感染→完善的根管充填。应强调对此种患牙的牙髓治疗务求彻底消除感染源,并严密封闭根管系统,做完善的根管充填。在上述双重治疗后,可观察3～6个月,以待根尖和牙周骨质修复。若数月后骨质仍无修复,或牙周袋仍深且炎症不能控制,可再行进一步的牙周治疗如翻瓣术等。本型的预后一般较好,根尖和牙周病变常能在数月内愈合。

(2)有的患牙在就诊时已有深牙周袋,而牙髓尚有较好的活力,则也可先行牙周治疗,消除袋内感染,必要时进行牙周翻瓣手术和调𬌗,以待牙周病变愈合。但对一些病程长且反复急性发作、袋很深、根分叉区受累的患牙,或虽经彻底的牙周治疗仍效果不佳者,应采用多种手段检测牙髓的活力,以确定是否进行牙髓治疗。然而,应指出的是,牙髓活力测验的结果仅能作为参考依据,因为"活力测验"的结果实际上只反映牙髓对温度、电流等刺激的反应能力,而不一定反映其生活力。尤其在多根牙,可能某一根髓已坏死,而其他根髓仍生活,此时该牙对活力测验可能仍有反应;有些牙髓存在慢性炎症或变性,甚至局部发生坏死,但仍可对温度或电流有反应性。因此对牙周袋较深而牙髓活力虽尚存但已迟钝的牙齿,不宜过于保守,应同时做牙髓治疗,这有利于牙周病变的愈合。然而,这方面的观点有分歧,有的学者认为在前牙有X线片显示垂直吸收达根尖周者,决定治疗方案的唯一依据是牙髓活力测验,若牙髓有活力,则只需做牙周治疗,包括翻瓣手术。

(3)逆行性牙髓炎的患牙能否保留,主要取决于该牙牙周病变的程度和牙周治疗的预后。如果牙周袋能消除或变浅,病变能得到控制,则可先做牙髓治疗,同时开始牙周炎的一系列治疗。如果多根牙只有1个牙根有深牙周袋引起的牙髓炎,且患牙不太松动,则可在根管治疗和牙周炎症控制后,将患根截除,保留患牙。如牙周病变已十分严重,不易彻底控制炎症,或患牙过于松动,则可直接拔牙止痛。

总之,应尽量查清病源,以确定治疗的主次。在不能确定的情况下,死髓牙先做根管治疗,配合牙周治疗;活髓牙则先做系统的牙周治疗和调𬌗,若疗效不佳,再视情况行牙髓治疗。

二、牙周脓肿

牙周脓肿并非独立的疾病,而是牙周炎发展到晚期,出现深牙周袋后的一个较常见的伴发症状。它是位于牙周袋壁或深部牙周结缔组织中的局限性化脓性炎症,一般为急性过程,也可有慢性牙周脓肿。

(一)发病因素
(1)深牙周袋内壁的化脓性炎症向深部结缔组织扩展,而脓液不能向袋内排出时,即形成袋壁软组织内的脓肿。

（2）迂回曲折的、涉及多个牙面的复杂型深牙周袋，脓性渗出物不能顺利引流，特别是累及根分叉区时。

（3）洁治或刮治时，动作粗暴，将牙石碎片推入牙周袋深部组织，或损伤牙龈组织。

（4）深牙周袋的刮治术不彻底，袋口虽然紧缩，但袋底处的炎症仍然存在，且得不到引流。

（5）有牙周炎的患牙（或无牙周袋的牙）遭受创伤，或牙髓治疗时根管及髓室底侧穿、牙根纵裂等，有时也可引起牙周脓肿。

（6）机体抵抗力下降或有严重全身疾病，如糖尿病等，易发生牙周脓肿。

（二）病理

在牙周袋壁内有大量生活的或坏死的中性多形核白细胞积聚。坏死的白细胞释出多种蛋白水解酶，使周围的细胞和组织坏死、溶解，形成脓液，位于脓肿的中心。在脓液周围有急性炎症区，表面的上皮高度水肿，并有大量白细胞进入上皮。有学者报告在脓肿的组织中有革兰阴性厌氧菌入侵，优势菌为牙龈卟啉单胞菌、中间普氏菌、具核梭杆菌、螺旋体等。

（三）临床表现

牙周脓肿一般为急性过程，并且可自行破溃排脓和消退，但若不积极治疗，或反复急性发作，可成为慢性牙周脓肿。

急性牙周脓肿发病突然，在患牙的唇颊侧或舌腭侧牙龈形成椭圆形或半球状的肿胀突起。牙龈发红、水肿，表面光亮。脓肿的早期，炎症浸润广泛，使组织张力较大，疼痛较明显，可有搏动性疼痛；因牙周膜水肿而使患牙有"浮起感"，叩痛，松动明显。脓肿的后期，脓液局限，脓肿表面较软，扪诊可有波动感，疼痛稍减轻，此时轻压牙龈可有脓液自袋内流出，或脓肿自行从表面破溃，肿胀消退。

急性牙周脓肿患者一般无明显的全身症状，可有局部淋巴结大，或白细胞轻度增多。脓肿可以发生在单个牙，也可同时发生于多个牙，或此起彼伏。此种多发性牙周脓肿时，患者十分痛苦，也常伴有较明显的全身不适。

慢性牙周脓肿常因急性期过后未及时治疗，或反复急性发作所致。一般无明显症状，可见牙龈表面有窦道开口，开口处可以平坦，需仔细检查才可见有针尖大的开口；也可呈肉芽组织增生的开口，压时有少许脓液流出。叩痛不明显，有时可有咬合不适感。

（四）诊断和鉴别诊断

牙周脓肿的诊断应联系病史和临床表现，并参考 X 线片。主要应与牙龈脓肿和牙槽脓肿相鉴别。

1.牙周脓肿与牙龈脓肿的鉴别

牙龈脓肿仅局限于龈乳头及龈缘,呈局限性肿胀,无牙周炎的病史,无牙周袋,X线片无牙槽骨吸收。一般有异物刺入牙龈等明显的刺激因素,在除去异物,排脓引流后不需其他处理。牙周脓肿是牙周支持组织的局限性化脓性炎症,有较深的牙周袋,X线片可显示牙槽骨吸收,在慢性牙周脓肿,还可见到牙周和根侧或根尖周弥漫的骨质破坏。

2.牙周脓肿与牙槽脓肿的鉴别

两者的感染来源和炎症扩散途径不同,因此临床上表现如下的区别(表6-1)。

表 6-1　牙周脓肿与牙槽脓肿的鉴别

症状与体征	牙周脓肿	于槽脓肿
感染来源	牙周袋	牙髓病或根尖周病变
牙周袋	有	一般无
牙体情况	一般无龋	有龋齿或非龋疾病,或修复体
牙髓活力	有	无
脓肿部位	局限于牙周袋壁,较近龈缘	范围较弥漫,中心位于龈颊沟附近
疼痛程度	相对较轻	较重
牙松动度	松动明显,消肿后仍松动	松动较轻,但也可十分松动。治愈后牙恢复稳固
叩痛	相对较轻	很重
X线像	牙槽骨嵴有破坏,可有骨下袋	根尖周可有骨质破坏,也可无
病程	相对较短,一般 3～4 天可自溃	相对较长。脓液从根尖周向黏膜排出需 5～6 天

表 6-1 所列只是一般情况下的鉴别原则,有些时候两者容易混淆。如牙周-牙髓联合病变时,根尖周炎症可向牙龈沟内排脓;长期存在的深牙周袋中的感染可逆行性引起牙髓坏死;牙周炎症兼有殆创伤时,即可形成窄而深的牙周袋,又可影响根尖孔区的血供而致牙髓坏死;有的牙周脓肿可以范围较大,波及龈颊移行沟处,或因脓肿张力较大,探诊时疼痛严重,使牙周袋不易发现和探入,易被误诊为牙槽脓肿;有些慢性牙槽脓肿形成的瘘口位于靠近龈缘处,易误诊为牙周脓肿等。有时用牙胶尖插入瘘口,摄 X 线片可根据牙胶尖走行方向来判断脓肿部位是在根尖周围还是在牙周袋软组织内。总之,两者的鉴别诊断应依靠仔细地询问病史,牙体、牙髓和牙周组织的检查及 X 线片的综合分析。

(五)治疗原则

急性牙周脓肿的治疗原则是镇痛、防止感染扩散以及使脓液引流。在脓肿初期脓液尚未形成前,可清除大块牙石,冲洗牙周袋,将防腐抗菌药放进袋内,必要时全身给以抗生素或支持疗法。当脓液形成且局限,出现波动时,可根据脓肿的部位及表面黏膜的厚薄,选择从牙周袋内或牙龈表面引流。前者可用尖探针从袋内壁刺入脓腔,后者可在表面麻醉下,用尖刀片切开脓肿达深部,以使脓液充分引流。切开后应彻底冲洗脓腔,然后敷防腐抗菌药物。过早的切开引流会造成创口流血过多和疼痛。切开引流后的数日内应嘱患者用盐水或氯己定等含漱。对于患牙挺出而咬合接触疼痛者,可将明显的早接触点调磨,使患牙获得迅速恢复的机会。

慢性牙周脓肿可在洁治的基础上直接进行牙周手术。根据不同情况,做脓肿切除术,或翻瓣手术。有学者报道在急性阶段脓液引流后的短期内,可尽早进行翻瓣术,因为急性炎症改变了组织的代谢,有利于骨的新生,此时进行手术有利于术后组织的修复和愈合,形成新附着的概率较高。

三、根分叉病变

根分叉病变是指牙周炎的病变波及多根牙的根分叉区,在该处出现牙周袋、附着丧失和牙槽骨破坏,可发生于任何类型的牙周炎。下颌第一磨牙的发生率最高,上颌前磨牙最低。发生率随年龄增大而上升。

(一)发病因素

(1)本病是牙周炎向深部发展的一个阶段,其主要病因仍是菌斑微生物。只是由于根分叉区一旦暴露,该处的菌斑控制和牙石的清除十分困难,使病变加速或加重发展,不易控制。

(2)拾创伤是本病的一个促进因素。因为根分叉区是对拾力敏感的部位,一旦牙龈的炎症进入该区,组织的破坏会加速进行,常造成凹坑状或垂直骨吸收。尤其是病变局限于1个牙或单一牙根时,更应考虑拾创伤的因素。

(3)牙根的解剖形态

①根柱的长度:多根牙的牙根由根柱和根锥体两部分构成。根柱是指牙根尚未分叉的部分,其长度为从釉牙骨质界至2根分开处的距离。在同一个牙上,各个牙面的根柱长度不同,也就是说分叉的位置可以在不同高度。以上颌第一磨牙为例,近中面的根柱约长3mm,颊侧为3.5mm,而远中面则约为5mm。下颌第一磨牙的颊侧根柱比舌侧短。根柱较短的牙,根分叉的开口离牙颈部近,一旦发生牙周炎,较易发生根分叉病变;而根柱长者(例如40%的上颌第一前磨牙可有颊舌二根,其根分叉可以在近根尖1/3处)则不易发生根分叉病变,但一旦发生则治疗较困难。

②根分叉开口处的宽度及分叉角度:牙根分叉的角度由第一磨牙向第二磨牙和第三磨牙依次减小。分叉开口处的宽度差异较大,Bower报道有58%的第一磨

牙根分叉开口处的宽度＜0.75mm，尤以颊侧为著，一般龈下刮治器的宽度为0.75mm，难以进入分叉区内。

③根面的外形：上颌磨牙的近中颊根和下颌磨牙的近中根均为扁根，其颊舌径明显地大于近远中径，它们向着根分叉的一面常有沿冠根方向的犁沟状的凹陷，牙根的横断面呈"沙漏状"，其他牙根也可有程度不同的凹陷。一旦发生根分叉病变，牙根上的沟状凹陷处较难清洁。

（4）牙颈部的釉质突起：约有40%的多根牙在牙颈部有釉质突起（也称釉突），多见于磨牙的颊面，约13%的牙釉突较长，伸进分叉区甚至到达根分叉顶部，该处无牙周膜附着，仅有结合上皮，故在牙龈有炎症时，该处易形成牙周袋。有学者报道患根分叉病变的磨牙中，59.2%有釉突，而健康的对照牙中仅9.8%有釉突。

（5）磨牙牙髓的感染和炎症：可通过髓室底处的副根管扩散蔓延到根分叉区，造成该处的骨吸收和牙周袋。

（二）病理

根分叉区的组织病理改变并无特殊性，与慢性牙周炎相同。牙周袋壁有慢性炎症，骨吸收可为水平型或垂直型。牙根表面有牙石、菌斑，也可见到有牙根吸收或根面龋。

（三）临床表现

正常情况下，根分叉区充满着牙槽骨间隔，从龈沟内是探不到分叉区的，一旦牙周袋和骨吸收波及根分叉区，便可从临床上探查到。主要根据探诊和X线片来判断病变的程度。Glickman将其分为4度，此种分类法有利于指导治疗和判断预后。

Ⅰ度：属于病变早期。根分叉区的骨质吸收很轻微，虽然从牙周袋内已能探到根分叉的外形，但尚不能水平探入分叉内，牙周袋属于骨上袋。由于骨质吸收轻微，通常在X线片上看不到改变。

Ⅱ度：在多根牙的1个或1个以上的分叉区内已有骨吸收，但尚未与对侧相通，因为根分叉区内尚有部分牙槽骨和牙周膜存在。用牙周探针或弯探针可从水平方向部分地进入分叉区内，有时还可伴有垂直吸收或凹坑状吸收，增加了治疗的难度。X线片一般仅显示分叉区的牙周膜增宽，或骨质密度有小范围的降低。

Ⅲ度：根分叉区的牙槽骨全部吸收，形成"贯通性"病变，探针能水平通过分叉区，但它仍被牙周袋软组织覆盖而未直接暴露于口腔。下颌磨牙的Ⅲ度病变在X线片上可见完全的透影区，但有时会因牙根靠近或外斜线的重叠而使病变不明显。Ⅲ度病变也可存在垂直型的骨吸收。

Ⅳ度：根间骨隔完全破坏，且牙龈退缩而使病变的根分叉区完全暴露于口腔。X线片所见与Ⅲ度病变相似。

另一种分度法是 Hamp 等提出的,它根据水平探诊根分叉区骨破坏的程度来分度。

Ⅰ度:用探针能水平探入根分叉区,探入深度未超过牙齿宽度的 1/3。

Ⅱ度:根分叉区骨质的水平性破坏已超过牙宽度的 1/3,但尚未与对侧贯通。

Ⅲ度:根分叉区骨质已有"贯通性"的破坏。探针已能畅通。

上颌磨牙的颊侧以及下颌磨牙的颊、舌侧分叉一般较易探查,但上颌磨牙邻面的分叉病变较难探测,且开口偏腭侧,可用弯探针从腭侧进入,分别探测近中腭分叉及远中腭分叉。有时因邻牙的干扰,难以准确区分Ⅱ度和Ⅲ度病变,需在翻瓣术中确诊,X 线片只能起辅佐作用。总的说来 X 线片所见的病变总是比临床实际要轻些,这是由于受投照角度、组织影像重叠以及骨质破坏形态复杂所造成的。例如在上颌磨牙颊侧根分叉区的病变常因与腭根重叠而不被显示。必要时可改变投照角度,以助诊断。

根分叉区易于存积菌斑,故该处的牙周袋常有明显的炎症或溢脓,但也有时表面似乎正常,而袋内壁却有炎症,探诊后出血常能提示深部存在炎症。当治疗不彻底或其他原因使袋内引流不畅时,可能发生急性牙周脓肿。

当病变使牙根暴露或发生根面龋或牙髓受累时,患牙常可出现对温度敏感直至自发痛等症状。早期牙尚不松动,晚期可出现牙齿松动。

(四)治疗原则

根分叉区病变的治疗原则与单根牙病变基本一致,但由于分叉区的解剖特点,如分叉的形态,2 根(或 3 根)之间如过于靠拢则妨碍刮治器械的进入,根面的凹沟,骨破坏形态的复杂性等因素,使分叉区的刮治难度大大提高,疗效也受到一定影响。治疗的目标有三:①清除根分叉病变区内牙根面上的牙石、菌斑,控制炎症;②通过手术等方法,形成一个有利于患者自我控制菌斑并长期保持疗效的局部解剖外形,阻止病变加重;③对早期病变,争取有一定程度的牙周组织再生,这方面尚有一定难度。

1.Ⅰ度病变

牙周袋一般不太深,且为骨上袋。如果根分叉相应处牙槽骨的外形尚佳,则仅做龈下刮治使牙周袋变浅即可。若袋较深,且牙槽骨隆突,不符合生理外形,易造成局部菌斑堆积者,应在基础治疗后,行翻瓣手术消除牙周袋和修整骨外形,以达到上述第 2 项目标。

2.Ⅱ度病变

根据骨破坏的程度、牙周袋的深度以及有无牙龈退缩等条件,选用如下治疗方法。

(1)对骨质破坏不太多,根柱较长,牙龈能充分覆盖根分叉开口处的下颌磨牙

Ⅱ度病变,可以在翻瓣术清除根面牙石及病变区肉芽组织后,以自体骨或人工骨制品填入分叉区,还可加用屏障性膜,然后将龈瓣复位至原高度,完全覆盖根分叉开口处,并严密缝合。此法也可适用于上颌磨牙的颊侧病变,其目的是获得根分叉处的牙周组织再生,形成新的附着。虽然成功率和再生组织的量尚有待提高,但前景看好。

(2)对于骨质破坏较多、牙龈有退缩,术后难以完全覆盖分叉区者,可以做根向复位瓣手术和骨成形术,术后使根分叉区充分暴露,有利于患者控制菌斑。一般不宜只做牙周袋切除术,因为会使该区的附着龈变窄,而且切除后牙龈因保持生物学宽度而仍易重新长高,使牙周袋复发而再度覆盖根分叉区。有学者主张做牙成形术,磨除牙颈部牙冠过突处和釉质突起,或在根柱较短的下颌磨牙根分叉处磨除部分牙体组织,以扩大根分叉开口处,称为隧道形成术。但该法应慎用,因易造成牙齿敏感和根面龋。

3.Ⅲ度和Ⅳ度病变

治疗目的是使根分叉区充分暴露以利菌斑控制。颊侧的深牙周袋若有足够宽的附着龈,可行袋壁切除术;若附着龈较窄,则应行翻瓣术,在刮净根面及修整骨缺损后,将龈瓣根向复位并缝合于牙槽嵴水平,下颌牙的舌侧一般可切除袋壁。

若多根牙仅有1个根病变较重,有深牙周袋和骨吸收,另一个或2个根病情较轻,且患牙尚不太松动,则可在翻瓣术中将该患根截除,使根分叉区充分暴露,余留的牙根得以彻底清洁,该处的深牙周袋也可消除。截根术对于上颌磨牙颊根的病变效果甚佳。下颌磨牙当根分叉区病变较重而近、远中根分别还有一定的支持组织时,也可用分根术,将患牙分割为近中和远中2个"单根牙"。然后分别做冠或做连冠修复,可取得较好的治疗效果。若某一根病变已严重,另一根尚好,则可行半牙切除术,将严重的一半连冠带根一起摘除,保留另一半侧。

在做截根术、分根术或半牙切除术前,均应先做完善的根管治疗,还应进行调𬌗,以减轻患牙的咬合负担。多数患牙在术后还要以冠、桥等修复,这些修复体应根据牙的特点设计,以符合保护牙周组织的要求。半个世纪前,人们普遍认为根分叉病变的患牙由于疗效不佳,应给予拔除。但由于上述治疗方法的建立,使很多患牙得以保存并长期行使功能。

四、牙龈退缩

牙龈缘向釉牙骨质界的根方退缩致使牙根暴露的疾病。

(一)病因

包括以下方面。

1.牙周炎

由牙周炎引起牙槽骨吸收和附着丧失,引起牙龈退缩,是最常见的原因。

2.刷牙不当

使用过硬的牙刷、牙膏中摩擦剂颗粒过粗,或采用拉锯式刷牙。此外,不正确地使用牙签也会造成牙龈乳头退缩、牙缝变大。

3.不良修复体

当固定修复体边缘位于龈下过深、边缘不密合,或有明显的修复体悬突时,较易出现牙龈炎症和牙龈退缩;可摘义齿卡环过低或基托边缘压迫牙龈也易造成牙龈创伤和牙龈退缩。

4.解剖因素

牙错位使唇颊侧骨板很薄,或附着龈过窄和唇颊系带附着过高等都可能导致牙龈退缩。此外牙龈的厚度也是牙龈退缩的影响因素之一,较薄的牙龈较容易发生退缩。

5.正畸力和过大的殆力

正畸过程中使牙在牙槽骨范围内或向舌侧移动时,较少发生牙龈退缩,若向唇颊侧移动或倾斜超出了牙槽骨范围时,常易发生牙龈退缩。

6.牙周炎治疗后

牙周炎经过治疗后,炎症消退,牙周袋壁退缩,或牙周手术切除牙周袋后,致使牙龈退缩。

(二)临床表现

牙龈退缩可以局限于单颗牙或多颗牙,也可以全口牙普遍发生;退缩的牙龈可以色粉、质韧、健康无炎症,也可以充血、红肿;部分牙龈退缩的患者可伴有其他症状。

牙龈退缩造成的后果:①影响美观:牙龈退缩造成牙冠变长、牙根暴露、牙缝增大、牙龈高低不协调等,影响患者的美观,尤其在前牙区以及微笑或大笑时露龈患者。②牙根敏感:牙龈退缩后造成牙本质或牙骨质直接暴露在口腔环境中,冷热酸甜及机械刺激等均可以通过牙本质小管传到牙髓腔内,产生敏感症状。这种敏感主要表现为激发性的,时间较短,刺激去除后敏感症状即消失。在减少局部刺激的前提下,该症状大多都能逐渐消失,刮治后出现的牙根敏感可持续2周至1个月不等。③食物嵌塞和根面龋:当相邻牙间的牙龈出现退缩时,牙缝增大,进食时常导致食物水平嵌入牙缝中,单纯用牙刷清洁难以清除,长时间存留易导致牙根面脱矿形成根面龋,有时甚至是环绕牙根面的环状龋。

(三)治疗

牙龈退缩一般是不可逆的,重点应放在预防上,治疗主要是防止其加重。①轻度、均匀的牙龈退缩一般无症状,不需处理或者可以使用氟保护漆来保护暴露的根面组织。②如牙龈退缩持续进展,应查明病因,消除致病因素,如改变刷牙习惯、调整正畸力量、去除不良修复体等。③对于个别牙或少数前牙的牙龈退缩而影响美观者,可用侧向转位瓣手术、游离龈瓣移植术、结缔组织瓣移植术等膜龈手术来覆盖暴露的根面。牙槽骨板太薄或骨开裂者,也可用引导组织再生术来治疗。

五、牙根面敏感

缺乏牙骨质覆盖的牙根直接暴露于牙周袋或口腔内时,温度、机械或化学刺激可直接通过牙本质小管传入牙髓,从而产生敏感症状。

(一)临床表现

牙根面敏感可伴随牙周病的进展,牙根周围牙槽骨的丧失,以及牙龈退缩而发生发展。当患牙实施牙周清创治疗后,由于牙龈炎症消退,也可发生根面暴露而导致牙根面敏感。牙根面敏感多表现为持续时间较短的激发性疼痛,随着髓腔相应部位修复性牙本质的形成,敏感症状多能消失。

(二)诊断要点

应分析牙根面敏感的原因,是否存在龋坏或非龋性牙体疾病,并评估牙髓的状态。

(三)治疗原则及方案

患牙存在龋坏或非龋性牙体疾病者,应给予相应治疗。牙周治疗后的一过性根面敏感一般不需特殊处理。敏感症状较轻者,可推荐患者使用抗敏感牙膏,症状严重时,可使用抗敏感制剂对症处理。

第七章　口腔种植

第一节　牙种植手术的适应证及禁忌证

一、适应证

1.最适于种植义齿的病例

(1)无牙颌且牙槽嵴严重吸收,常规总义齿无法达到固位稳定者。

(2)因各种原因行颌骨切除术后,常规修复难以实施者。

(3)咀嚼系统的肌肉协调功能障碍者(如帕金森综合征),致使不能戴用可摘局部义齿者。

(4)承托区软组织耐受力差者(发生黏膜溃疡、疼痛,软腭接触基托出现恶心、呕吐等)。

(5)特殊职业如管弦演奏家,前牙缺失只能做固定修复,但基牙条件不能做常规修复者。

(6)对义齿修复材料如复合树脂过敏或从心理上完全拒绝可摘义齿者。

2.优先考虑种植义齿治疗的病例

(1)希望做固定义齿修复,但现有余牙条件不能提供足够支持者(如游离端缺牙过长的缺牙间隙、无牙颌等)。

(2)少数(1或2个)缺牙,邻缺隙余牙健全,希望做固定义齿修复,又不愿接受大量牙体预备作为固定桥基牙者。

二、禁忌证

患有严重系统性疾病,威胁生命安全并有功能丧失者,如急性白血病、癌症、糖尿病晚期、局部严重感染等。

(一)绝对禁忌证

是指如采用种植治疗有可能危及患者的全身健康和生命,或严重影响种植体的骨结合和出现慢性并发症的身体状况。

1.近期发作过心肌梗死的患者

这类患者往往在首次治疗 6～12 个月才能达到稳定状态。这种稳定状态情况必须保持至少 3～6 个月才能考虑手术,因为手术产生的心理压力可促发血管收缩和心跳加速诱发心律失常。另外,治疗中常使用心血管保护剂、β 受体抑制剂、降血压药和抗凝剂等,这些药物的使用,有可能导致并发症的发生,如果在病情尚未完全稳定前就进行种植外科手术,就有较大的危及患者全身健康甚至危及生命的风险。

2.近期施行人工心脏瓣膜手术的患者

置换人工心脏瓣膜的患者受到细菌的攻击时会对心脏瓣膜的寿命有很大的威胁。口腔被认为是此类细菌感染的主要门户,另外,人工心脏瓣膜置换术后,常使用抗凝剂,这会增加术中及术后出血的风险,因此,在心脏手术后 15～18 个月,患者的状态稳定后,才能考虑种植手术。在制定治疗计划时必须考虑到手术压力、抗凝失衡和感染(急性感染性心内膜炎)的风险。

3.严重的肾功能不全

对任何形式的种植手术和骨移植手术来说,都是一个绝对的禁忌证。肾功能损害可导致抗感染能力下降,代谢性骨质疏松并有极大的术后感染和骨再生能力弱的风险。

4.失控的内分泌系统疾病

严重的对治疗无反应的糖尿病以及其他内分泌系统如甲状腺、甲状旁腺、肾上腺、脑下垂体和卵巢等的严重功能异常都可影响患者的软硬组织代谢,导致伤口愈合困难、感染和骨代谢紊乱。

5.静脉注射双膦酸盐类的患者

双膦酸盐类药物常用于治疗多种骨疾病,包括骨质疏松症:多发性骨髓瘤、恶性肿瘤骨转移、变形性骨炎等。近年来有使用该药患者在口腔手术后出现颌骨坏死的报道,出现该并发症的患者多数是静脉用药者,因此,静脉注射双膦酸盐类患者应视为口腔种植术的禁忌证。

6.近期行放疗和化疗的患者

正在进行放疗和化疗的肿瘤患者可出现免疫功能下降、骨髓抑制、消化功能障碍等,从而影响骨的代谢及全身的防御机制,影响种植体与周围骨组织形成骨结合。放化疗后至少 6 个月内,视为种植术的绝对禁忌证。

7.吸毒、酗酒

大多药物成瘾者对疾病抵抗力差,有感染的倾向、营养失调、心理障碍、口腔卫生差和追踪困难。酗酒则常常导致肝功能损伤,该类患者常因营养失调、肝脏功能不全、心理障碍、口腔卫生不良和严重的感染导致伤口愈合迟缓。

8.需要定期服用类固醇的患者

长期应用类固醇并伴有伤口愈合障碍,钙磷代谢紊乱(骨质疏松症)和骨髓发育不良者。

9.其他疾病

患有严重的心理障碍及精神病;恶病质和血液系统疾病(如白血病、血友病及各种严重影响凝血功能的疾病)等。

(二)相对禁忌证

是指某些系统性疾病或不良生活方式,经过治疗或改变不良生活方式后可接受种植手术。

1.胃肠道功能紊乱

如反复发作的大肠炎、慢性痢疾和克罗恩病(Crohn病)等可导致磷钙比例失调,应该在长期有计划的治疗及改变不良的饮食方式和习惯并康复后进行。

2.轻度肾功能不全

轻度肾功能不全但经过治疗后功能及全身状况改善者。

3.心理疾患、精神病以及缺乏必要的理解和配合

患有心理疾患、精神病患者经过治疗并进行必要的心理测试及相关检查,能理解和配合治疗者。

4.其他疾病

曾经做过骨放射治疗、可控制的糖尿病、夜磨牙症患者等。

第二节　口腔种植的检查和预后评估

口腔种植修复的目的是通过种植牙修复以替代缺失牙的功能及外形。口腔种植治疗计划对于实现种植牙个体化修复、提供治疗评价的标准、促进医患沟通、有效处理突发事件及提高成功率具有重要的意义。正确而完善的治疗计划是实施有效治疗的重要保证,是启动治疗工作前的重要环节。口腔种植治疗计划主要包括种植术前准备、手术计划、修复计划、健康维护计划及对相关问题的处理措施,本章将进行系统介绍。

一、口腔种植术前准备

口腔种植手术是将人工材料制成的牙种植体植入颌骨内,手术过程对人的生理、病理状况会有一定的影响。种植体植入后,骨组织与种植体形成骨结合是种植成功的关键,骨结合的形成需要局部骨组织拥有正常的新陈代谢、功能性改建。因此术前患者全身及局部的检查评估是治疗计划中必要的、不可或缺的内容。

（一）一般检查

（1）既往史及现病史：了解患者全身健康情况，有无手术的禁忌证；牙缺失的时间、原因及对种植修复的理解及需求等。

（2）口腔种植专科检查：口腔软硬组织检查，主要包括余留牙及牙周健康状况、颞下颌关节结构与功能、咬合功能、影像学检查，并做好术前咬合、笑线及面型等记录

（3）手术前须完成各项检查，如血常规、凝血功能、肝功能、血糖及感染筛查（乙肝、丙肝、艾滋病、梅毒等）。

（4）口腔准备：术前2～4周进行全口牙周洁治及口腔余留牙的牙疾治疗。建议吸烟患者戒烟或减少吸烟量。

（5）手术前主刀医师必须亲自查看患者，向患者及家属或患者授权代理人履行告知义务，包括：手术目的、手术风险、费用项目等内容，征得其同意并由患者或患者授权代理人在手术知情同意书上签字。如遇紧急手术或急救患者不能签字，患者家属或授权代理人又未在医院不能及时签字时，按《医疗机构管理条例》相关规定执行，报告上级主管部门，病历详细记录。

（6）做好病史、治疗及手术方案记录。

（7）通知手术室手术时间安排，手术通知单上注明所需特殊器械。

（二）口腔种植影像学检查

口腔影像学技术是一种无创、有效、直观检查局部解剖结构、骨质、骨量、口腔内余留牙情况及种植体与骨组织界面结构、修复体边缘密合性的重要手段，是口腔种植治疗过程中的重要检查内容。口腔种植影像学检查应根据诊断目的选择合适的影像学检查方法。应尽量以最小的辐射剂量和最低的成本获得最有价值的临床信息。

1.根尖片

根尖片主要用于判断缺牙区骨密度、骨小梁情况或种植体与邻牙的近远中向位置关系，观察缺牙区两侧邻牙健康情况及牙根方向。但由于受到拍摄角度的影响，图像存在一定程度的失真，根尖片只能初步判断缺牙区近远中向及垂直向可用骨量。

2.全口牙位曲面体层片

全口牙位曲面体层片用于检查余留牙情况、颌骨有无异常、局部骨高度、拟种植区与上颌窦底、鼻底、下颌管上壁及走向、颏孔等解剖结构的位置关系等，是口腔种植治疗中常用的影像学检查手段。种植术前，可采用以下两种方法测量拟种植区的颌骨高度：

（1）标准直径钢球计算法：制取患者口腔牙列印模，翻制石膏模型并在拟种植

区牙位放置已知直径的标准正圆钢球(通常直径为 5mm,进行校正)或制作放射模板,拟种植区骨实际高度的计算公式(单位:m):

$$颌骨实际高度 = \frac{钢球实际直径}{X 线片测量的钢球直径} \times X 线片测量的颌骨高度$$

(2)计算机软件测量法:采用计算机测量软件对曲面体层片进行数据测量。患者拍片时也同样在口内拟种植部位固定放置一个标准正圆钢球(通常直径为 5mm),拍摄完成后,应用测量软件对钢球的直径进行自动校正,测量出拟种植区颌骨的实际高度。该方法简便,对所获得的图像可进行放大、增强和存储等操作,便于观察与分析局部影像,数值更为准确。

但是曲面体层片是二维图像,有一定的放大率,存在图像重叠或扭曲现象,有时对一些重要的解剖结构及病变显示不清。

3.锥形束 CT(CBCT)

CBCT 具有三维空间分辨率高、成像精确度高、数据采集时间短、曝光辐射量低等特点,是目前口腔种植修复重要的影像学检查手段之一。

CBCT 不仅能在轴位、冠状位和矢状位方向上显示颌骨的解剖结构和病理改变,而且可以根据临床需要以任意轴向为中心显示所需部位的三维影像,可以较准确测量种植区颌骨的高度、厚度、密度,指导医师选择合适的种植体型号,模拟种植体在颌骨内的最佳植入位置、方向及角度。清晰地显示上颌窦腔内有无异常改变、下颌管及颏孔的准确位置、种植体周围的骨量、动态观察牙槽骨的变化。

数字化种植技术的迅猛发展,实现了以修复为导向的种植体植入。专业化的种植软件可利用 CBCT 扫描的数据,通过快速成型技术,设计并制作出数字化种植手术导板,指导医师实施种植手术。目前已有多种成熟的口腔种植数字化导航系统为临床提供服务,根据应用软件系统的不同,分为动态系统(实时导航系统)和静态系统(导板支持系统)。数字化种植手术导板的应用,不仅可以优化种植体植入的位置,避开手术危险区,还可以实现以修复为导向的种植体植入。

二、种植义齿预后评估

医师完成对患者的病史采集、临床检查、放射检查、全身状况检查和模型分析后,即可对当前患者的种植义齿预后得出初步结论。但还应结合不同患者的具体情况,作个案预后评估。评估需考虑以下因素。

(一)患者全身性影响因素

1.年龄和性别

目前尚未见性别和高龄对种植预后有显著影响的报道。但妇女绝经后易患骨质疏松症。

2.遗传或免疫系统

遗传是一些个体患牙周病的易感因素,这些个体接受种植义齿修复时发生感染可能性也增大。免疫缺陷也会影响种植义齿的长期预后。

3.慢性病

慢性病如糖尿病、骨质疏松会增加种植义齿预后的风险。

4.使用药物

口服皮质类固醇和肿瘤化疗药物可对种植预后产生不利影响。

5.习惯(如嗜烟酒等)

如吸烟会降低种植义齿的成功率等。

(二)种植系统及医技水平的影响

口腔医师应该了解所选择的种植系统的特点(包括外形轮廓特点、表面处理、内部结构等)、成功率,熟悉这些特点合理选择种植体统。口腔医师对该种植系统的熟悉程度、外科手术操作技能、修复体设计的合理性及修复体技工制作情况也是影响种植义齿预后的关键因素。

(三)患者局部因素的影响

1.颌骨因素

颌骨的可用骨量和骨质直接影响种植体骨接触面积、种植手术的复杂程度及种植体位置的理想程度。医生要掌握种植区颌骨"可用骨量"和"可用骨密度"。种植体的轮廓尺寸:种植体与相邻的天然牙根理论上至少有 1.5mm 以上的间隔;种植体与颌骨壁外面理论上有至少 1mm 以上的厚度;两个种植体间理论上最好保持至少 3mm 以上的间隔;种植体不可突入鼻底、上颌窦、下颌管等重要解剖结构。"可用骨密度"指在可用骨量范围的骨组织密度,它表示骨对种植体可能提供的支持强度。可用骨密度分布与颌骨部位有关。一般地,皮质骨密度大于松质骨密度,下颌骨前部密度最高,上颌骨后部密度最高。

2.黏膜因素

缺牙时间较长时,附着龈逐渐转变为游离龈,抗咀嚼压力和摩擦能力减低,袖口封闭作用下降,对预后不利。

3.邻牙因素

牙列缺损患者的余留牙患进展性牙周病时,致病菌群可能向种植体周围软组织传播。

4.维护保养因素

种植义齿戴用后的维护保养也会影响到预后。

第三节　牙种植外科技术

一、牙种植手术器械

用于牙种植手术的器械一般包括专用的种植器械设备和与外科通用的普通器械。前者包括种植机、种植外科配套器械、骨增量处理专用器械等，其中种植外科配套器械常常是种植系统专用。

（一）种植专科器械

1.种植机

一般由马达、配套减速机头、冷却冲洗系统等组成。种植机具有扭矩高、可精确控制、钻速范围大、自动泵水冲洗降温等特点，有的还有光纤光源照明等功能。种植机是通用设备，适于各种种植体植入手术。

2.种植外科器械

一般包括种植体植入窝预备器械、种植体装卸器械和种植手术测量器械等，多集中置于一个耐高温的器械盒中，便于使用和消毒灭菌。该器械一般与种植系统配套专用。

（1）种植体植入窝预备器械：主要为与种植机头或扭矩扳手配套使用的钻针。根据其形状分为球钻、枪钻、麻花钻、圆盘钻等；根据其功能分为定位钻、侧切钻、深度钻、扩孔钻、成型钻和攻丝钻等。

球钻多用于定位、修整牙槽嵴顶。

枪钻用于穿透骨皮质和初步确定轴向。

侧切钻主要用于调整种植窝轴向。

深度钻、扩孔钻用于确定种植窝的深度和直径，钻针上有明显的刻度标记，常常配置长短两种规格的钻针。

攻丝钻用于在种植窝骨壁上攻丝。

圆盘钻一般用于叶状种植体植入时种植沟槽的预备。

球钻、枪钻、麻花钻等，与减速机头配套使用；攻丝钻可为手动，与扭矩扳手配套使用。有些种植系统的成型钻也使用手动成形。

当骨质结构较疏松时，可采用骨挤压器协助预备种植窝。

（2）种植体装卸器械：指在种植窝预备好后将种植体安装进入种植窝或者将种植体从其中取出的器械。主要分为敲击装卸器械和螺旋装卸器械。

敲击装卸器械：包括传力器和牙科锤，用于植体表面光滑的种植体、叶状种植体以及中空种植体等的装卸，器械为手用。敲击就位的种植体由于各种原因需卸除时则很困难。所以这类种植窝深度和直径的预备要求较高。

螺旋装卸器械:用于表面带螺纹的柱状种植体的装卸,有手用也有机用,有各种与种植系统配套的螺丝刀、扭矩扳手等,一般安装和卸除皆可。

由于一些种植系统的种植体卸除比较困难,在安装植入前用相应的植体测试件进行测试,可有效减少或消除卸除种植体的可能性,提高一次安装成功的几率。

另外,种植体携带体的装卸、愈合螺丝的装卸以及愈合基台的装卸等都有配套的螺丝刀、扭矩扳手等器械,有的种植系统的携带体的卸除是用敲击器械。

(3)种植手术测量器械:种植手术常常需要在术中对种植位点的距离、方向或植入力量等进行测量,以确定种植体的位置、深度,评估植体的轴向以及连续多颗种植体的空间关系,检测种植窝预备的情况,了解植入植体的初期稳定性。种植窝的定点测量,常用的有直尺、卡尺、分规等,种植系统多配备有专用的测量尺。

测量杆:深度的测量常用的匹配的测量杆,有时也可用带刻度的钻针替代。

方向杆:轴向的测量常用方向杆,同样也可用同直径的钻针替代,多颗方向杆用来测量多颗植体的平行等位置关系。

扭矩扳手:种植体植入初期稳定性的评估,常用扭矩扳手在安装种植体就位时测量。

(4)其他种植专用器械:有的种植系统常常匹配有机用器械延长器、扳手协助稳定器械以及一些维护器械。叶状种植体有改形器械。机用器械延长器常在殆龈距离大,邻牙妨碍种植窝预备时延长钻针等器械时使用;扳手协助稳定器械在种植体植入时,协助稳定种植体的方向;种植体改形器械常用于叶状种植体的改形,使植体与种植槽以及修复牙体长轴匹配和协调;维护器械常用于种植窝预备器械的清理和维护,如钻针阻位器的装卸、钻针内给水通道的清理等。

(二)常规外科器械

外科器械包括:手术刀、手术剪、骨膜剥离匙、刮匙、组织镊、血管钳、牵引钩、持针器、缝针缝线、巾钳、吸引器(管,头)、口镜、开口器以及咬骨钳等。种植手术常用3号刀柄配11号(角形尖)或者15号刀片(15c)(小圆),有时后牙区可用12号(镰状刀片);一般为执笔式执刀。为便于口内操作,常常配置多件不同种类的骨膜剥离匙,多以小型号为主;刮匙主要用于清理种植床的软组织以及即刻种植的牙槽窝的搔刮清理,多为常用的口腔刮匙;双头直角式牵引钩和单钩等牵引钩;缝针常用圆针,用角针时应小心,防止撕裂组织;缝线以丝线应用最为常见,由于细尼龙线不易粘附食物残渣等,不易导致伤口感染,它的应用也渐渐增加;吸引管是种植手术必不可少的器械,主要用于吸出冷却水、血液、唾液等,也可用于骨屑收集,对手术的顺利进行非常重要(包括吸引器);口镜应常规配备,它不仅牵开口颊,还可反射光源,便于观察后牙区种植体的位置、轴向等;手术剪、组织镊、血管钳、持针器、咬骨钳等器械按口腔外科手术常规配置即可;另外,还应配置钢尺、分规、不锈钢杯碗等器械。

二、种植手术分类

依据不同的分类方式,种植手术可以分为以下几种类型:即刻种植、早期种植及延期种植;埋入式种植及非埋入式种植;翻瓣种植术与不翻瓣种植术。

(一)即刻种植、早期种植及延期种植

根据种植体植入的时间可将种植手术分为即刻种植、早期种植及延期种植。

1.即刻种植

Ⅰ型种植(即刻种植)是指在牙拔除的同时将种植体植入牙槽窝的一种种植方式。

2.早期种植

Ⅱ型种植(软组织愈合的早期种植)是指在软组织愈合之后、牙槽窝内具有临床意义的骨充填之前植入种植体,通常为拔牙后4～8周;Ⅲ型种植(部分骨愈合的早期种植)是指在牙槽窝内具有临床意义和(或)X线片上的骨充填后植入种植体,通常为拔牙后12～16周。

3.延期种植

延期种植即常规种植,是指在牙槽窝完全愈合后植入种植体,通常在拔牙后6个月或更长时间。

(二)埋入式种植及非埋入式种植

根据种植体植入术时,种植体是被埋置于软组织内还是暴露于口腔内而分为埋入式种植和非埋入式种植。

1.埋入式种植

埋入式种植时,应严密闭合创口。埋入式种植将种植体与口腔隔离,降低了潜在感染的危险。种植体愈合不受咬合力影响,避免了微动可能导致的骨结合失败。

埋入式种植体需经过两次手术才能进行上部结构修复。第一次手术为种植体植入术,称为Ⅰ期手术。种植体经过愈合期后,需行第二次手术暴露并取出覆盖螺丝,安装愈合基台,必要时还需要同期取出不可吸收性屏障膜和钛钉等,并进行必要的软组织处理,形成种植体穿龈袖口,称为Ⅱ期手术。埋入式种植延长了治疗时间并造成软组织的二次创伤。

2.非埋入式种植体

非埋入式种植,愈合基台或覆盖螺丝暴露于口腔内。非埋入式种植时,种植体周围软组织与周围骨组织具有同样长的愈合期,有利于建立良好的软组织封闭。非埋入式种植不需要Ⅱ期手术暴露种植体,可以缩短治疗周期,减少软组织损伤。

由于非埋入式种植时种植体与口腔未完全隔离,因此要求患者必须保持良好的口腔卫生,防止基台周围菌斑聚集导致的骨吸收及骨结合失败。

(三)翻瓣种植术与不翻瓣种植术

根据术中是否分离黏骨膜瓣,可将种植手术分为翻瓣种植术及不翻瓣种植术。

1.翻瓣种植术

传统的种植手术需翻开种植术区黏骨膜瓣,暴露骨面后进行种植,称为翻瓣种植术。与不翻瓣手术相比,翻瓣种植术创伤较大,患者术后肿胀疼痛等术后反应大。但当存在慢性炎症组织需要清除,软硬组织有缺损需要增量时,翻瓣种植术能提供开阔的手术视野,便于医生操作及发现问题及时处理。

2.不翻瓣种植术

种植手术仅在种植术区牙槽嵴顶开窗,而不需翻开黏骨膜瓣,称为不翻瓣种植术。与翻瓣种植术相比,不翻瓣种植术有利于保证种植体周围血供,避免缝合,减少软组织损伤,保持了种植体周围原有的黏膜形态。同时减少了种植术中出血,术后水肿及疼痛程度。但由于手术视野限制,不翻瓣种植术无法及时发现软硬组织不足等问题。当难以判断种植体周围软硬组织情况时,应实施翻瓣种植术。

三、牙种植体植入术

所有的牙种植体植入术均应在充分、完善的术前准备完成之后进行。术前准备工作包括选择适应证、建立种植病历、全身及口腔情况检查、影像学检查、实验室检查、口腔洁治和其他口腔疾病治疗、与患者沟通并签署手术知情同意书、制取术前模型和制作外科模板、获取术前口腔内外资料、确定种植手术方案、准备手术器械和种植体以及术前用药等。

(一)牙种植术术前准备

1.实验室检查

主要进行血液常规检查。包括血常规、出血凝血时间、传染性疾病及血糖等项目。检查应在术前1天或3～5天之内进行,了解患者近期的身体状况。

2.牙周治疗

术前进行全口牙周洁治,确保口腔卫生状况良好,牙周无活动性炎症。

3.患者签署术前知情同意书

术前应向患者讲述种植手术治疗方案、手术步骤、手术效果和费用,可能发生的如下牙槽神经损伤、上颌窦穿孔、种植体失败等并发症,术中可能发生的无法预期的情况及处理方法,征得患者同意并签署手术知情同意书。

4.获取患者术前口腔内资料

使用专业的照相机记录患者口内情况,包括口腔内正、侧面咬合像和缺失牙列的殆面像,严重缺损患者还应记录患者正面像和侧面像。相片资料为制作修复体外形、色泽等提供参考,并对术前术后治疗效果进行比较。

5.术前用药

对于接受口腔种植手术且感染风险高的患者,可术前口服抗生素减少术后感染风险,如:①近期内术区曾发生感染;②即刻种植手术;③多颗牙种植术,术区翻瓣范围大,手术时间长;④骨移植术,包括 GBR 技术;⑤特殊种植外科技术,如上颌窦底提升术;⑥患者血糖高、免疫力低;⑦患者吸烟。

6.术区消毒

包括口腔周围皮肤消毒和口腔内消毒。

(1)口腔周围皮肤消毒:使用碘伏或氯己定消毒口腔周围皮肤,消毒范围上至眶下,下至上颈部,两侧至耳前。消毒 3 遍后铺无菌孔巾,仅暴露口腔及周围部分皮肤。

(2)口腔内消毒:采用消毒漱口液含漱进行口腔消毒,含漱液应遍布口腔前庭、固有口腔和口咽部等处。对氯己定类药物过敏的患者应换用其他含漱液或用消毒药品直接消毒。

(二)种植体植入步骤

1.麻醉

牙种植术主要采用口内局部浸润麻醉方法。根据手术及切口设计的范围,将药物缓慢注射于唇颊侧、舌腭侧和牙槽嵴骨膜下方。

2.手术切口设计

(1)切口设计原则

①术野充分暴露。

②黏膜瓣有充足血运。

③不损伤邻近组织。

④尽量减少愈合瘢痕。

⑤可无张力关闭创口。

⑥保护龈乳头。

(2)切口设计的影响因素

①手术方式:埋入式种植可选择牙槽嵴顶或偏离牙槽嵴顶的水平切口,创口对位缝合,将种植体完全置于黏膜下方,使种植体在愈合过程中不受干扰。非埋入式种植需要将愈合基台暴露在口腔中,设计牙槽嵴顶处的水平切口。

②骨缺损因素:因骨缺损需同期行骨移植的种植患者,应适当延伸切口范围,充分暴露术区,以便于操作及软组织获得充分的松弛。

③附着龈的质量:水平切口位于附着龈中间时,愈合瘢痕少,种植体颈缘的软

组织由角化牙龈组成,可以抵抗咀嚼时食物的摩擦。角化牙龈量充足时,可以在附着龈区域内改变切口颊舌向位置,方便软组织处理(如局部转瓣等)。

④美学效果:上下颌前牙区唇侧软组织切口在愈合后易形成瘢痕,当笑线较高时,影响美学效果。如局部已有黏膜瘢痕存在,尽量沿原有的瘢痕切开,避免产生新的瘢痕。

⑤邻近的解剖结构:牙槽骨吸收萎缩严重时,上颌切牙乳头和下颌颏孔都接近甚至位于牙槽嵴顶之上,牙槽嵴顶的切口应避开此处,防止损伤神经血管束;下颌骨舌侧避免损伤舌下肉阜等解剖结构,防止术后造成局部血肿;避免龈乳头处切口以减小该处牙龈高度下降。

(3)切口类型种植手术常用切口包括牙槽嵴顶切口、偏离牙槽嵴顶的切口、其他类型切口。

①牙槽嵴顶切口:是常用的切口,适用于无牙颌及牙列缺损的种植手术,可分为 H 形切口、T 形切口、角形切口或梯形切口、一字形切口等。

a.H 形切口:适用于缺隙两端为天然牙的牙列缺损病例,以及存在一定骨缺损需要植骨的埋入式和非埋入式种植手术病例。H 形切口的水平切口位于牙槽嵴顶,两侧切口位于两端天然牙近缺隙侧龈沟内。

b.T 形切口:其水平切口位于牙槽嵴顶,保留一侧的龈乳头,纵形切口位于该侧邻牙的龈沟内。适用于一侧为天然牙,另一侧为烤瓷冠、种植修复体或有保留价值的残冠、残根;一侧为天然牙,另一侧为游离缺失;两端为天然牙,近远中距离相对较大时的埋入式或非埋入式种植手术。

c.角形或梯形切口:为水平切口加近中或/和远中端的颊侧垂直松弛切口。垂直切口稍长,暴露的术区相对较大,适用于需要应用骨组织增量和上颌窦底提升术等技术的病例。

d.一字形切口:只有牙槽嵴顶的水平切口,不增加任何垂直切口为一字形切口。一字形切口可用于埋入式种植手术或不需要进行龈乳头成形的种植手术。术中发现骨缺损,可以将一字形切口调整为 H 形切口和 T 形切口等其他切口。

②偏离牙槽嵴顶的切口:偏离牙槽嵴顶的切口包括前庭区切口和腭侧切口两种。

a.前庭区切口:水平切口位于前庭区牙槽黏膜,切口两端向嵴顶纵形或斜行延伸,即形成前庭区切口,其黏膜瓣上下宽度一致,或蒂部较宽,形成矩形或梯形瓣。前庭区切口适用于牙列缺损和牙列缺失的埋入式种植手术。

b.腭侧切口:水平切口和垂直切口均位于腭侧,适用于牙列缺损和无牙颌的埋入式种植手术。上颌腭侧黏膜血供丰富,瘢痕形成少,较美观。但腭瓣张力较大,关闭创口困难。

③其他类型切口:包括Ⅱ期手术的切口和即刻种植手术切口等。

3.翻瓣

剥离切口两侧黏骨膜瓣,充分暴露种植区域骨面。

4.修整牙槽骨

用刮匙或球钻去净骨表面粘连的软组织及拔牙后可能残留的肉芽组织。如软组织未清除干净,可能造成种植体纤维性愈合。

种植区骨面的过锐骨尖将影响种植窝袖口形态和黏膜愈合,需采用球钻或咬骨钳修平。修整过程中尽量避免损伤龈乳头下骨组织,并保存骨皮质以利于保持种植体初期的稳定性。

5.预备种植窝

以植入非埋入式柱状种植体为例介绍常规种植体植入技术。

(1)定位:用直径3mm左右的球钻在设计的种植体中心位置对应的骨面上钻磨,预备出浅凹,作为下几级钻继续预备的中心点。

(2)导向:使用直径2.2mm左右的先锋钻按预定方向制各种植窝,确定种植方向及深度。之后放入同样直径的指示杆测量深度,观察位置和方向。如存在误差可以进行调整,改变方向或增加深度,直至符合要求。

(3)扩孔:依照直径逐级扩大的原则,采用直径由小到大的扩孔钻进行种植窝直径的扩大。预备时应采取提拉的方式扩大种植窝,有利于将骨屑带出种植窝,减少因此而产生的热量。软组织种植体颈部一般位于邻牙釉牙骨质界根方2mm,骨水平种植体颈部一般位于邻牙釉牙骨质界根方3～4mm。

(4)颈部成形:颈部成形钻的颈部外形和种植体颈部的外形一致。颈部成形后允许种植体领口植入稍深,可以起到两个作用:①降低穿龈高度,增强美学效果;②使种植窝颈口接近于倒锥形,与种植体领口密合,具有机械锁合力,可达到良好的稳定效果,为即刻负重创造条件。

(5)螺纹成形:当种植区骨质密度较高时,可以采取攻丝钻在种植窝内壁形成螺纹形状,方便种植体顺利旋入。

(6)冲洗和吸引:种植体植入前用冷藏后的4℃生理盐水反复冲洗种植窝,降低局部温度。

(7)植入种植体:种植体表面的螺纹具有一定的自攻能力,可以用机用或手用适配器顺时针旋入种植体。种植体植入后,机用或手用逆时针方向取下连接体。

(8)放置覆盖螺丝或愈合帽:非埋入式种植体一般以穿龈方式愈合,需安放愈合基台。根据缝合后的软组织厚度选择不同高度和宽度的愈合基台。埋入式种植术应将黏骨膜瓣复位,软组织不足时进行移植或转瓣等处理,无张力严密缝合创口。

6.缝合

种植外科常用缝合方法有间断缝合法、水平褥式缝合法和垂直褥式缝合法等。用于无牙颌种植手术等较大黏膜创口的缝合方法有：间断缝合法、连续水平褥式缝合法和连续缝合法等。缝合后应检查是否完全无张力封闭，并无活动性出血。

7.术后处理

手术后的处理包括术后用药、影像学检查和术后医嘱等。

（1）术后用药：术后酌情使用抗生素预防感染。对于简单的种植手术（种植体数量少，手术时间短，患者身体状况良好），术后口服抗生素，复杂的种植手术需要静脉应用抗生素。术后当天，如果患者感觉局部疼痛，可以口服止痛剂。

（2）影像学检查：术后需要拍摄曲面体层片或 CBCT 片，检查种植体在骨内的位置及骨边缘高度。如果位置过于偏斜或损伤重要解剖结构，应及时加以纠正。

（3）术后医嘱

①术后漱口水漱口预防感染，避免剧烈运动。

②术后尽量不吸烟饮酒。

③轻度水肿可以用冰块局部冷敷，严重者可适量口服地塞米松缓解症状。

④常规术后 7～10 天拆线。

四、即刻种植与早期种植

（一）即刻种植

即刻种植指在牙拔除后即在拔牙窝进行种植体植入的方法。20 多年来，即刻种植成为种植临床医生关注的热点。

1.即刻种植的适应证

（1）非美学区域即刻种植：非美学区域需满足常规种植外科适应证要求，种植位点无急性根尖周病和牙周病，根方有 3～5mm 的骨量，保证植入的种植体能获得初期稳定性，则具备即刻种植的基本条件。

拟行即刻种植的病例应符合牙种植术的一般体检要求。选择即刻种植前需要对患者的全身和局部状况进行全面的评估。系统性疾病、未控制的牙周病、菌斑控制不良、吸烟习惯、患有夜磨牙症等均是可能导致种植治疗失败的风险因素，同时也增加了并发症的发生率，从而导致即刻种植的失败。

（2）美学区域即刻种植：美学区域不翻瓣即刻种植，应尽量选择厚龈生物型，要求拔牙窝骨壁完整，唇侧骨板厚度在 1mm 以上。种植体植入后，保证种植体唇侧到牙槽骨壁的距离（HDD）至少有 2～3mm 以上，间隙需植入吸收速率低的骨替代材料。

翻瓣即刻种植适合于拔牙位点没有急性感染，保证种植体植入在良好的三维位置后可获得良好的初期稳定性。唇侧骨板存在的小缺损通过植骨材料和屏障膜进行引导骨再生术(GBR),可获得更为可靠的唇侧骨板的增量。

2.即刻种植后软组织退缩的风险

(1)在动物和人体上的研究结果显示,即刻种植不能防止拔牙后牙槽骨的吸收改建,唇侧的吸

收较舌侧尤为明显。尤其是不翻瓣即刻种植,虽然与天然牙相邻的牙龈乳头可以获得良好的充盈,但唇侧龈缘退缩发生率较高,修复后1~3年龈缘退缩可达1mm以上,退缩的程度随着时间而增加。

(2)薄龈生物型、唇颊侧骨壁缺损、种植体植入偏唇侧时,更容易出现龈缘退缩。种植体唇向错位是即刻种植常见的并发症。种植体植入时,腭侧骨板致密的骨皮质产生的阻力,经常导致种植体向唇侧倾斜,而医生在手术中可能并不能察觉。

3.即刻种植的术前准备

首先要遵循种植手术术前准备的基本原则。对选择施行即刻种植的病例均应在治疗前对准备拔除的牙以及周围牙槽骨、软组织、咬合情况及邻近组织结构等进行充分评估,以免因准备不足而影响手术的进行。应拍摄根尖片、全口曲面体层片或锥形束CT,进一步了解术区可用骨高度和宽度、唇侧骨板有无缺损及骨质情况等。制订完善的治疗计划。术前需进行充分的医患沟通,患者应理解并知情拔除患牙后有可能无法完成即刻种植以及相应的备选治疗方案。对于需要软组织移植的患者,术前取模,制作腭护板,术后即刻戴入,可减少术后软组织供区的不适感。术前有即刻修复计划的病例,应提前做好修复准备。

4.即刻种植的基本步骤

(1)微创拔牙与拔牙创处理:即刻种植应遵循微创拔牙原则,选择微创器械,拔除患牙过程中应注意保护唇颊侧牙槽骨壁。对于术前评估包括CBCT检查符合不翻瓣即刻种植的患者,局部浸润麻醉后,用牙周探针进一步检查拟拔除牙的周围牙槽骨。如检查确定有完整的牙槽骨壁,适合的牙槽骨高度,可考虑不翻开黏骨膜瓣微创拔除患牙。而对于翻瓣即刻种植的患者,则按尽可能减少创伤,尽量保存牙龈乳头的原则,设计翻瓣切口,并仔细分离黏骨膜瓣。

做过牙髓治疗的牙齿易折或与周围牙槽骨粘连,拔牙操作更应仔细轻柔,减少骨损伤。有些病例可以使用高速手机分根,这样就不易损伤牙根周围的牙槽骨。

使用微创拔牙器械有助于减少对周围牙槽骨的损伤。通过锐利而薄的刃部,在腭侧牙根和固有牙槽骨之间尽量楔入,逐步切断牙周韧带,直到患牙松动,再用根钳微创拔除患牙。这是临床较为常用的方法。此外,还可在根管内拧入一固定装置,通过专用的器械将牙根牵拉出牙槽骨。

种植窝预备之前,应彻底去除牙槽窝内的软组织、肉芽组织及其他异物,对有慢性炎症的牙槽窝更应仔细搔刮,并使用3%过氧化氢、复方氯己定及生理盐水反复冲洗。若在拔牙后发现根尖周有脓性分泌物,则应停止即刻种植,将拔牙窝清创后择期进行早期种植或延期种植。

(2)牙槽窝备洞与植入种植体:牙槽窝预备时,要小心操作,根据骨质情况采用逐级备洞或级差备洞方法制各种植窝,深度应比原拔牙窝增加3~5mm。特别注意钻头方向始终紧贴腭侧骨板,避免对唇侧骨板施加任何压力。如果操作不当,腭侧的致密骨壁会使制备种植窝的钻头向唇侧偏斜,不仅仅导致将来种植体植入位置及轴向不佳,而且容易在备洞时损伤唇侧骨板,或者侵犯唇侧间隙。尤其是在不翻瓣即刻种植术中,要保证种植体植入时获得至少2mm以上HDD。

严格控制种植体在拔牙窝中的三维位置,理想位置是种植体近远中与邻牙牙根之间的距离大于1.5mm;两枚种植体之间距离大于3mm;唇颊侧方向种植体穿出点长轴延伸线应位于两侧邻牙外形高点连线的腭侧至少1mm;冠根方向种植体肩台应该位于修复体龈缘根方3mm处;必须依照种植修复体的位置形成正确的种植体轴向。

对于即刻种植来说,种植体植入初期稳定性的获取不应依赖于植骨材料的填充,良好的初期稳定性可以有效地降低种植术失败概率。如果种植体植入后有可见的松动度,在前磨牙区域或无牙颌磨牙位点,可以考虑更换大一号直径的种植体,在上颌前牙区,则应放弃植入,考虑早期种植或者进行植骨,拔牙窝位点保存,调整为延期种植。临床上应避免在美学区域使用过宽直径的种植体。

(3)骨缺损处理:即刻种植中常遇到种植体和骨壁之间存在空隙以及骨壁缺损的情况。过去10年中,关于种植体与拔牙窝骨壁之间的间隙是否植骨存在很多争议。目前的共识是,为补偿唇侧骨板吸收,不翻瓣即刻种植应保证2mm以上的唇侧间隙,间隙内植入吸收速率低的骨替代材料。

而对于翻瓣即刻种植术,其优势主要体现在骨缺损的处理上。翻瓣后不仅在唇侧HDD间隙内植骨,而且能够在唇侧骨板外进行骨增量,通过覆盖屏障膜,获得更可预期的骨增量效果。

(4)关闭创口:对于不翻瓣即刻种植,临床上应根据不同的临床条件选择拔牙创关闭方式。常用的方法有:安放愈合基台穿龈愈合、结缔组织移植封闭、即刻临时修复结合拉拢缝合关闭创口。软组织瓣减张冠向复位后严密缝合临床现较少采用。自腭部取结缔组织进行移植,既起到了关闭拔牙创口的作用,减少移植物感染的风险,同时又有利于改善软组织的丰满度,尤其适用于薄龈生物型患者。术后除活动义齿临时修复的方式,对于邻牙牙周及咬合条件良好的患者,可进行马里兰桥临时修复。对于条件良好,种植体初期稳定性良好的患者,可以通过即刻临时修复体关闭创口。对于翻瓣即刻种植,同期行引导骨再生术者,除了松弛切口,通常需水平切开黏骨膜瓣下的骨膜,使软组织瓣充分减张松弛,如果存在牙槽嵴顶部的裂开性骨缺损,应严密缝合创口。如果牙槽嵴顶处唇侧骨板厚度大于 2mm,骨缺损为穿孔性,则可以直接安放愈合基台。

(5)术后护理:术后使用抗生素 3～5 天,复方氯己定含漱液含漱至少 1 周,要求患者禁烟,保持良好的口腔卫生,若使用不可吸收线,7～10 天拆线。

(6)即刻种植的长期效果评估:种植修复后种植体周围骨皮质的稳定性是种植修复长期效果的重要基础。对上颌前牙即刻种植位点,良好的骨组织的支撑是获得美学及生物学长期稳定性的重要基础。

上颌前牙区即刻种植后种植体周围的软组织美学风险是最近十几年来临床研究的焦点。目前的共识:上颌前牙区是即刻种植的美学高风险区域,适应证要求严格,对于条件不理想的患者采用早期种植有助于减低美学风险。对于存在较大根尖病变以及较入骨缺损的前牙,可以进行拔牙窝位点保存,植入骨替代材料 6 个月后延期种植。即刻种植对术者的技术和临床经验要求更高。

(二)早期种植

早期种植根据拔牙窝愈合的临床状态,分为软组织愈合的早期种植(通常为拔牙后 4～8 周)和部分骨愈合的早期种植(通常为拔牙后 12～16 周)。

1.早期种植的优点

(1)减少感染风险:对于根管治疗失败的患牙,往往伴有根尖周炎症。拔牙后彻底搔刮根尖部病灶,待进行早期种植时,炎症病灶已消除,从而减小种植体感染失败的风险。

(2)增加了种植位点的角化黏膜:牙齿拔除后,软组织自然愈合,增加了 3～5mm 的角化黏膜。角化黏膜量的增加,有利于获得骨增量所需要的足量软组织覆盖,使减张后的软组织瓣进行无张力的初期创口关闭变得简单,而且膜龈联合的位置不会向冠方过度移位。

软组织的愈合时间通常为 4～8 周,上颌侧切牙和上下颌前磨牙位点软组织愈合通常需要 4 周,而上颌中切牙和尖牙位点则需要 6～8 周。

(3)获得有利于骨愈合的二壁或三壁骨缺损:在 4～8 周的软组织愈合期内,牙槽嵴会发生一定程度的变化。然而,这种骨吸收主要局限于束状骨,从临床角度来看,也只影响牙槽嵴顶部的唇侧骨板,因为该区域的唇侧骨板主要出束状骨构成。临床研究证实,4～8 周的愈合期间,拔牙窝邻面的牙槽嵴顶宽度并没有减小,尽管通常能观察到唇侧骨板变平,但只局限于拔牙位点的中心区域,种植体植入后为二壁或三壁型骨缺损,使暴露的种植体表面位于牙槽嵴顶内,种植体植入后,可获得足够的骨壁支持和初期稳定性。同时有利于获得可靠的骨增量效果。

（4）便于骨轮廓增量：在上颌前牙区采用早期种植，可以获得较好的软组织质与量。同时此时牙槽骨的吸收与改建后形成的骨壁形态，使得种植体植入后，利于通过引导骨再生术进行唇侧轮廓增量，增加唇侧骨板的厚度，为软组织提供足够的骨性支持，从而有助于获得种植修复的长期稳定效果，尤其是长期的美学效果，避免软组织的退缩。

2.早期种植的基本程序

（1）术前准备：首先要遵循种植手术术前准备的基本原则。除常规临床检查及曲面体层 X 线片拍摄外，最好行锥形束 CT 扫描，进一步了解术区可用骨高度和宽度。对于前牙连续多颗牙缺失的患者，术前可制备种植导板，以利于种植体植入在良好的三维位置。有即刻修复的病例，提前做好修复准备。术前酌情给予抗生素。

（2）外科步骤

①切口及瓣设计：遵循充分显露及美学区翻瓣种植手术的切口及瓣设计原则。

②牙槽窝备洞与植入种植体。

③轮廓增量：在唇侧骨板外通过引导骨再生（GBR）术进行轮廓增量。引导骨再生术是将膜材料放置于骨缺损处，使缺损区与周围组织隔离，创造一个相对封闭的组织环境，一方面阻止有碍骨形成、再生能力及迁移速度较快的牙龈结缔组织细胞和上皮细胞进入骨缺损区，从而使具有潜在再生能力、迁移速度较慢的骨细胞优先进入骨缺损区生长；另一方面，膜材料可以保护血凝块，减缓覆盖组织的压力，在膜下和种植体表面形成一个适当的空间，保护骨组织形成。关于 GBR 技术的理论及临床应用，请见第八章第一节。

④关闭创口：通常需水平切开黏骨膜瓣下的骨膜使软组织瓣充分减张松弛，如果存在牙槽嵴顶部的裂开性骨缺损，应严密缝合创口。如果牙槽嵴顶处唇侧骨板厚度大于 2mm，骨缺损为穿孔性，则可以直接安放愈合基台。

⑤术后护理：术后使用抗生素 5～7 天，复方氯己定含漱液含漱至少 1 周，要求患者禁烟，保持良好的口腔卫生，若使用不可吸收线，7～10 天拆线。

第四节　种植义齿修复

一、单颗及多颗牙缺失的种植义齿修复

种植义齿的修复必须建立在保护口腔软硬组织健康的基础上，恢复缺失牙的形态和功能，并保证修复体具有良好的固位、支持和稳定性。

（一）单颗牙缺失的种植义齿修复

1.基台的选择

基台固定于种植体上，类似于天然牙的预备体，连接、固定上部修复体。合适的基台能为上部修复体提供良好的固位、支持以及美学基础。选择基台时应考虑缺失牙近远中间隙、咬合间隙、牙龈厚度、种植体植入深度、角度及唇舌向位置等因素。

（1）基台的高度：应根据种植牙位的殆龈间距选择基台高度。在基台顶端与对颌牙之间留出 1～2.5mm 的修复空间；粘接固位时基台高度不应低于 4mm，否则不能提供足够的固位力；在修复空间允许时应尽量选择较高的基台。殆龈间距较低时应选择螺丝固位（图 7-1）。

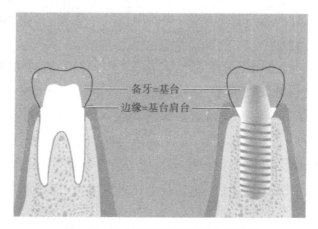

图 7-1　基台高度及穿龈形态的选择

（2）基台的穿龈形态：应根据牙龈轮廓选择基台的穿龈直径，以支撑软组织外形。根据种植体植入深度与牙龈厚度选择基台的穿龈高度，基台的肩台为种植体基台与牙冠相连接的部位，在美观要求较高的区域肩台应位于龈缘下方 1.0～2.0mm，以便形成良好的穿龈形态，修复体更加自然逼真。在其他区域肩台可平齐龈缘或位于龈缘上方，以利于义齿的清洁和维护（图 7-2）。

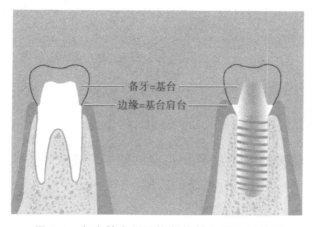

图 7-2　角度基台纠正修复体轴向至合适位置

（3）基台的角度：种植体轴向位置较理想时，可以选择直基台进行修复。当种植体轴向位置不理想时，则需选择角度基台纠正修复体轴向至合适位置，为修复体制作留出足够的空间，以增加修复体的美观性。角度基台多用于美学区，角度常为 $10°\sim25°$，可以补偿 $10°\sim30°$ 的种植体倾斜。

（4）基台的抗旋转：单颗牙修复时基台需要有阻止修复体旋转的结构，以保证修复体位置的稳定。连续多颗牙缺失制作联冠或固定桥时，为保证修复体具有共同就位道，可选择不具有抗修复体旋转结构的基台（图7-3）。

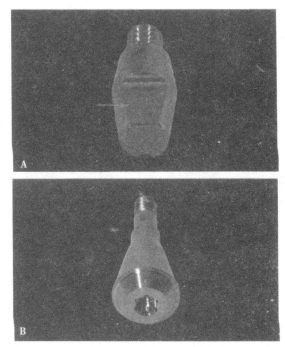

图7-3　基台的抗旋转结构

A.有抗旋转结构的基台　B.无抗旋转结构的基台

2.固位方式的设计

修复体与基台的固位方式主要分为粘接固位及螺丝固位（图7-4）。临床工作中，需根据患者口内的具体情况，选择合适的修复体固位方式（表7-1）。

表7-1　粘接固位与螺丝固位的比较

	优点	缺点
粘接固位	①美观度好	①𬌗龈距低时不能提供足够的固位力
	②操作方便，较易实现被动就位	②剩余粘接剂不易清除干净
	③𬌗面形态完好，作用力传导均匀	③不易拆卸护理

续表

	优点	缺点
螺丝固位	①适用于咬合间距较小的患者	①制作工艺复杂
	②无粘接剂残留	②咬合面需留有螺孔,影响美观
	③可拆卸,方便清理	③易发生螺丝松动、折断等并发症

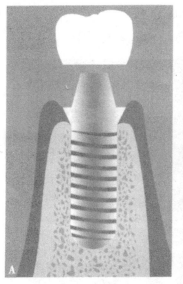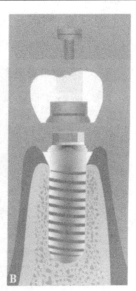

图 7-4 修复体与基台的固位方式

A.粘接固位　　B.螺丝固位

3.咬合设计

咬合设计与种植修复的成功率有直接关系,良好的咬合设计有利于将𬌗力合理的分散于种植体及其周围骨组织内,保护组织健康。天然牙牙周膜内含有丰富的本体感受器,种植体不同于天然牙,其周围缺少牙周膜,因而种植义齿对机械刺激的感受阈值较天然牙高。牙周膜还具有缓冲应力的作用,天然牙的动度范围在水平向为 $56\sim108\mu m$,垂直向为 $25\sim100\mu m$。骨结合种植体也可有轻微的水平和垂直运动,但最大的范围仅为 $50\mu m$。当种植体受到侧向力时,应力集中在种植体周围边缘骨嵴,种植体如果受到过大的咬合力,就会引起种植体周围骨组织吸收。因此,在咬合设计中分散𬌗力十分重要。

种植修复行咬合设计时,应遵循以下原则:

(1)种植义齿需设计为轻微𬌗接触。临床上可通过降低牙尖高度、减小咬合接触面积来实现。使种植义齿与对颌牙之间有约 $20\mu m$ 的间隙,形成功能尖相对平坦中央窝的接触方式,较宽大的窝形成容许牙尖进行约 1.5mm 范围侧方运动而无斜面阻挡的正中自由域。侧方𬌗时尽量利用天然牙形成尖牙保护𬌗或组牙功能𬌗,保证义齿在牙尖交错𬌗、侧方𬌗及前伸𬌗无早接触及𬌗干扰。

（2）尽量保证殆沿种植体长轴传导,减小侧向力对种植体周骨组织造成的损伤。临床上可通过降低牙尖斜度使功能尖尽可能位于种植体长轴上,以减少侧向力的产生。

4.修复方法

（1）安装永久基台:当采用种植体水平取模时,在试戴修复体之前应将永久基台与种植体相连接,安装前应彻底清洁并吹干种植体内部,安装过程中应参考永久基台相对于模型的位置,保证永久基台方向准确且完全就位,必要时可拍摄X线片进行确认。如果采取基台水平取模,永久基台的安装及固位则在制取印模之前完成。

（2）试戴牙冠:检查修复体外部形态,修复体应与邻牙形态相协调,满足患者的审美要求。轴面凸度适当,保证食物对牙龈组织的生理按摩作用。修复体与邻牙应为点式接触,若修复体因邻面的阻力而不能就位,应对修复体邻面进行调磨,调磨时应遵循少量多次调磨的原则,以免过度调磨造成邻接关系破坏,引起食物嵌塞。修复体就位后牙线能通过邻接区但有一定阻力,以保证邻接关系良好。修复体完全就位的标准:探针探查冠边缘与肩台衔接紧密无缝隙,X线片显示冠边缘与基台外缘连续,两者之间无低密度影像。

（3）基台螺丝预载荷:预载荷是指将固定螺丝拧紧时螺丝被拉伸所产生的回弹力。预载荷可以使各连接部件作为一个整体承担载荷,载荷可通过基台作用于种植体,固定螺丝则基本不受力,避免了螺丝松动、折断。种植体水平取模时,应根据不同种植系统对基台螺丝预载荷大小的要求,对螺丝施加扭力。加载时使用扭力控制器缓慢将基台螺丝旋紧于种植体内。

（4）调整咬合关系:义齿就位后,检查咬合关系。根据种植义齿咬合设计原则调整咬合。

（5）修复体抛光、固定:粘接过程需保持基台及牙冠干燥,一般用棉卷隔湿。粘接剂的调拌需严格按要求操作。粘接剂太稀其粘接强度会降低,且流动性增大容易溢至龈下难以去除;粘接剂太稠将导致牙冠不能完全就位。粘接剂应均匀涂在牙冠内壁一薄层,不宜放入过多,以免影响牙冠就位。后牙戴入时让患者自然咬合数次,之后在修复体与对颌牙之间放置棉球让患者用力咬紧。前牙戴入时医生需垫棉球将牙冠沿基台长轴方向用力按压,而不能让患者自然咬紧,防止侧向力使牙冠移位。清除多余粘接剂,必须在粘接剂完全硬固之后进行,否则会造成修复体上浮移位以及修复体边缘粘固不全。清除邻面粘接剂可使用牙线反复提拉去净（图 7-5）。对于咬合关系不稳定或有咬合异常的患者,建议采用粘接固位前,应先临时粘接,试用一段时间,一般为半个月,待修复效果令患者满意后再行永久粘接。

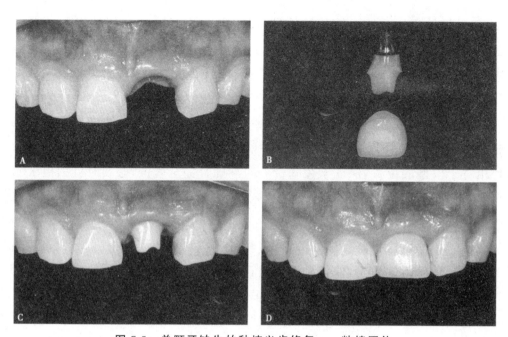

图 7-5　单颗牙缺失的种植义齿修复——粘接固位

A.戴牙前口内状态　B.全瓷基台及全瓷冠　C.安装全瓷基台　D.粘接全瓷冠

　　如采用螺丝固位,使用扭力控制器按照不同种植系统的要求对修复体螺丝施加一定的扭力,之后使用牙胶或氧化锌等材料暂封螺丝孔,用光敏树脂永久封闭螺丝孔。注意螺孔封闭后重新检查咬合,消除树脂上的早接触点(图 7-6)。

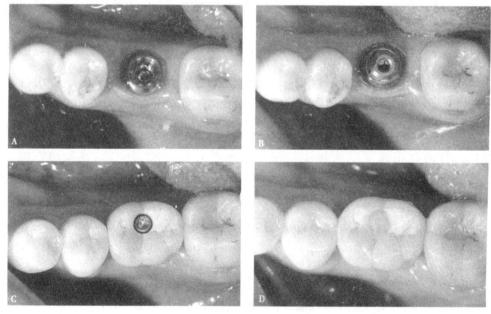

图 7-6　单颗牙缺失的种植义齿修复——螺丝固位

A.戴牙前口内状态　B.安装基台　C.螺丝固定牙冠　D.树脂封闭螺丝孔

（二）多颗牙缺失的种植义齿修复

1.修复方案的选择

连续多颗牙缺失种植义齿修复设计方案应根据患者口腔条件进行个性化制定,遵循传统的修复设计原则,恢复缺失牙的形态及功能,同时有效保护种植体及口腔其他软硬组织的健康。

连续多颗牙缺失的种植义齿修复一般多采用固定修复,种植上部修复体的设计方案主要分为3类:多颗种植体分别支持的单冠、多颗种植体支持的联冠和多颗种植体支持的固定桥(图7-7)。

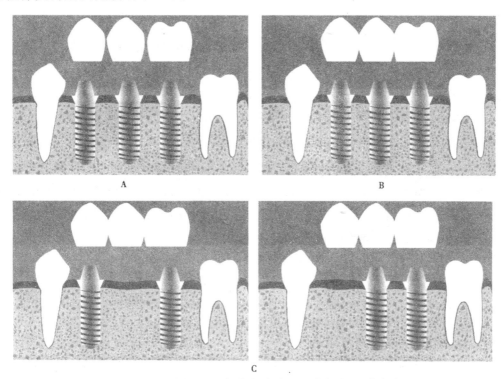

图 7-7　连续多颗牙齿缺失的种植义齿修复设计方案

A.多颗种植体分别支持的单冠　B.多颗种植体支持的联冠　C.多颗种植体支持的固定桥

临床上种植联冠是最常见的设计方案,其优势为可以有效分散𬌗力、防止食物嵌塞、增加修复体的固位力。种植体分别支持的单冠设计一般用于不能获得共同就位道的连续多颗牙齿种植修复,在美学区域或患者有特定要求下,有时也进行该类设计。当种植体植入数目少于缺牙数目时,采用种植体支持的固定桥设计,这种设计优势在于受缺牙区骨量限制小、费用较种植联冠低,一般用于𬌗力正常,无不良咬合习惯且种植体能够提供足够支持力的患者,桥体一般设计在咬合力较小的位置,应尽量避免设计单端固定桥。

2.固位方式的选择

种植联冠或固定桥修复选择粘接固位时,临床操作简便,容易就位,但对基台共同就位道要求较高,粘固后拆卸困难,出现问题时常需采用破坏的方式拆除。螺丝固位方式便于拆卸维护,对修复空间不足、种植体植入轴向位置不理想难以形成共同就位道时比较适用,但对修复体制作精度及医生操作要求较高。

3.咬合设计

多颗牙齿缺失行种植修复时,应设计保护种植体的咬合方式,遵循种植修复咬合设计的一般原则。前牙区应设计为浅覆𬌗浅覆盖,后牙区功能尖尽量位于种植体上方,避免非轴向负荷,必要时可设计为反𬌗关系。当上部修复体存在单端固定桥时,邻近桥体的种植体会受到最大的轴向力和弯曲矩,种植体和周围骨组织受到的应力随着桥体长度的增加而增大,加大种植失败风险,因此设计中应避免单端桥设计,如必须设计单端桥,注意减小悬臂区修复体上的侧向力,保证种植义齿骨结合界面的长期稳定性。

4.悬臂设计

悬臂设计即为多颗牙种植修复中的单端桥设计。咬合力作用在悬臂上时,将对共同连接的种植体产生较大的拉应力及压应力,从而导致种植体或上部结构折断及种植体周围骨吸收。患者如咬合力过大或有不良咬合习惯,则应避免设计悬臂结构。如必须设计悬臂,悬臂长度不要超过一个牙位,并将桥体进行减径处理,避免咬合高点。悬臂长度上颌应小于 10~12mm,下颌应小于 15mm。当悬臂长度大于 15mm 时,出现并发症的风险将会提高。

5.修复方法

(1)安装永久基台:基本操作过程与单颗牙的种植修复相同,应保证每个基台都能完全就位。

(2)试戴支架内冠:在基台上试戴支架内冠,需要注意的是,应保证整体结构的被动就位。被动就位是指两个部件之间在无应力状况下达到精准就位。种植义齿各部件之间的被动就位对于减少界面应力及修复后并发症、提高种植修复长期成功率是非常重要的。

检查被动就位可以采取口内观察、探诊、触诊与影像学检查相结合的方式,口内观察及使用探针探查,支架与种植体或基台的肩台衔接紧密无缝隙;分别按压支架两端,其均能保持稳定,不翘动。螺丝固位时,旋紧任意一颗螺丝,不会引起支架脱离其他基台,螺丝全部旋紧后患者无胀痛或不适感。口内检查后,应进行影像学检查进一步确认就位情况,这对于冠边缘位于龈下者尤其重要。由于多颗牙缺失,患者的咬合关系可能不稳定,此种情况应在支架内冠就位后,再次确定患者咬合情况,检查是否有足够的瓷层间隙,必要时,还可以在支架内冠上,再次制取蜡𬌗记录,进一步确定并准确转移颌位关系,确定内冠及颌位关系没有问题后返回加工中心完成义齿制作。

（3）试戴义齿,确定义齿被动就位:影像学检查对于确定义齿就位具有较高的诊断意义。检查修复体外部形态,修复体位置及形态应与余留天然牙相协调,唇（颊)舌面凸度适当,殆面及邻面形态与天然牙相似,具有正常的窝沟点隙及外展隙,利于食物自然溢出;具有良好的邻接关系,种植体颈周软组织与修复体龈端留出适当的间隙,便于间隙刷及牙线清洁。

（4）基台螺丝预载荷:基本过程与单颗牙的种植修复相同,加载时使用扭力控制器缓慢将基台螺丝按照要求扭力旋紧于种植体内。

（5）调整咬合关系:义齿就位后,检查咬合关系。根据多颗牙缺失种植修复的咬合设计原则调整咬合。

（6）修复体抛光、固定:与单颗牙种植修复固定方法相同,采用粘接固位时,应注意按压力量的平衡,防止联冠或固定桥不能全部就位。采用螺丝固位时,修复螺丝紧固应对称同步进行,即先不完全旋紧螺丝,仅保持修复体稳定的就位于基台上,再按要求的扭力对称间断的旋紧螺丝,尽量保证所有修复螺丝同步就位,防止在未达到被动就位的情况下,强行旋入螺丝在种植体内部形成应力集中而导致螺丝折断。

二、无牙颌种植支持覆盖义齿修复

种植覆盖义齿是利用植入颌骨内形成骨结合的种植体上安装的附着体提供固位和支持,修复缺失牙以及缺损组织的解剖形态和功能,且患者可以自行摘戴的修复体。

（一）无牙颌种植支持覆盖义齿的适应证及特点

1.种植支持覆盖义齿的适应证

种植覆盖义齿适用于绝大多数无牙颌患者。其最常见的适应证如下:

（1）因牙槽骨严重吸收,原来所佩戴的全口义齿无法获得固位和稳定的患者。

（2）因牙槽骨严重吸收,导致面容塌陷,语音不清晰,采用种植固定修复难以恢复面部美观及改善发音的患者。

（3）因牙槽骨严重吸收,导致颌弓上适合种植体植入的部位较少,只能植入少量种植体的患者。

（4）因牙槽骨严重吸收,导致上、下颌关系不协调,需要通过覆盖义齿来调整颌间关系的患者。

（5）全身健康状况不能耐受复杂的种植手术的患者。

（6）经济条件受限的患者。

（7）不能自己完成固定义齿的清洁和维护的患者。

2.种植支持覆盖义齿的特点

(1)与天然牙覆盖义齿相比,种植覆盖义齿种植体的位置和数量可以预先设计。种植体能为总义齿提供良好的支持和固位,且没有天然牙根的继发龋问题。

(2)种植覆盖义齿相对于种植固定修复而言,义齿基托部分为颌面部软组织提供了良好的支撑,能获得良好的美学效果。而且使义齿的人工牙能够排列在最佳的美学位置。

(3)种植覆盖义齿的咀嚼效率比传统全口义齿高。

(4)患者能够摘下义齿进行清洁维护,也便于对种植体周围进行探诊。对于肌功能异常的患者,夜间取下修复体可减少殆功能所致的种植体负荷异常。

(5)价格相对较低。

(二)无牙颌种植支持覆盖义齿的分类

无牙颌种植支持覆盖义齿通常根据义齿的支持方式进行分类。

1.组织支持式

组织支持式的覆盖义齿所承受的殆力完全由黏膜以及黏膜下的牙槽骨承担,种植体上的附着体只提供义齿的固位力,而没有支持作用。在设计组织支持式种植覆盖义齿时,基托面积不能减小,与传统全口义齿相同。使用的种植体的数量少,通常下颌只需要植入2颗种植体。

2.种植体与组织混合支持式

这种设计的覆盖义齿所承受的咬合力由骨结合种植体、缺失牙区的黏膜及牙槽骨共同支持。设计时,通常在颌弓前段均匀分布植入4颗种植体,用连接杆将种植体固定在一起,为修复体提供固位力。在这类设计中,使用的种植体数量相对较多,连接杆的距离长,且在连接杆上有两个或两个以上的固位点,这使义齿的稳定性大为增加,很少出现义齿翘动、旋转现象。此外,这种设计也可以减少义齿的基托面积。但是,由于义齿是由没有轴向移动的种植体和有轴向下沉的黏膜共同支持,殆力的合理缓冲和分布是设计时需要重点考虑的问题。

3.种植体支持式

这种设计的覆盖义齿所承受的咬合力完全由植入的种植体来支持。通常植入4颗种植体,修复体远端可以设计悬臂。基托面积可以减少到完全类似于无牙颌种植支持固定义齿,基托的功能主要是支撑面部组织和恢复软硬组织高度,达到美学修复的目的。由于这类修复体的咬合力较大,需要增加基托的强度,以避免修复体折断。

(三)无牙颌种植支持覆盖义齿的附着体

无牙颌种植支持覆盖义齿的固位和稳定是依赖于附着体来实现,附着体一般由两部分组成,即固定于种植体上,并穿过口腔黏膜的阳极部分和安装于修复体基托内的阴极部分。两者通过机械锁结力、摩擦力和磁力来获得固位力。附着体可以是配套设计并制作的预成部件,如球附着体、杆附着体、按扣附着体等;也可以依据口腔条件自行设计制作而成,如套筒冠附着体、切削杆附着体。

附着体的分类

1.依据附着体部件之间的连接方式分类

(1)刚性连接附着体:附着体阴极部分与阳极部分为刚性连接,提供的固位力大,修复体稳定且活动度小。多适用于种植体较多的种植体支持式覆盖义齿。

(2)弹性连接附着体:附着体阴极部分与阳极部分为弹性连接。修复体在受到殆力时具有一定程度的下沉。这种活动度可以起到缓冲殆力的作用。多适用于种植体数量较少的组织支持式和混合支持式覆盖义齿。

2.依据附着体的结构分类

依据附着体结构不同而分类是临床最常使用的分类方式。

(1)球附着体:是由安装在种植体上的球固位体和安装固定在义齿组织面内带有弹性缓冲装置的固位帽组成(图7-8)。

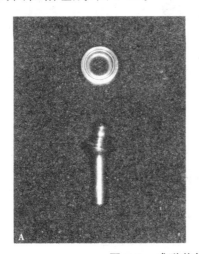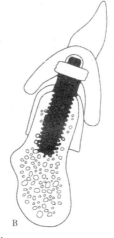

图 7-8 球附着体
A.球固位体＋固位帽 B.球附着体模式图

球固位体通常由种植体生产厂家提供并能够与种植体相匹配。义齿就位时,球固位体穿过具有弹性的固位环,通过球与固位环的卡抱作用而获得机械固位。金属帽是安置在覆盖义齿组织面内的一个金属套杯,其内容纳有固位环。固位环由金属制作或高分子合成材料制作。固位环在受力时发生弹性形变。当覆盖义齿就位后,种植体上的球固位体穿过固位环而获得固位。

使用球附着体需要足够的颌间高度。球固位体的穿龈部分约 $1\sim2mm$、球固位体的高度约 $3\sim4mm$、金属帽需要 $2\sim3mm$,在其上方还需要一定的空间来排列人工牙。颌间距离过小会导致修复体折断和破损。球附着体常常用于组织支持式设计的种植覆盖义齿上,主要为修复体提供固位和稳定作用。

球附着体固位的种植覆盖义齿的特点:①由于具有弹性结构,允许义齿下沉和向各个方向转动,适用于以黏膜支持为主的种植覆盖义齿;②种植体的长轴尽量平行,角度偏差不要超过15°,否则容易造成附着体部件的快速磨损;③与杆附着体相比,所需要的空间小,基托与黏膜接触面积增大,种植体周围软组织增生反应减小,可以减少对种植体的水平向作用力,应力分布更均匀,有利于种植体周围骨组织的健康;④易于清洁,有利于维护种植体周围软组织的健康;⑤费用相对较低,制作工艺简单(图7-9)。

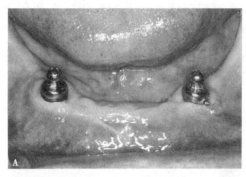
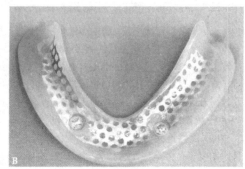
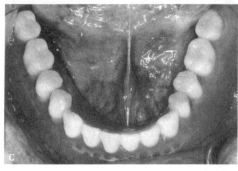

图7-9　下颌种植覆盖义齿的球附着体

A.球附着体口内球形基台　B.球覆盖义齿组织面固位帽　C.球覆盖义齿口内观

(2)杆附着体:是用金属杆将两个或两个以上的种植体连接在一起作为附着体的阳性结构,与覆盖义齿基托内的固位卡匹配使用。通过杆、卡之间的摩擦力和卡抱力为种植覆盖义齿提供固位和稳定的装置。在临床上,根据杆的外形和结构可以分为圆杆、卵圆形杆和矩形杆(图7-10)。

杆在卡内的旋转可以补偿组织的弹性即覆盖义齿远端的下沉。在下颌这个距离大约有0.5~1.0mm,而上颌组织的弹性大于下颌,其移动的距离也较大,因此需要活动范围更大的卡。对于具有旋转功能的杆一卡结构,应注意杆的排列应该垂直于平分牙弓的中线,并且与𬌗平面平行。

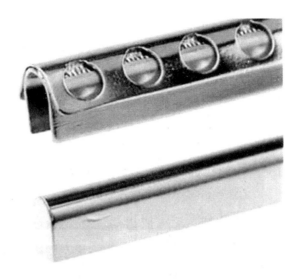

图 7-10 杆附着体

切削研磨杆是杆附着体的一种特殊类型。它是利用精密加工技术,将种植体之间的金属杆切削、研磨成矩形杆。再通过金沉积技术加工出与切削杆完全匹配的固位卡。利用切削杆与固位卡之间的摩擦力使修复体获得固位。由于切削杆多为矩形杆,限制了修复体的移动和旋转。通常在种植体数量较多的种植支持覆盖义齿上使用。

(3)按扣附着体:由安装于种植体上的按扣基台(附着体阳极)及对应固定于基托组织面的带有衬垫的固位帽(附着体阴极)构成,利用按扣基台与固位帽的按扣固位使全口义齿获得固位和稳定(图 7-11)。

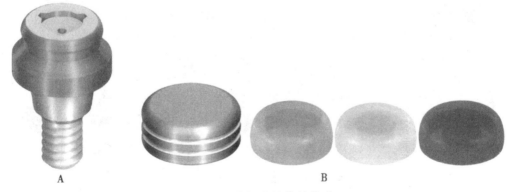

图 7-11 按扣附着体的构成

A.按扣基台 B.基底帽与基台阳性垫片

①按扣基台:是附着体的阳极部分,上部是中央有凹陷的圆柱形,下部安装在种植体内,是连接种植体与上部结构的重要构件,固定和支持覆盖义齿。基台有不同高度,根据种植体的植入深度及黏膜厚度进行选择,保证基台的肩台位于牙龈上方 1mm 以上,防止牙龈的增生,调节基台高度使不同水平位置的种植体在安装基

台后达到同一高度。

②固位帽：是附着体的阴型部分，由基底帽和基台阳性垫片组成。基底帽固定于义齿的组织面。基底帽外表面有两个圆形固位沟，可以将金属基底帽固定于义齿基托组织面上。基台阳性垫片位于基底帽和按扣基台之间。固位力可以通过更换基台阳性垫片调节。基台阳性垫片有多种颜色，不同颜色代表不同的固位力。另外种植体之间角度有偏差时，也可以通过选择不同颜色的垫片解决。基台阳性垫片具有弹性缓冲和固位作用，时间久了容易发生磨损，需要用专业工具进行拆卸和更换。

按扣附着体种植覆盖义齿的特点：a.按扣基台有不同的高度可以选择，基台的高度从 1～6mm 不等，对种植体植入后平台高度差异大的患者，可以通过选择不同高度的基台纠正；b.对颌间距离的最低要求小于球基台，降低了对颌间距离的要求；c.按扣附着体最大可调节两个种植体间 40°的角度偏差；d.可通过更换不同颜色的基台阳性垫片调节固位力大小，减少义齿基托折断的几率；e.按扣基台与附着体阴极对位准确，方便患者自行摘戴（图 7-12）。

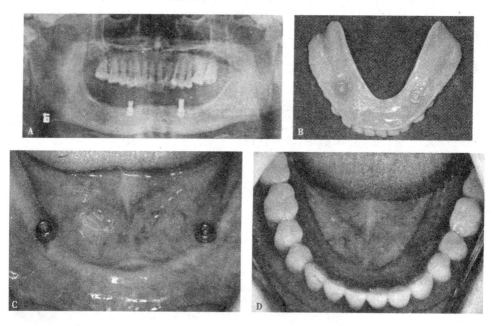

图 7-12　按扣附着体的临床病例

A.戴入按扣基台后曲面体层片　B.安放在基台组织面的按扣附着体　C.口内像显示安放于种植体上的按扣基台　D.按扣附着体义齿于口内就位

（4）磁附着体：是由特殊设计的闭路磁体与可被磁化的软磁合金衔铁两部分所组成。当磁体与衔铁接触时，衔铁被磁场所磁化而形成新的闭路磁场，两部分牢固的吸附在一起。磁附着体的磁体部分被固定于义齿的组织面内，而衔铁是根据其种植产品的特点而设计并安装在种植体上。通常一个磁附着体可以提供 400g 左右的固位力。

磁附着体是一个非刚性的固位装置，可有水平方向的移动。当义齿受到侧方力作用时，可以缓解施加于种植体上的侧向力（图7-13）。

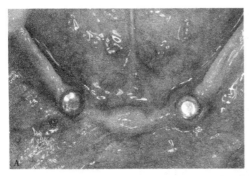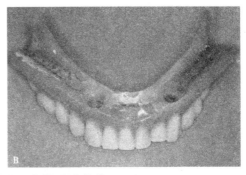

图7-13　颌种植覆盖义齿的磁附着体

A.磁基台口内就位　　B.磁附着体覆盖义齿组织面磁性固位体

（5）套筒冠附着体：是在种植体基台上制作金属内冠，种植覆盖义齿内制作金属外冠，利用两层冠之间的摩擦力固位。由于种植覆盖义齿是利用冠套方式就位，要求上部结构与种植体之间有很好的被动适合性，且具有极高的配合精度。套筒冠附着体多用于种植体支持的覆盖义齿（图7-14）。

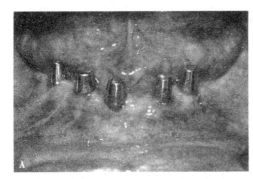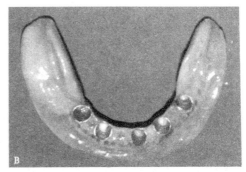

图7-14　下颌种植覆盖义齿的套筒冠附着体

A.套筒冠基台（内冠）口内就位　　B.义齿组织面套筒冠外冠

（四）无牙颌种植支持覆盖义齿的设计

无牙颌种植支持覆盖义齿的设计应满足以下要求：①符合生物学以及生物力学原则；②符合义齿固位、支持和稳定的原则；③良好的美学形态；④理想咬合关系。

1.覆盖义齿支持方式的选择

在设计组织支持式种植覆盖义齿时，基托面积不能减小，与传统全口义齿相同。通常在上颌颌骨的前端植入4颗种植体，而在下颌只需要植入2颗种植体。附着体的选择可依据临床情况而定。

设计种植体与组织混合支持的覆盖义齿,通常在颌弓前段均匀分布植入4颗左右种植体,用连接杆将种植体固定在一起,为修复体提供固位力。由于在这类设计中,使用的种植体数量相对较多,连接杆的距离较长,且在连接杆上有两个或两个以上的固位卡,使义齿的稳定性大为增加,在设计时可以考虑减少义齿的基托面积。

设计种植体支持的种植覆盖义齿,通常植入6~8颗种植体,修复体远端可以设计悬臂。基托面积可以减少到传统全口义齿的1/2或完全类似于全口固定种植义齿。

2.种植体数目的确定

种植体的数量与覆盖义齿的支持方式有密切关系。当所设计的修复体不需要种植体承担支持功能时,其数量可以减少,2~4颗种植体即可;当设计的修复体中需要种植体承担部分的支持功能时,种植体的数量要相应地增加;当设计的修复体完全由种植体来支持时,种植体的数量应增加到4~6颗种植体。

种植体的数量与上、下颌骨的形态和结构有关。上颌牙槽骨骨质密度低,咀嚼运动时承担咬合力量的冲击,种植体的数量要多于下颌。组织支持式义齿,下颌只需要2颗种植体,而上颌需要4颗种植体;种植体支持式义齿,下颌需要4~6颗种植体,上颌需要6~8颗种植体。且上颌的种植体最好设计成杆连接结构,避免种植体单独承担𬌗力。总之种植体的数量要能满足覆盖义齿固位、支持和稳定的要求。

3.种植体位置的确定

种植体植入的位置应该尽可能的分散在牙弓上,即前端和后端均有种植体,这样有利于𬌗力的均匀分布,且利于义齿的固位和稳定。如果能满足这些条件,则可设计成种植体支持的覆盖义齿。但是当牙弓后端牙槽骨吸收严重不能植入种植体时,也可将种植体植于牙弓的前端,设计混合支持或组织支持的覆盖义齿。

4.附着体的选择

(1)当种植体的数目少时,主要由牙槽骨和黏膜组织提供支持作用,且必须选择有弹性的附着体,义齿咀嚼时能以附着体为中心运动、移动或旋转,这样可将𬌗力传递至支持组织上。可选择的附着体有球附着体和杆附着体、按扣附着体和磁附着体。

(2)当种植体数目多,完全由种植体支持时,可选择非弹性的附着体。因为非弹性的附着体没有缓冲结构,义齿被卡在附着体上无法晃动。咀嚼时可为修复体提供全方位的支持和稳定,咬合力完全传导至种植体上。可选择的附着体主要是套筒冠附着体和切削杆附着体。

（五）无牙颌种植支持覆盖义齿的修复步骤

种植支持覆盖义齿的临床治疗步骤主要分为两大部分：第一部分为种植外科手术，即根据种植支持覆盖义齿术前设计，将一定数量的种植体植入颌骨的特定部位，待种植体获得骨结合，二期手术后开始第二部分的治疗。第二部分即为种植支持覆盖义齿的修复。种植支持覆盖义齿的修复与传统覆盖义齿的修复方法类似。但是根据修复体设计的不同，附着体选择的不同，仍然有所差别。下面以杆附着体种植支持覆盖义齿为例，来介绍基本操作步骤。

1.基台选择和初印模

首先将愈合基台从种植体上取下，选择合适的桥基台安装在种植体上，按照厂家所推荐的扭矩将其固定在种植体上（图7-15）。测量颌间距离，必须有足够的空间容纳附着体阳极部件。将转移体安装在基台上，判断种植体的轴向是否与咬合力方向及最终的修复体轮廓一致。

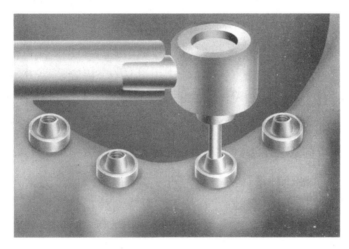

图 7-15 安装桥基台

初印模可以用藻酸盐制取。为了使修复体前牙美学区的牙齿排列正确，并获得正确的𬌗平面，初印模也应该能充分反映无牙颌的软组织标志，如磨牙后垫、前庭沟的黏膜伸展范围、系带以及牙弓形态等。为保证制取的印模清晰应充分排除气泡。

初印模从口内取出以后，要仔细检查印模是否清晰，特别是转移体周围不能有气泡。然后将转移体从基台上取下，与基台替代体连接在一起，并仔细检查其对位是否准确。再将带有基台替代体与转移体的复合体精确地插入初印模相对应的孔内，并准确就位。取模完成后，在基台上安装基台保护帽。

旧义齿应做重衬处理，并在基台处进行缓冲。嘱患者在这段时间内尽量进软食，并减少配戴义齿的时间，夜晚不戴义齿，以避免出现种植体负荷过大的问题。将初印模送技工室灌注石膏模型，并制作个别托盘（图7-16）。

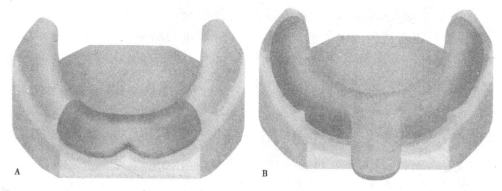

图 7-16　制作个别托盘

A.用基托蜡封闭基台上方的区域以模拟将要使用基台转移体的位置　B.用自凝树脂制作个别托盘,在基台区域上方制备开口,以便直接转移体的螺杆进入

2.制取终印模

将直接转移体安装在桥基台上,并确定所有的部件之间精确就位,必要时可以拍X线片确认。将制作的个别托盘在患者口内试戴,检查是否有足够空间容纳印模材料以及直接转移体是否妨碍托盘就位。用注射枪将印模材料推注在转移体周围,并将盛满印模材料的托盘就位于患者口内并固定,去除托盘开孔处周围多余的印模材料,暴露转移体顶端。待印模材料完全固化以后,旋松螺杆,从患者口内取出印模(图7-17、图7-18),直接转移体即固定在印模内。检查印模是否清晰、完整、准确,最后安装基台保护帽。如果戴有旧义齿,需要对组织面进行缓冲以避免对种植体加载过大负荷。

3.制作蜡堤及颌位记录

在主模型上制作颌位记录的基托和蜡堤。采用一定的方法辅助蜡堤在口内稳定就位。颌位记录的过程与传统全口义齿的过程相同。当上颌基托和蜡堤已经调整至合适的外形后,记录正中关系位的垂直距离和水平关系(图7-19)。

4.排牙及试戴

将主模型依据记录的颌位关系上𬌗架、排牙(图7-20)。前牙的选择要依据大小、形态、色度而定;排列要遵循美观、发音、切割食物以及对唇组织支撑的原则。后牙的排列要遵循平衡𬌗的原则。将排好牙的蜡基托义齿在患者口内试戴,检查义齿外形是否符合要求,患者是否满意,是否影响发音,咬合关系是否准确,是否为平衡𬌗。当所有的排牙位置满足要求以后,可以用硅橡胶印模材在牙列的唇侧制作牙位和基托外形记录,用于技工制作修复体支架蜡型时的参考。

5.上部支架试戴及义齿完成

将制作完成的连接杆在患者口内试戴,以检查连接杆与种植体是否被动就位,可拍摄X线片进一步检查确认。如果出现连接杆就位困难或轻度变形,可以将连接杆截断,使每一部分均能被动就位以后,用自凝树脂在口内重新固定以后送加工厂焊接。并在口内重新试戴,直至达到完全被动就位为止。

当支架试戴合适以后。种植支持覆盖义齿的最后制作及卡槽的安装由技工在模型上完成(图7-21)。

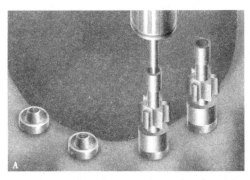

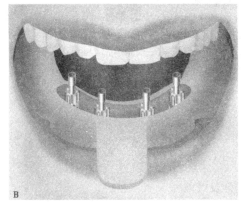

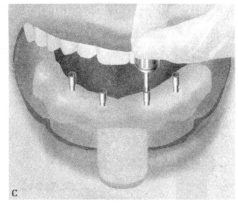

图7-17　制取终印模过程

A.安装直接转移体　B.口内试戴个别托盘　C.印模材料完全固化后,旋松固定螺丝

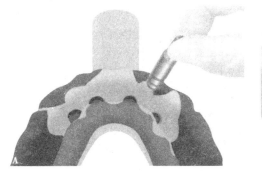

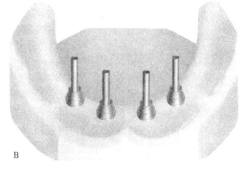

图7-18　制作工作模型的过程

A.安装螺丝固位基台的替代体,用螺丝固定　B.完成的工作模型

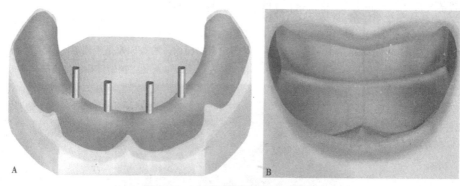

图 7-19　制作蜡堤及颌位记录

A.制作基托和蜡堤　B.颌位记录

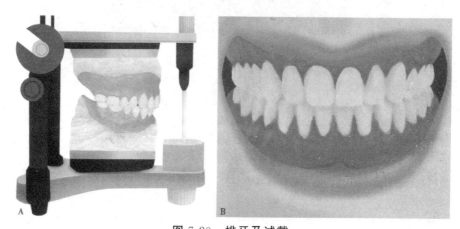

图 7-20　排牙及试戴

A.将工作模型和对颌模型安装在𬌗架上,排牙 B.患者试戴蜡基托义齿

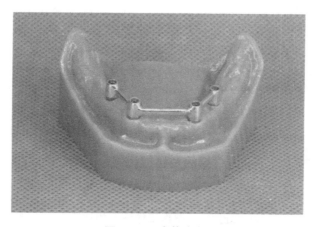

图 7-21　试戴支架

6.戴牙

戴牙时,应该首先将连接杆采用螺丝固定在桥基台上。义齿戴入应完全就位、无翘动,组织面与黏膜轻轻接触,基托伸展与传统全口义齿相同。无牙颌种植支持

覆盖义齿的咬合要求应依据全口义齿修复的平衡殆原则。当承受咬合力时,杆与固位卡、基托与黏膜间紧密接触,达到对软硬组织缓冲的目的。同时,检查义齿固位力的大小是否方便取戴。并嘱咐患者戴牙后注意事项(图 7-22)。

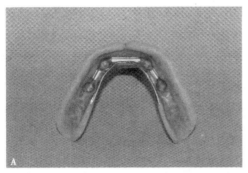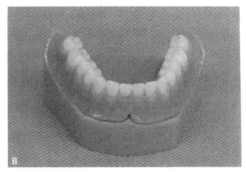

图 7-22 杆附着体义齿

A.义齿完成后组织面观 B.义齿在模型上就位

(六)无牙颌种植支持覆盖义齿的常见问题及处理

无牙颌种植支持覆盖义齿的常见问题主要发生在附着体以及附着体与义齿的连接部位,主要表现有固位环被挤出、附着体部件的磨损、固位部件的折断、修复体折断等。其导致的原因和相应的防治方法参见第九章内容。

三、无牙颌种植支持固定义齿修复

(一)无牙颌种植支持固定义齿的适应证

无牙颌种植支持固定义齿与无牙颌种植支持覆盖义齿相比,适用的条件相对严格。其最常见的适应证如下:

(1)剩余牙槽骨丰满,可以植入较多数量的种植体。

(2)具有协调的上、下颌关系的患者。

(3)能够获得较为理想的种植体位置。种植支持固定义齿修复对种植体位点的要求较为严格。合理位点上的种植体可以使修复体设计更加符合生物力学要求和美学要求。

(4)适当的颌间距离。适当的颌间距离为修复体提供固位并满足美学要求。单颌无牙颌种植支持固定修复的颌间距离最小需要 8mm。而当颌间距离过大时,则需要利用牙龈瓷或其他修饰材料来修复牙槽嵴缺损并改善美观。

(5)能够自己完成固定义齿的清洁和维护,且其他条件符合种植支持固定修复的无牙颌患者。

(二)无牙颌种植支持固定义齿的修复类型与设计

1.无牙颌种植支持固定义齿修复的类型

依据无牙颌颌骨的解剖条件、上下颌关系、颌间距离以及患者的全身条件和经济状况等,可以将无牙颌种植支持固定义齿设计为全单冠修复或种植支持固定桥修复。

(1)无牙颌的全单冠固定修复:是指在所有缺失牙位点均植入种植体,并完成单冠固定修复的修复方式。这样的设计要求无牙颌牙槽骨有足够的体积、上下颌间关系协调、8～10mm的单颌颌间距离、健康的软组织、充足的角化牙龈;而且对种植体植入位点的精确性要求很高,不能出现近远中以及颊舌向的偏差;另外治疗费用也很昂贵。因此,一般情况下很少采用这样的修复设计。

(2)无牙颌的种植支持固定桥修复:是指在上颌植入 6～8 颗种植体,下颌植入 4～6 颗种植体,并完成种植固定桥修复的修复方式。上部修复体通常由支架和牙冠组成,单颌颌间距离为 8～12mm,以利于支架调整不良的颌间关系。依据种植支持固定义齿上部修复体的设计方式,可以将无牙颌种植支持固定义齿设计为整体一段式或分段式固定桥。这种设计可以适当地减少种植体的数量,在设计时还可以避开一些骨量不足位置以及一些较为重要的解剖位点,这是目前最常见的无牙颌种植支持固定义齿修复设计。

2.种植体数目

无牙颌种植支持固定义齿的支持方式为种植体支持,所有施加在义齿上的咬合力全部由种植体来承担。因此,对植入种植体的数量有一定的要求。在上颌,无牙颌种植体的数量原则上为 6～8 颗。这是因为上颌骨骨组织结构多为密度较低的Ⅲ、Ⅳ类骨;在咀嚼运动时上颌修复体要承受来自于下颌的冲击,而且上颌骨内种植体长轴的方向与咬合力的方向有一定的角度;数量较多的种植体可起到分散咬合力的作用。在上颌后牙区牙槽骨严重萎缩的情况下,可采用 4 个种植体支持的设计。这种设计是在牙弓前端垂直植入 2 颗种植体,在牙弓后端上颌窦前方的牙槽骨内斜向植入两颗种植体,修复到上颌双侧第一磨牙。在下颌,无牙颌的种植体数量原则上为 4～6 颗。这是因为下颌骨的骨密度较上颌骨致密,通常为Ⅰ、Ⅱ类骨;下颌骨内种植体长轴的方向与咬合力方向角度较小。在后牙区牙槽骨严重萎缩情况下,也采用 4 个种植体支持的设计。

3.种植体的位置

种植体的位置及分布对无牙颌种植支持固定义齿设计极为重要。当设计为全单冠修复时,对每个种植体的位置要求都很精确,特别是在上颌前牙美学区。当设计为种植支持固定桥修复时,通常在龈端有起修饰作用的义龈,可弥补种植体的位置偏差。种植体植入位点应尽量分散的分布于牙弓上;同时在𬌗集中的位置(如牙弓转角处和第一磨牙处)植入种植体;还应该注意远中悬臂的长度不能超过 A-P 距离(前、后端种植体之间的垂直距离为 A-P 距离)的 1.5 倍;且任意相邻的 2 个种植体间的桥体应不大于 2 个牙位。这样设计更符合生物力学的要求(图 7-23)。

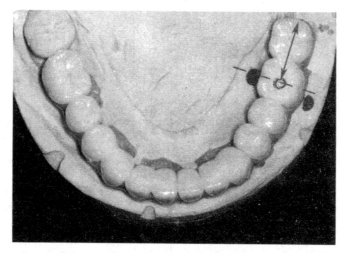

图 7-23　种植支持固定义齿远中悬臂长度

4.修复体固位方式

无牙颌种植支持固定义齿的固位方式通常有螺丝固位、粘接固位两种。

(1)螺丝固位:是指修复体通过固位螺丝在一定的扭矩紧固下固定于种植体或基台上来获得固位的方式。采用螺丝固位方式的优点是便于修复体的拆卸,利于对修复体进行定期维护和维修。缺点是殆面的螺丝开孔会影响到咬合面的完整性;且在上颌前牙区种植体轴向唇倾时螺丝开孔影响美观。

螺丝固位的修复体对上部结构制作的精密度要求很高。要求同位螺丝在固定修复体时,螺帽底部面与修复体均匀接触,且各螺丝尽可能少的受到侧向力的干扰。否则,当修复体受到不同方向的殆力作用时,由于螺丝受力不均匀,导致固位螺丝松动,继而导致修复体松动。这也是螺丝固位修复体常见并发症之一。

不同的种植系统固位螺丝的紧固扭矩不同,需要严格区分。过大的扭矩会导致螺丝折断,而过小的扭矩又达不到固位的效果。通常的紧固扭矩为 20～30N·cm。在螺丝紧固后,用暂封材料及复合树脂材料分层封闭螺丝开孔(图 7-24)。

(2)粘接固位:是指种植修复体通过粘接剂固定于基台上而获得固位的方式(图 7-25)。粘接固位的优点是修复体的牙冠形态完整、固位力大;利用粘接剂的充填效果还可以弥补修复体与基台之间的间隙。缺点是当修复体破损需要进行维修时不便拆卸;粘接时若处理不当,粘接剂被压入龈沟内不易清除,会导致种植体周炎。

(三)无牙颌种植支持固定义齿的修复步骤

种植支持固定义齿的临床治疗主要分为两大部分:第一部分为种植外科手术,即根据种植支持固定义齿的术前设计,将一定数量的种植体植入颌骨的特定部位,待种植体获得骨结合,二期手术后开始第二部分的治疗;第二部分即为种植支持固定义齿的修复。

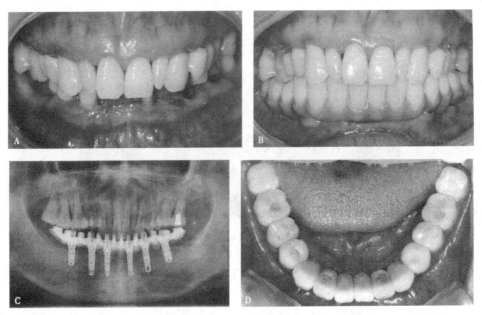

图 7-24　下颌种植支持固定义齿螺丝固位修复的病例

A.种植术前口内照　B.种植固定修复后口内照　C.种植固定修复后全口牙位曲面体层片

D.螺丝固定修复体殆面树脂材料

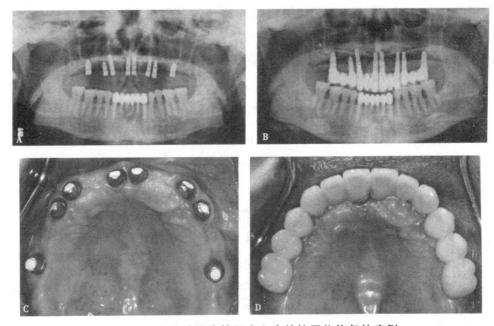

图 7-25　上颌种植支持固定义齿粘接固位修复的病例

A.种植一期手术后全口牙位曲面体层片　B.戴牙后全口牙位曲面体层片　C.修复基台口内观　D.无牙颌种植支持固定义齿戴牙后口内观

（1）牙龈完全愈合后，依据不同的固位方式，治疗过程略有差别。当使用螺丝固位时，需要选用桥基台，倾斜较大的种植体选用角度基台以求得共同就位道。并用适当的扭矩将基台固定在种植体上，准备制取基台水平印模。而如果不采用桥基台系统，则可直接制取种植体水平印模。

（2）制作个性化托盘无牙颌患者通常有牙槽骨吸收，采用预成托盘有时候无法达到要求，因此在取模之前应当给患者制各个性化托盘。

（3）制取印模：由于无牙颌种植修复使用的种植体较多，为了确保印模的精确度，最好使用开窗印模技术。首先将转移体连接到基台或种植体上。使用自凝树脂采用两次法将分散的转移体连接在一起。选用开窗式个别托盘在口内试戴，确保转移体上的固位螺杆能从开窗处穿出，使用聚醚印模材料制取印模。待印模材料在口内硬固后，在开窗处找到固位螺杆并拧松，自口内取出印模。将替代体与印模内的转移体连接，再次拧紧螺杆。完成印模的制取过程后用硬石膏灌注模型。

（4）在模型上制作完成树脂基托，用于后续的颌位记录。粘接固位设计的修复体，此时在模型上依据牙龈的厚度选择合适的基台。

（5）颌位记录其方法同传统全口义齿。为了保证颌位记录的准确可以使用面弓转移和半可调节或全可调节式𬌗架排牙。

（6）试排牙排牙完成后，在患者口内试戴，检查牙列、基托外形是否合适，并征询患者的意见。检查颌位记录是否准确，咬合关系是否有误。必要时可以重新进行颌位记录和修改排牙。试戴完成后，用硅橡胶在口内制取排牙的牙弓外形形态和基托外形，以指导技工制作金属支架。

（7）金属支架完成后，进行临床试戴检查支架是否被动就位，是否有不合适或翘动。在支架上完成排牙后再次在口内试戴。检查排牙的外形、面容形态的恢复状态、颌位关系以及咬合关系情况。

（8）完成修复体将最终完成的修复体在口内试戴，调改咬合，打磨抛光。采用对角线的方式，以适当的扭矩紧固螺丝，并用暂封材料及树脂材料分层封闭螺丝孔。粘接固位的修复体粘接完成后，要仔细检查种植体周围龈沟内是否残存粘接剂，需彻底清除。

（四）无牙颌种植支持固定义齿的咬合要求

对于无牙颌种植支持固定义齿修复，若对颌为传统全口义齿或种植支持覆盖义齿，应选择平衡𬌗；若对颌为无牙颌种植支持固定义齿，应选择相互保护𬌗；若对颌为天然牙列，应选择组牙功能𬌗。在正中关系位和最大牙尖交错位双侧和前后牙同时接触，侧向运动时可获得均衡的𬌗力分布。浅覆𬌗浅覆盖也可选择前后牙相互保护𬌗。在𬌗接触方面，在正中关系位和牙尖交错位时应达到更广泛的自由度(1～1.5mm),这样殆力的方向将会更合理。另外要求侧向运动时在悬臂上没有工作侧和非工作侧的殆接触,侧向运动平滑、平衡。当修复体上设计有悬臂时,将悬臂端的殆面降低,可以避免修复体承受过度应力而导致的并发症。在尖牙部位有种植体的修复体最好不要使用尖牙保护殆,否则将会使这个区域的种植体承受过大的负荷而出现螺丝松动、折断和种植体折断的问题。

(五)无牙颌种植支持固定义齿的常见问题及处理

无牙颌种植支持固定义齿修复后,可能会在以下几个方面出现问题:咬合关系不适应或殆关系错误、发音障碍、修复体折断或破损、种植体及其部件出现问题、口腔卫生维护困难。

第五节　美学区的牙种植

牙列美学区是指在大笑时可以见到的牙列范围,具体由牙、牙龈及牙槽突三部分构成。种植美学区的牙列范围包括前牙区,部分口裂较大的患者前磨牙也属于美学区范畴。

在美学区,成功的牙种植治疗,除功能修复与长期疗效之外,美学效果也是一项重要的评价指标。由于牙种植体软硬组织结合方式与天然牙齿存在本质差异,为获得良好的美学修复效果,美学区种植在种植外科、种植修复和技工等方面具有区别于非美学区的技术特点和要求。

一、口腔种植美学的评价标准

美学效果是美学区种植治疗的一项重要评判指标,恢复天然牙齿的美学形态是其最高标准。然而,由于种植义齿与天然牙之间的结构差异,种植美学也仅仅是对缺失牙齿在形态上的恢复,并非结构重建。因此,种植美学的评价标准是恢复与邻牙及牙列之间的自然、和谐,主要包括三个方面:

1.牙冠修复体部分

与邻牙、对侧同名牙以及整个牙列和谐、对称,具体指标包括修复体的形态、排列、色泽及通透性等。

2.种植体周围软组织部分

与邻牙以及对侧同名牙的牙龈组织形态和谐、一致,具体指标包括种植体软组织颈缘位置、弧形、龈乳头充盈度、周围角化黏膜宽度、色泽及质地等。

3.牙槽突部分

牙槽突唇侧丰满度,理想状态是应呈现出根形隆起的牙槽突轮廓外形。

常用种植美学评价方法有两种,主要用于客观评价单颗牙齿的种植美学效果。目前,尚缺乏针对多颗牙缺失的种植美学评价标准。

二、种植美学外科的基本原则

种植美学外科基本原则是以种植外科原则为基础,基于对牙种植体周围软硬组织生物学规律的认识,重点规范种植体的三维位置、轴向、骨量、种植体直径及分布等内容,具体包括以下几方面:

1.牙种植体近远中向的定位原则

牙种植体修复1年之内,颈部边缘骨将发生改建,呈现出一定程度的吸收。因此,为了防止因颈部边缘骨改建引起牙槽嵴顶垂直高度降低,从而导致龈乳头区软组织充盈不良或退缩等并发症,种植体周围应保持足够的生物安全区。目前普遍认为该安全区的宽度为1.5mm,即种植体与邻牙根之间的距离应大于1.5mm,种植体与种植体之间大于3mm,这是确定种植体近远中向位置的一个基本原则。此外,种植体还应与牙冠位置相对应,以恢复种植修复体良好的美学萌出形态。

2.牙种植体唇腭(舌)向的定位原则

牙种植体颈部唇向应位于牙冠颈缘腭侧1~2mm。在手术中,通常以邻牙釉牙骨质界连线做参照,该连线向腭(舌)侧0~1mm被认为是种植体理想的定位区间,种植体应避免向唇侧突出邻牙釉牙骨质界连线或者偏向腭侧2mm以上。种植体唇腭(舌)向位置不良是导致龈缘退缩、牙冠过长或牙槽突唇侧凹陷等美学并发症的常见原因。

3.牙种植体垂直向的定位原则

研究表明,牙种植体周围软组织存在相对稳定的生物学宽度,即种植体周围龈缘至牙槽嵴顶之间的距离,具体由龈沟、结合上皮和结缔组织层三部分构成,平均宽度约为3mm。因此,牙种植体的垂直向定位应以龈缘为参照,植入深度在该平面以下约3mm(以两段式种植体为例),过浅或过深均易造成种植体周围颈缘退缩或种植体外露等美学并发症。

4.牙种植体长轴的定向原则

牙种植体长轴在近远中方向上应与牙冠一致,在唇腭(舌)方向上种植体在牙冠的穿出位点应位于其舌面窝或切缘。当牙槽突唇侧根方存在骨凹陷时,种植体可以选择向唇侧倾斜一定角度,后期修复采用角度基台予以纠正。种植体唇倾角度一般不易大于15°,角度过大容易导致龈缘退缩并发症。

5.牙种植体唇侧骨壁的厚度要求

唇侧1mm的骨壁厚度是保证牙种植体正常行使功能的一个必要条件。然而,在美学区,为了有利于维持种植体周围软组织颈缘稳定性,防止因种植体边缘骨吸收带来的不利影响,目前学者们普遍认为唇侧骨壁厚度应大于2mm。

6.牙种植体直径的选择原则

种植体直径的选择通常是根据缺牙位置、大小及咬合等力学相关因素进行综合判断。从力学角度分析,大直径种植体承受咀嚼力的能力要优于小直径种植体,但是在美学区直径不宜过大。在满足力学要求基础上,对直径的选择还需重点考虑能否保证在种植体周围留有足够的生物安全区。因此,美学区通常选择4mm左右常规直径种植体,以避免因使用过大直径种植体造成周围骨壁过薄、间距过小而增加美学并发症的风险。

7.牙种植体分布的设计原则

由于牙种植修复后存在边缘骨改建,在选择相邻牙位植入种植体时,即使两者间有3mm以上的安全距离,但是牙槽嵴顶高度仍然会出现一定程度的降低,从而影响龈乳头的充盈和稳定。因此,在三颗及三颗以上连续多颗牙缺失时,首选设计方案是两颗种植体之间应相隔1个或以上牙位,以降低美学风险。

三、种植美学的风险因素

美学区种植难度大,风险高。其一,前牙区牙槽突常常存在骨量不足的问题,需要足够的外科训练,而且种植美学的技术敏感性高;其二,众多患者自身因素影响种植美学修复和患者主观评价,需要医生对治疗有充分的评估,并有针对性地制订种植方案。术前做好患者的风险评估是种植美学治疗的一个关键环节。

种植美学的风险因素概括起来可以分为三大类:局部因素、心理因素及全身和其他因素。

(一)局部因素

缺牙区条件决定种植治疗方案的设计,具体包括缺牙区的暴露程度(如微笑曲线的高低、口角的大小)、缺牙区的软硬组织条件、缺牙间隙、邻牙健康状态与牙周附丽及口腔卫生等方面。下面将重点讨论影响种植美学修复的几个常见因素:

1.牙龈生物型

是根据牙周组织的生物或生理特征所进行的一种临床分类,具体可分为薄龈生物型和厚龈生物型。薄龈生物型,除牙龈组织厚度薄之外,常伴有龈乳头高耸、龈缘弧度大、牙冠修长、牙槽窝唇侧骨壁薄等解剖特点,机械或炎症刺激易导致牙龈退缩。该类患者种植美学风险高,容易出现种植体周围龈缘退缩、颈部有金属影透出、种植体周围黑三角等并发症。与此相反,厚龈生物型,主要表现为牙龈组织厚,龈缘弧度较平缓,牙冠呈方圆形,具有一定抵御牙龈退缩的能力,该类患者种植美学风险偏低。

2. 天然牙齿的形态

根据牙冠形态,中切牙大体上可分为方圆型、椭圆型和尖圆型,不同类型牙齿的龈乳头高度和龈缘弧度不同,并且与牙龈生物型呈现一定的相关性,如尖圆型牙冠通常对应为薄龈生物型,而方圆型牙冠的牙周组织往往表现为厚龈生物型。尖圆型牙齿伴有高耸的龈乳头,易导致种植体周围龈乳头区软组织充盈不足的美学并发症,因此这类患者的种植美学风险明显高于其他两类。

3. 邻牙的牙周附丽水平

在恢复种植体周围龈乳头充盈方面,邻牙牙周附丽是支撑并维持天然牙与种植体之间龈乳头高度的关键因素。如果邻牙因牙周炎症导致牙周附丽丧失、牙槽骨吸收、龈乳头退缩,那么它与种植体之间的龈乳头充盈高度将会受到影响,从而增加种植美学风险。

4. 缺失牙齿数量

天然牙齿的存在有利于支撑牙槽嵴的高度,尤其对维持邻间隙区牙槽嵴顶的附丽高度发挥重要作用,因此单颗牙缺失种植美学具有较好的预期效果。多颗牙齿连续缺失往往伴有牙槽嵴顶垂直高度降低,这是造成种植体之间以及与种植桥体之间龈乳头过低或缺如的主要原因。与单颗牙缺失相比,多颗牙连续缺失种植美学风险高,可靠性低,这一结论已得到广泛的学术共识。

5. 牙槽突骨量

牙槽突充足的骨量是决定种植美学的解剖学基础,尤其是牙槽嵴顶的垂直高度,它对重建种植体周围软组织的美学效果发挥着至关重要的作用。然而,在前牙区由于牙槽突的解剖和生物学特点,骨量不足的问题广泛存在,比例甚至高达90%以上。自20世纪90年代以来,以引导骨再生为基础的各类骨增量技术为解决牙槽突骨量不足提供了有效的外科手段。研究表明,牙槽突的水平骨增量效果相对可靠,而垂直高度不足仍然是当今的一个技术难点。牙槽突骨量不足增加种植的美学风险,当伴有垂直骨缺损时美学风险则进一步增大。

(二)心理因素

心理因素决定患者对治疗过程、治疗效果的主观合理判断以及对治疗方案的整体配合。治疗之前医生首先需要对患者的心理因素做初步评估,重点了解其主诉、对治疗的预期效果以及对风险的承受能力,进而判断其对种植治疗认知的科学性与合理性,防止因认知上的偏差和对医嘱依从性上的欠缺给治疗效果带来不必要的风险。

(三)全身和其他因素

全身系统性疾病和不良生活习惯除影响种植体成功率以外,如糖尿病、免疫系统疾病、吸烟等也可通过影响机体免疫力、炎性反应程度以及骨吸收等方面增加种植的美学风险,对这类风险因素不能忽视。

四、美学区种植外科

良好的软硬组织形态是评价美学区种植成功的重要指标。然而,美学区牙槽骨唇侧骨板常存在过薄甚至缺如等问题,形成凹陷外观,一方面更易引起骨吸收,另一方面缺少硬组织支持将导致修复体唇侧龈缘退缩,最终造成相邻龈缘线不连续、种植体暴露、龈乳头解剖形态消失等美学缺陷。本节将对目前临床上常用于美学区的种植外科技术进行介绍。

(一)牙槽嵴保存

牙槽嵴保存是指在拔牙期间或拔牙术后,采取的以最大程度维持拔牙窝愈合后牙槽嵴形态为目的的方法。

牙齿缺失后,牙槽骨失去功能性刺激,改建十分活跃并发生骨吸收。前牙美学区唇侧骨板较薄,吸收后常导致牙槽骨凹陷,造成垂直高度尚可而水平宽度不足的情况。美学区单颗牙缺失后 6～8 个月,牙槽骨宽度显著减小,在中线位置吸收较多,唇侧骨板吸收较腭侧严重,呈倒置 V 形吸收。一般认为,牙槽骨吸收自拔牙开始,前 6 个月最为迅速,之后逐渐减缓且持续终生,最终导致大量骨丧失。

良好的牙槽骨形态是种植修复的基础,尤其在美学区,种植体唇侧骨板厚度不足导致骨缺损、骨裂开、软组织退缩等不良并发症的发生概率人大增加,从而增加种植治疗美学修复失败的风险。软组织一旦丧失,重建其美学结构并不容易,相比于后期进行复杂的软硬组织增量手术,在拔牙同期通过外科手段减缓软硬组织吸收是一个简单有效的方法。

牙槽嵴保存的常用方法有三种:①单纯应用植骨材料充填拔牙窝;②单纯应用屏障膜覆盖拔牙窝;③植骨材料与屏障膜联合应用。

其中第三种方法应用最为广泛和成熟,属于引导骨再生(GBR)术的一种形式,其临床手段是通过微创拔牙以减少牙槽骨破坏,彻底清理拔牙窝填入植骨材料,覆盖屏障膜,并使用黏膜瓣转移技术部分或完全关闭拔牙窝,目的是在拔牙窝自然修复过程中最大化的减少骨吸收与软组织退缩,同时增加角化龈宽度与厚度,为延期种植提供良好的软硬组织条件,以期获得理想的美学效果。

1.微创拔牙

微创拔牙是指采用微创拔牙器械及微创拔牙技术拔除患牙,在拔牙过程中最大程度地保护牙槽窝周围软硬组织,使拔除患牙的创伤最小化。多数学者认为拔牙时过多破坏牙槽骨将导致骨改建更加显著,因此临床上倾向于微创拔牙。拔牙过程中应尽量避免过大分离黏骨膜瓣及破坏局部血供,以保护拔牙位点的血液循环和软组织的解剖形态与结构,从而避免骨吸收和软组织退缩,这在美学区域尤其重要。

患牙拔除后仔细探查拔牙窝,以确定骨壁有无破损,并仔细搔刮、清理肉芽组织及残存的牙周膜,生理盐水反复冲洗。

2.拔牙窝填充植骨材料

拔牙窝内填充植骨材料旨在减少骨改建过程中的骨丧失,促进拔牙窝内骨再生并防止拔牙后软组织塌陷。填充植骨材料3~6个月后骨改建渐趋稳定,此时应对保存位点的软硬组织条件进行评价,再制定种植计划,必要时需要二次软硬组织移植,二次移植一般可与种植体植入同期进行。

在填充植骨材料时,根据唇侧骨板完整与否决定是否翻瓣。通常情况下,应尽量维持唇侧骨板完整性,避免切开唇侧牙龈或翻瓣,直接将植骨材料填入拔牙窝内;当唇侧骨板有穿孔且范围较大时,需向唇侧翻开黏骨膜瓣,暴露缺损区,填充植骨材料后于缺损区唇侧覆盖屏障膜。填充植骨材料后应初期关闭创口,防止植骨材料外漏,以减少感染和骨吸收的风险。初期关闭创口的方法包括唇侧黏骨膜瓣减张缝合、腭侧黏骨膜瓣转移、游离组织瓣移植等。

(二)即刻种植

单纯即刻种植对拔牙位点软硬组织的维持效果并不理想。临床上常用即刻种植联合其他技术,以获得理想的软组织美学效果,包括良好的龈乳头形态和唇侧龈缘位置。

1.龈乳头

丰满的龈乳头可通过即刻种植联合即刻修复获得。研究表明,经此联合处理,尽管拔牙后前3个月龈乳头仍稍有下降,但由于即刻修复具有引导颈部周围龈组织成形的作用,下降的龈乳头会在修复后期缓慢恢复,时间约为0.5年到1年不等。

2.种植体唇侧龈缘位置

唇侧龈缘退缩是美学区种植存在的普遍现象,原因常为前牙区过薄的唇侧骨板发生吸收。一个行之有效的解决办法是联合使用引导骨再生术(GBR)。这是因为,植入的种植体与唇侧骨板间常存在一定的间隙,在间隙内填充的植骨材料一方面增厚了唇侧骨板,使新生骨得以沿人工骨支架长入并维持在所需位置;另一方面维持唇侧软硬组织丰满度,有效防止其退缩。临床效果显示该联合可有效减少垂直向、水平向的骨吸收以及软组织退缩。

微创拔牙后为了获得较多的软硬组织,牙槽嵴保存和即刻种植都是可供选择的方案。只要牙槽窝无根尖周感染或牙周感染,且术者对包括引导骨再生术在内的相关手术较为娴熟、预计可以获得理想的种植体初期稳定性和美学效果,就可以考虑即刻种植,否则,可先进行牙槽嵴保存,分步完成种植修复。

(三)美学区种植的软组织外科处理

1.美学区种植术中翻瓣设计的重要原则

翻瓣设计的切口位置与黏膜剥离范围可影响种植体周围软硬组织血供、形态,尤其影响龈乳头成形,此项操作是保存及重塑种植体周围软组织的基础,应引起种植科医师的重视。正确的翻瓣设计应基于术前对目标位点软硬组织,尤其是龈乳头形态的评估,处理过程应遵循以下重要原则:

(1)保存种植位点的血供。

(2)尽量保存龈乳头。

(3)便于暴露上颌前牙区常见的唇侧骨倒凹等。

(4)龈瓣易于剥离、复位及无张力缝合创口。

(5)若需进行软、硬组织移植,切口应便于相关操作。

2.种植体周软组织外科塑形

种植二期手术时常规利用愈合基台进行种植体周围软组织塑形。但是愈合基台与永久基台或最终修复体的穿龈轮廓并不完全相同,单纯的愈合基台塑形不能获得理想的牙龈外形及厚度。在某些病例中,为了获得更好的美学效果,需要在最终修复前对种植体周围软组织进行切除性塑形以形成与天然牙龈相似、美学效果良好的软组织外形。

切除性塑形适用于唇侧附着龈宽度达5～6mm的情况。沿牙槽嵴顶作水平切口向唇侧翻瓣,波浪形或半月形切除少量唇侧龈瓣,使软组织与种植体穿龈结构大小形态一致,两者贴合。若涉及多个种植体时,则由前往后、自近中向远中依次处理,然后沿种植体穿龈部位根向复位,塑形龈瓣、减少切口张力,分别缝合种植体之间软组织。

3.美学区种植治疗中的软组织移植

由于种植体周围软组织质地脆、血运差,易发生退缩,尤其是在薄龈生物型病例中,更易发生软组织美学缺陷。当剩余软组织宽度或厚度不足,不能单纯运用上述简单的塑形方法恢复软组织形态时,可进行软组织移植手术。软组织移植手术的方法复杂多样,早期主要为游离软组织瓣和带蒂软组织瓣移植,之后在此基础上出现了一些改良的软组织移植方法。需要注意的是,硬组织是软组织生长的基础,任何软组织移植均需建立在完善的硬组织处理的基础上,当硬组织不足时,需先进行骨增量手术恢复硬组织形态,如只单纯进行软组织处理而不进行骨组织增量,则无法达到长期稳定的美学效果。

(1)游离龈瓣移植术:主要用来增加种植体周围角化组织。在受区制作半厚瓣,注意保留牙槽骨表面骨膜,去除骨膜上组织包括上皮组织、结缔组织及肌肉纤维;供体来源于自体咀嚼黏膜,包括硬腭和牙龈,而出于美观的考虑,应除外上颌腭皱襞。常选择前磨牙腭侧或第一磨牙近中腭侧黏膜,从距龈缘4mm处向腭中线方向取瓣,瓣的平均厚度在1.5~2.5mm,主要构成为上皮层、固有层及黏膜下层,取瓣过程中应避免损伤神经血管束或在移植瓣中带入脂肪组织,瓣的大小应略大于缺损部位,修整去除脂肪组织并使瓣光滑、平整而规则,立即缝合固定于目标位置,注意移植瓣的结缔组织面要与受区骨膜相接触。

由于游离组织不带血管,移植后血供单纯来自受区骨膜,因而必须保证其固位稳定,以利于组织的血管化。需要指出的是,游离组织瓣经过一段时间后会发生部分吸收,因此移植量应大于所需量。

此方法操作简单,增宽附着龈及形成新的附着龈成功率高,缺点是移植龈瓣血供较差,且与周围组织颜色的协调性不强。

(2)带蒂软组织瓣移植术:该方法是在缺损邻近处腭侧取带蒂的上皮下组织瓣移至唇侧,瓣的设计应遵循两大原则:一是保证血供充足,二是保证组织量充足。组织瓣自带血管,因而确保了血供,成活率高且抗感染性强,在美学区域可用于龈乳头重建和唇侧软组织增量。

缺损区腭侧由远中向近中做一切口,切口长度是缺损宽度的两倍,切开非全厚瓣,切取带骨膜的结缔组织瓣,瓣的前部与软组织相连。将其剥离、翻开、旋转并覆盖受区,关闭创口,同时将供区创口关闭并缝合。

(3)上皮下结缔组织瓣移植术:该方法可简要描述为半厚瓣联合结缔组织移植,移植瓣可获得来自骨膜和唇侧瓣的双重血供。即从上颌单纯切取游离的结缔组织,将其插入并固定在受区袋状瓣下方。具体包括受区和供区的处理两方面,其中,受区在缺损区以外做一个由附着龈伸向膜龈联合的垂直切口,锐性分离至膜龈联合以外的区域,从而在骨膜和上皮之间建立盲袋,制备过程中避免颊侧瓣穿孔;供区位于上颌前磨牙或磨牙腭侧,仔细解剖分离获得2~3mm厚度的结缔组织瓣,去除上皮,将其放入受区袋状瓣下方,固定并缝合。需要注意的是,分离出供体瓣后,剩余供区组织要求至少有1.5~2mm的厚度,以避免供区组织坏死。

第六节　常用的骨增量技术

充足的骨量是种植义齿获得成功的重要保证,骨缺损的存在限制了种植义齿的临床应用,采用恰当的骨增量技术是获得理想种植修复条件并扩大种植义齿适应证的有效方式。

一、引导骨再生技术

引导骨再生技术(GBR)是根据不同细胞迁移速度各异的特点,利用屏障膜阻挡迁移速度较快的结缔组织和上皮细胞,允许有潜在生长能力、迁移速度较慢的成骨细胞优先进入骨缺损区,实现新骨再生。屏障膜和骨移植材料的使用是 GBR 的两个关键影响因素,对于维持骨再生的稳定空间发挥着重要作用。

(一)适应证

GBR 应用广泛,在全身条件许可前提下,.局部适应证主要包括:

(1)术前增加种植区骨量。

(2)即刻种植时的骨缺损。

(3)种植手术中出现的骨裂开或骨壁穿孔。

(4)种植体周围炎造成的骨吸收。

(5)配合其他骨增量手术。

(二)局部风险因素

(1)未控制的牙周病。

(2)术区急、慢性感染。

(3)未控制的口腔局部病变。

(三)临床操作步骤

1.瓣的设计

植骨材料在黏膜下的无干扰愈合和软组织创口的无张力关闭是 GBR 获得成功的关键所在。骨缺损区局部增量后,牙槽嵴体积增加,通常需在唇/颊侧做骨膜松弛切口以利于创面关闭。

切口和瓣的设计应遵循口腔外科已有原则,其中包括创造一个宽基底的瓣以保证良好血供。含有两个垂直松弛切口的梯形瓣和只有一个松弛切口的角形瓣是常用的设计形式(图 7-26)。

2.切口设计

包括缺牙区牙槽嵴顶水平切口和垂直向松弛切口。

(1)牙槽嵴顶切口设计

①上颌:牙槽嵴顶略偏腭侧切口。

②下颌:牙槽嵴顶正中切口。

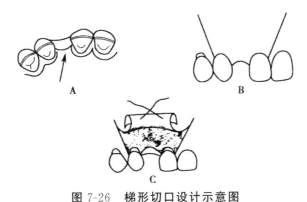

图 7-26　梯形切口设计示意图

A.偏腭侧水平切口　　B.垂直松弛切口　　C.梯形瓣

（2）垂直松弛切口设计

①下颌：牙槽嵴顶切口延伸至邻牙龈沟内，转向前庭区做垂直松弛切口。

②上颌：上颌前牙区是美学敏感区，是否需要增加垂直松弛切口以及切口是否需要包括龈乳头尚存争论。

由于轮廓扩增后软组织创口的无张力关闭至关重要，因此，增加垂直松弛切口常不可避免，此时，可将其设计在尖牙的远中，以免瘢痕线显露或术后通过激光手术予以去除。

保留龈乳头的切口设计，可减少邻面牙槽嵴的吸收，但是瓣太小，垂直线样瘢痕处于美学关键部位。累及龈乳头的瓣基底宽，视野清晰，血供好，但可能引起较多的邻面牙槽嵴吸收。

因此，在遵守 GBR 原则的基础上，切口设计可以是个性化的。

3.植入植骨材料

理想的植骨材料应具备骨传导作用、骨诱导作用和骨生成作用。但迄今尚无任何一种材料能同时满足两种以上的特性，因此有学者建议将不同的材料混合应用，自体骨屑直接覆盖于暴露的种植体表面，然后在其外侧覆盖低替代率的植骨材料（图 7-27）。种植体植入并同期 GBR 时，覆盖于种植体表面的植骨材料厚度应不小于 2mm。

4.屏障膜的放置与固定

屏障膜的覆盖范围应超过缺损边缘至少 2～3mm，其中胶原膜放置时应平整无皱褶（图 7-28）。

胶原膜的固定方法：一是将膜边缘嵌入黏骨膜下方，直抵骨壁，靠黏骨膜瓣的挤压固位；二是在膜的中央穿一小孔，用种植体覆盖螺丝固定；三是用膜钉固定于邻近骨壁上。缝合时应避免膜发生移动。

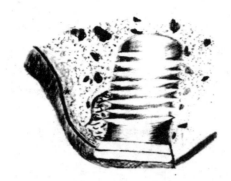

图 7-27　轮廓扩增的三层技术概念示意图

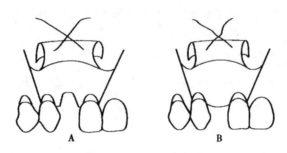

图 7-28　GBR 示意图

A.植骨材料覆盖缺损区　B.覆盖屏障膜(双层膜技术)

5.创口关闭

(1)创缘无张力对合。通常用 15 号刀片在唇/颊侧瓣内进行减张缝合。

(2)避免太多缝线,缝线之间的最佳距离是 2～3mm。

(3)牙槽嵴顶切口多用 5-0 缝线间断单线缝合;松弛切口多用 6-0 缝线间断单线缝合(图 7-29)。连续多颗牙的缺牙间隙等预计会显著肿胀的区域,应用 4-0 缝线。

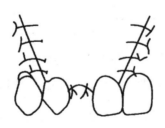

图 7-29　间断缝合示意图

(四)同期 GBR 手术的决策标准

针对不同骨缺损类型,制订恰当的治疗方案。当满足以下条件时,GBR 可与种植体植入同期进行。

(1)符合功能和美学需求的种植体的三维植入位置。

(2)种植体有一定的初期稳定性。

(3)种植体周骨缺损形态为成骨效果好的有利型骨缺损。

骨缺损的分类有多种,Vanden Bogaerde 将种植体周骨缺损分为闭合性和开放性骨缺损,是临床判断骨缺损严重程度的一种简易方法,缺损区的剩余骨壁数越多,骨愈合能力越强(图 7-30)。

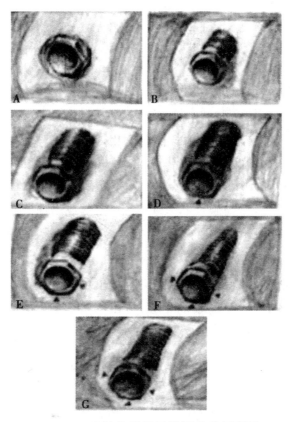

图 7-30　种植体周牙骨缺损分类示意图

(五)并发症及处理

GBR 的并发症主要发生在使用不可吸收膜时,其分类如下:

1.膜的暴露和感染

(1)Ⅰ类:不足 3mm 的膜暴露,无脓性渗出。

处理:使用 0.2％氯己定液局部抗炎,暴露的膜可暂不做处理,但需每周随访,3~4 周后,将膜取出。

(2)Ⅱ类:大于 3mm 的膜暴露,无脓性渗出。

处理:必须立即将膜取出,关闭软组织创面,并局部应用阿莫西林或头孢类抗生素。

(3)Ⅲ类:膜暴露伴脓性渗出。

处理:立即取出膜,局部清创去除感染组织,全身应用抗生素。

（4）Ⅳ类：脓肿形成，但膜未暴露。

处理：立即切开，并将膜取出，彻底清创去除感染组织，局部抗生素冲洗并配合全身用药。

2.与骨膜松弛切口相关的损伤，如眶下神经或颏孔损伤、舌下血肿等。这些损伤一旦发生，后果严重。应熟悉相关解剖结构，细心操作以充分规避。

二、上颌窦底提升术

（一）概述

上颌窦底提升术是针对上颌窦腔气化增大导致的骨高度不足所采取的骨增量技术，通过将上颌窦黏膜从窦底骨壁剥离并抬升后，创造新骨再生空间以获得所需骨量。

健康的上颌窦黏膜较薄，约 0.3～0.8mm，易与上颌窦内壁剥离。当长期吸烟或患有慢性上颌窦炎时，窦黏膜性状发生改变，变薄或增厚、质地变脆、与下方骨壁粘连，增加了黏膜穿孔风险。约 31.7％的上颌窦内存在骨性分隔，增加了手术操作难度和黏膜撕裂风险。

上颌窦的动脉血供来自上颌动脉（MA）发出的若干分支，其中上牙槽后动脉（PSAA）和眶下动脉（IOA）是血供的主要来源（图 7-31）。当牙槽嵴严重吸收时，血管分支距离牙槽嵴顶的距离变小，术中注意避免对其造成损伤。

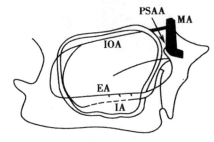

图 7-31　上颌窦区血供示意图（侧面观）

MA.上颌动脉　PSAA.上牙槽后动脉　IOA.眶下动脉　EA.骨外血管吻合支　IA.骨内血管吻合支

临床中常采用的术式为侧壁开窗上颌窦底提升术和经牙槽嵴顶上颌窦底提升术。

（二）适应证

1.局部适应证

垂直骨高度不足（通常指小于 10mm）或颌间距离过小。

2.局部风险因素

（1）上颌窦内感染（积脓症）。

（2）慢性上颌窦炎。

（3）牙源性感染。

（4）炎症或其他病理性损伤。

（5）严重的过敏性鼻炎。

（三）侧壁开窗上颌窦底提升术临床操作步骤

1.切口和瓣设计

切口设计时需考虑：翻瓣后能充分暴露术区，视野清晰；方便颊侧骨壁开窗操作；减小对局部血供的影响。

常用切口：牙槽嵴顶偏腭侧做水平切口，距骨窗边缘至少一颗牙处做垂直松弛切口，可设计为角形（图 7-32A）或梯形瓣。当垂直松弛切口位于尖牙区时，要注意不能超过前庭沟，以免损伤眶下神经分支。

2.骨窗设计

（1）骨窗形态和范围：骨窗形态可分为边缘圆滑的矩形或椭圆形（图 7-32B）。以往开窗范围均较大，通常设计为：下缘在窦底上方约 2～5mm，近中缘距上颌窦前壁约 3mm，上缘距下缘约 8～10mm，长度约 15mm。优点在于可使术者清楚观察到窦腔内情况，易于剥离黏膜和放置植骨材料；缺点是手术创伤大、术后反应重。在熟练操作的基础上应尽量减小开窗范围，减少损伤，缩短骨窗愈合时间。

（2）开窗骨块的处理：开窗骨块可有两种处理方式。一种是形成一个上部铰链状的骨瓣（图 7-32C），将其翻入窦腔作为新的上颌窦底。优点在于同期植入植体时，翻入窦腔的皮质骨块可成为通向上颌窦腔的屏障，防止骨屑或植骨材料进入窦腔；缺点是翻入骨瓣时，锐利的骨边缘可能会损伤窦黏膜。另一种是将开窗骨块完全取下，黏膜提升后复位或粉碎后与植骨材料混合，置入提升空间内。优点是安全、易操作。

3.窦底黏膜的提升

将窦黏膜从窦壁小心剥离并松解后，向上、向内推起，术中可通过鼻通气实验检查黏膜的完整性（图 7-32D）。当黏膜与窦壁完全分离后，可看到其随呼吸节律而上下运动。窦内置入植骨材料，并根据剩余牙槽骨的条件决定是否同期植入种植体（图 7-32E）。

4.关闭骨窗

可将开窗的游离骨块复位后覆盖屏障膜或直接行 GBR 以关闭骨窗（图 7-32F）。

5.创面关闭单线间断缝合（图 7-32G）。

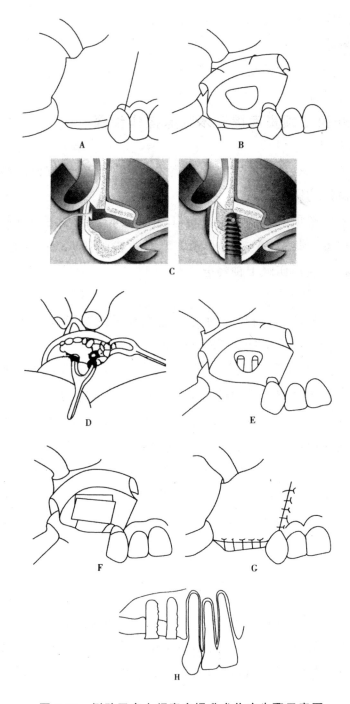

图 7-32　侧壁开窗上颌窦底提升术临床步骤示意图

A.角形切口　B.侧壁开窗　C.铰链状骨瓣,提升黏膜　D.鼻通气试验　E.填入植骨材料,同期植入种植体　F.胶原膜覆盖骨窗　G.间断缝合　H.术后放射线影像表现

（四）经牙槽嵴顶上颌窦底提升术临床操作步骤

该术式的手术路径是从牙槽嵴顶进入,使上颌窦底产生微小骨折或缺损后,向上推起窦黏膜,使之与窦底骨壁分离后,置入植骨材料,或直接植入种植体。

1.切口设计

通常无需翻瓣,常用切口为牙槽嵴顶正中或偏腭侧水平切口。

2.窦底黏膜的提升

(1)Summers骨凿冲顶技术:采用Summers骨凿,敲击上颌窦底骨壁致其骨折,利用骨折骨块将窦底黏膜顶起,直至达到提升高度。

缺点:冲顶过程中产生的振荡会给患者带来不适,操作不当易导致窦黏膜穿孔。

(2)超声骨刀技术:根据超声骨刀可有效切割硬组织,但不损伤软组织的特性,利用其钻透骨壁时产生的振荡及水流的冲击力,使窦黏膜与窦底骨壁分离(图7-33)。

优点:减轻患者术中不适感;手术安全性和可靠性高;初学者易于掌握。

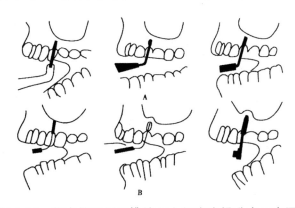

图7-33 超声骨刀经牙槽嵴顶上颌窦底提升术示意图

A.种植窝制备,超声骨刀逐步钻透上颌窦底壁止于其下方约2mm B.提升窦底黏膜,同期植入种植体

(五)并发症及处理

常见并发症分为术中并发症和术后并发症。

1.术中并发症

(1)出血:可采用加压止血或等待自然凝血。

(2)黏膜穿孔:直径小于3mm时,无需处理,小心剥离穿孔周围的黏膜使其折叠即可关闭穿孔;直径在5~10mm时,须将穿孔周围的黏膜剥离起来以防止裂口继续扩大,然后用屏障膜覆盖穿孔处以免植骨材料进入窦腔;直径大于10mm时,穿孔则难以修复,通常需要终止手术。

(3)污染:注意术中无菌操作,去除口腔内病灶。

2.术后即刻并发症

主要表现为出血。口腔出血最有效的处理方法是压迫止血,鼻腔出血施以冷凝加压。

3.术后远期并发症

包括：①窦内未成骨；②种植失败；③上颌窦炎；④口腔-上颌窦瘘。此时,需取出种植体,清除病灶后择期修复。

三、上置式植骨术

上置式植骨术(onlay 植骨术)是将从自体获取的游离骨块固定于骨缺损区,使之与原有牙槽骨愈合以增加骨宽度或高度的骨增量方法,其骨改建和新骨形成是一个包含骨生成、骨诱导及骨传导的复杂过程。移植骨块的来源和受植区不同,骨块吸收率也不相同,由于骨吸收常无法避免,因此适当过量植骨是必要的。

(一)适应证

1.局部适应证

对于严重的颌骨吸收和大面积骨缺损,onlay 植骨是首选方案。通常当剩余骨高度小于 5mm,水平骨宽度小于 4mm 时,可考虑 onlay 植骨。

2.局部风险因素

(1)尚未控制的牙周病患者或口腔卫生极差者。

(2)颌骨病理性改变,如术区颌骨囊肿、异物或感染性病灶。

(3)病理性黏膜病变,如白斑、红斑、扁平苔藓等。

(二)临床操作步骤

1.切口和瓣设计

切口设计既要保证受植床的完全显露,又要防止植骨后软组织裂开。常用切口与 GBR 相似,垂直松弛切口需至少远离植骨区 5mm 以上。

2.受植床的制备

修整受植床骨表面,并在骨皮质上钻孔,增加可游离出的成骨细胞数,加速骨愈合。

3.游离骨块的获取

供骨区的选择取决于骨缺损的外形和范围。缺损范围小,可选口内供骨区,如颏部、下颌升支、下颌骨外斜线等(图 7-34)。缺损范围大,则需选择口外供区,如髂骨、腓骨等。

4.移植骨块的贴合和固定

修整游离骨块,使之与受植骨床适合并贴合。用钛钉或直接用种植体将骨块固定于受植区。在受植区与移植骨块的间隙内填塞植骨材料,表面覆盖屏障膜。

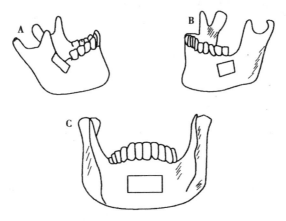

图 7-34 常用的口内供骨区示意图

A.下颌升支 B.下颌骨外斜线 C.颏部

5.软组织的处理

onlay 植骨成功与否,软组织的处理至关重要。常用方法有:

(1)充分松弛黏骨膜瓣后减张缝合。

(2)利用转瓣技术或结缔组织移植。

(3)应用异体组织补片。

（三）并发症及处理

并发症分别来自供骨区和受植区。

1.供骨区并发症主要是对邻近组织产生的影响

如术后疼痛、局部血肿、敏感度变化、感染、取骨区局部骨折等。口内供骨区中,颏部取骨的并发症发生率最高。

处理:供区并发症应以预防为主,术前给予布洛芬等止痛剂有助于缓解术后疼痛和肿胀。

2.受植区并发症及处理

(1)移植骨块污染:浸泡在碘伏中或重新取骨。

(2)伤口裂开:磨除骨块暴露部分,去除死骨,局部及全身使用抗生素抗感染,并重新关闭创面。

(3)骨块吸收:改用较短、较细的种植体或重新植骨。

四、牵张成骨术

种植区域骨缺损采用牵张成骨术(DO)能够增加垂直方向和水平方向的骨量,同时增加软组织的量,从而满足后期种植所需的软硬组织要求。种植治疗前增加种植所需骨量的牵张成骨技术是基于俄罗斯学者 Ilizarov 提出的张力应力法则、适当的机械负荷与充足的血供原理。目前牙槽嵴牵张成骨主要运用于上颌前牙区和下颌牙槽骨高度缺损的骨增量。

（一）牵张成骨术的适应证

牵张成骨术在种植中的应用包括以下情况：

（1）严重的牙槽嵴萎缩病例。

（2）牙槽嵴部分缺损，影响种植后义齿的功能及美观。

（3）狭窄牙槽嵴可考虑使用水平牙槽嵴牵张法。

（二）牵张成骨术的应用特点

1.牵引器

在临床上使用的牵引器种类较多，按照牵引器安置的位置可分为骨内牵引器和骨外牵引器。除此而外，还有种植体牵引器、多方向牙槽嵴牵引器，以及部分可降解的种植体牵引器。种植体牵引器也属于骨内牵引器的一种，在牵引完成以后仍能保留在牙槽嵴内，并且在骨愈合后可直接在牵引器上进行义齿修复，使患者只经历一次手术，降低了并发症和瘢痕的发生，可缩短治疗周期。

2.牵张成骨术的优点

（1）不必从他处取骨，降低了因为手术时感染及引起并发症的风险，简化了手术过程。

（2）避免移植物及生物屏障膜的暴露，减少了骨的吸收。

（3）新骨成形的同时能够促使软组织的延伸。

（4）将牙和种植体均包含在移动骨段内，同时也可改善美学以及咬合方面的缺陷。

（5）可与其他骨增量手术合并使用，达到满意的骨增加效果。

（6）硬组织和软组织增量效果的可预测性更佳。

（7）更短的新骨形成期，减少了总体治疗时间。

3.垂直牙槽嵴牵张成骨术

垂直牙槽嵴牵张成骨术较水平牙槽嵴牵张成骨术多，其在种植体植入前的骨增量技术中更常使用，以纠正种植手术前的垂直骨高度不足，但必须保证剩余骨量大于5mm。垂直牵张成骨牵引生成新骨的量可预测，研究表明可获得3～20mm的垂直骨增量，相较于Onlay植骨和引导骨再生术（GBR）等技术而言，术后植骨效果可预知。在增加骨高度的同时能够增加软组织的量，减少了进行前庭沟加深术等软组织增量手术的概率。

但垂直牙槽嵴的牵引方向与咬合方向相反，咬合时的受力可能使骨的重建不稳定而影响最终的效果，因此垂直牵张成骨同样存在着复发的可能。

4.水平牙槽嵴牵张成骨术

对于狭窄牙槽嵴,可以选择水平牙槽嵴牵张成骨术,运用钛片固定颊侧分离的骨块,逐渐进行牵引成骨,同样能获得良好的成骨效果。由于牵引在附着龈区域,因此在骨增量的同时能够牵引生成新的附着龈。进行牵引分离的颊侧骨片大部分会被吸收。因此,临床上进行水平牙槽嵴牵张成骨术时水平牵引至少要达到5mm,且种植体种植的位置距离被分离的骨片要求达2mm以上。

(三)牵张成骨术的基本流程

1.截骨与牵引器的安放

在手术部位施行骨切开术处,放置牵引器。在牵张成骨技术中牙槽嵴顶切口被广泛采用,也可使用前庭沟切口,前者有利于暴露手术视野及关闭创口,后者有利于保证移动骨块牙槽嵴顶的血供。在术中无论使用哪种切口方式,都要注意保护舌侧黏骨膜及周围软组织的血供。临床上设计的骨块不宜过小,否则可能引起骨坏死,影响手术效果,建议骨块高度不能小于4mm。与长骨牵张成骨术仅做骨皮质切开保留骨松质的连续性不同,牵张成骨技术做骨皮质-骨松质全层切开。这是因为颅颌面部的血供十分丰富,骨断端血供在全层骨切开后一周即可重建,在牵引过程中牵引间隙的血供可达正常的4～10倍,形成新骨的成骨细胞主要来自骨膜,因此,术中保留骨膜的完整性,尽量减少骨膜的剥离范围对骨再生极为重要。

2.间歇期

间歇期是指骨切开术后到开始施加牵张力的阶段。间歇期一般为5～7天,使黏骨膜愈合,避免伤口裂开使骨暴露于口腔环境中。

3.牵引期

牵引期是指牵引开始到结束的过程。牵引形成新骨的量必须满足术后种植的骨量要求,这也决定了牵引期的时间。牵引速度通常为1mm/d,而牵引频率为每天3～4次。

4.稳定期

稳定期是指牵张期结束到拆除牵引器的阶段。这一阶段新骨逐渐成熟,达到满足种植体植入的质量要求。目前对稳定期的时间学者们还存在许多争议,但传统观点认为牵引期后12周为种植体植入的最佳时机。完全的骨愈合对种植体的骨结合及行使功能十分重要。种植体植入在尚未成熟的新骨中,不利于种植体骨结合,而较长的稳定期同样可能破坏种植体边缘骨水平的维持。

5.牵引器拆除和种植体植入

种植体的植入部位应避开骨内牵引器拆除后的位置,或使用较大直径的种植体。使用较长的种植体使种植体一部分在天然原始骨上。为了防止骨吸收,不应延迟种植体的负载时间。多中心研究发现,种植体植入在牵张成骨区域,其骨结合、新骨形成的维持、种植体植入后的骨吸收都与种植体植入在正常位置相似。种植体与牵引区骨结合的方式与种植体-自体骨组织的骨结合方式相同。

(四)牵张成骨术的并发症及其处理方法

1.术中并发症

术中并发症主要是指骨切开术中以及牵引器安放过程中出现的并发症,包括:

(1)骨切开时舌侧软组织损伤。

(2)牵引区分离骨块或颊侧骨板折裂。

(3)牵引器安放困难或影响咬合等。

严谨的术前设计,术中严格按照设计方案操作,一般可避免此类并发症的发生。

2.牵张过程中的并发症

(1)牵张方向不正确,多向舌侧偏移。

(2)移动骨段或基骨骨折或坏死,主要由于移动骨段或基骨保留的基底骨太小或薄弱造成。

(3)移动骨段吸收或黏膜裂开。

(4)牵引器折裂。

在牵张期出现并发症时,除了加强抗感染措施外,可适当放慢牵张速度,避免病症进一步加重。

3.术后并发症

(1)术区感染:术后的抗生素应用和保持良好的口腔卫生尤为重要。

(2)牵张成骨效果不佳:可采用其他骨量增加方法进行弥补。

随着临床研究的进一步深入,人们开始尝试在牵张成骨技术的基础之上附加其他技术以提高其效果。如在骨牵引间隙中放置自体骨和富血小板血浆以加快其成骨;使用聚四氟乙烯膜保护分离的骨块;先用正畸的方式使牙槽骨的三维方向位置更佳后冉行牵张成骨术等。预计将来可根据临床需要对颌骨进行任意方向及任意角度的牵张成骨术,创造最佳的种植条件。此外,种植体牵引器的研制也是将来的一个研究方向,它的进步将更加缩短治疗,减少手术次数,以及由此带来的创伤和并发症。

第七节 口腔种植治疗的并发症及处理

在口腔种植手术、修复和义齿行使功能的过程中,由于受患者个体差异、医师的临床经验以及种植义齿材料性能等因素的影响,不可避免地会出现一些并发症。但如果在术前认真检查、正确设计,术中及修复时严格按要求操作,修复后定期复查、随访,可以减少并发症的发生。

口腔种植治疗过程中的并发症虽然并不很多,但种类比较多,相关因素包括手术过程、义齿修复、种植义齿的材料和结构、患者存在的系统性疾病及后期维护、口腔微生物以及咀嚼功能和美学功能等。临床上大致可以把口腔种植并发症分为外科手术并发症、机械并发症和生物学并发症三大类。

一、口腔种植外科手术并发症

(一)定义

口腔种植外科手术并发症是指在口腔种植手术过程中至种植手术后一段时间内发生的口腔及相关组织器官的损伤、感染以及不良反应。

(二)种植术中并发症及处理

种植术中并发症是指在口腔种植手术过程中出现的并发症,这类并发症的发生原因,除了与患者全身健康状况及局部解剖因素相关外,还和术者的手术操作技巧和临床经验有关。

1.术中出血

出血是指血液因血管壁损伤而流到血管外。术中出血是指在手术中伤及知名动静脉及其分支,导致较多的血液流到血管外。一般在手术切口黏膜、翻瓣和备洞时会有少许出血,如果手术区有明显出血,其可能的局部原因为:①翻开黏骨膜瓣时损伤血管未给予缝扎处理;②高血压没有控制;③患者长期服用阿司匹林等抗凝血药物;④备孔或去骨时伤及血管。如果下颌骨种植窝内有血液大量涌出或呈波动状出血则可能损伤了下牙槽动静脉;上颌骨手术中损伤腭降动脉或鼻腭动静脉的鼻中隔支也会出现类似情况。来自眶下动脉,腭降动脉或上牙槽后动脉的分支可能穿过上颌窦外侧骨壁,经侧壁开窗的上颌窦底提升时也有可能损伤这些血管。

术中出血的处理主要是针对出血的来源予以止血,如果植牙窝出血不止,可以插入与以各种植窝等直径的器械如方向杆,压迫止血。如果是在下颌后牙区植牙窝明显出血,要注意判断是否有下牙槽动静脉损伤,同时要认真检查是否伤及下牙槽神经,因为有时候下牙槽神经是行走在下牙槽动静脉之上。出血如果在术中已得到有效控制,术后除密切观察外,一般不需特殊处理或使用止血药。有高血压病的患者要监测血压变化,防止术后因疼痛引起血压升高而再次出血。

口腔种植手术还有一种比较严重的出血现象,虽然少见,但可能会发生严重后果。在下颌尖牙区和前磨牙区,颏下及舌下动脉可能贴近下颌骨舌侧骨板经过,甚至有走行在骨膜下的情况。这些动脉可有分支进入下颌舌侧骨板上的滋养小孔。手术备孔时方向偏差或因解剖变异如特别深的下颌下腺窝或舌下腺窝,钻头穿出下颌舌侧骨板,伤及舌侧骨膜下走行的血管,就会发生口底血肿。严重的口底血肿可致窒息,已有因此死亡和气管切开的病例报告。因此如术中发生下颌舌侧骨板穿通,一定要检查有无血管损伤,如有,要扩大手术切口,彻底止血。

2.上颌窦黏膜穿孔

上颌窦腔黏膜穿孔是指在上颌种植备洞时,引起上颌窦底黏膜或鼻腔黏膜穿孔。比较多见的是上颌窦黏膜穿孔,鼻腔黏膜穿孔很少见。

上颌窦黏膜穿孔主要发生在上颌后牙种植术时,尤其是在牙槽嵴高度不足需上颌窦底提升时。经牙槽嵴的上颌窦底提升术中发生黏膜穿孔有人认为可达25%,但往往没有被发现。

黏膜穿孔的原因,除了钻孔时不慎导致钻头尖端穿破窦底黏膜外,上颌窦底解剖上的变异也是重要原因,如窦底有上颌窦分隔、窦底不平整等情况存在,会引起提升的窦底骨块厚度不一致,造成提升困难,容易引起窦底黏膜穿孔。黏膜厚薄不均,在提升时也容易裂开。

窦底黏膜穿孔与否的判断方法是鼓气试验。捏住患者的鼻孔,然后让其鼓气,如有气泡从备好的种植窝内排出,即鼓气试验阳性,可以肯定窦底黏膜穿孔。如果穿孔很小,鼓气试验不一定阳性。手术当天或次日,患侧鼻孔发现有血丝或带血的鼻涕,可以认定窦底黏膜已经穿孔。

经上颌窦外侧壁开窗的窦底提升术引起的上颌窦黏膜穿孔常出现在骨窗和黏膜分离阶段。如果用超声骨刀开窗,可以减少黏膜穿孔概率。

一般来说,如果术前上颌窦无积液或急性炎症时,黏膜小穿孔不影响种植,也可以用胶原膜衬垫在穿孔区。如果穿孔很大,应先关闭创口,3个月后再种植,以免发生上颌窦炎。

有时在上颌窦底提升术后还会发生上颌窦异物进入,异物包括植入的人工骨粉或种植体。植入的人工骨粉进入上颌窦是因为黏膜穿孔所致,容易引起上颌窦炎。临床上除严密观察外,可加用含有血管收缩剂的滴鼻液滴鼻,如呋麻滴鼻剂,以保证上颌窦口的引流通畅。种植体进入上颌窦情况很少见,发生的原因主要是因为种植体周围骨量少,初始稳定性差,用力擤鼻涕也是诱因之一。如一旦发现种植体进入上颌窦内,必须尽快取出,以免诱发上颌窦炎。

急性上颌窦炎是上颌窦黏膜穿孔和异物的严重后果,症状为同侧头痛、鼻阻塞、鼻分泌物增多。头痛晨起轻,午后加重,可伴有发热、乏力、周身疼痛等,往往导致种植体必须取出或自动脱落。

鼻腔黏膜穿孔发生在牙槽嵴严重吸收患者的上颌前牙区种植时,术中和术后发现鼻腔内有血流出,就要检查鼻底黏膜是否损伤。如果发生鼻腔黏膜穿孔,一般建议放弃植入种植体,或改用短一些种植体,保证种植体不突入鼻腔,穿孔黏膜拉拢缝合。术后要用抗生素滴鼻剂预防感染。

3.神经损伤

神经损伤是指因切割、牵拉、压迫及其他医源性原因致使神经的完整性或功能受到破坏。种植手术时有可能损伤的神经包括下牙槽神经、颏神经、下颌切牙神经和舌神经,其中最常见的是下牙槽神经损伤。下牙槽神经、颏神经、下颌切牙神经和舌神经都是感觉神经,损伤后的主要症状是其支配区域的皮肤黏膜麻木。

神经损伤后其功能能否恢复,主要决定于损伤的程度。1951 年 Sunderland 提出神经损伤分类方法:

Ⅰ度损伤:髓鞘损伤,损伤部位沿轴突的神经传导生理性中断,轴突没有断裂。

Ⅱ度损伤:轴突断裂,损伤远端发生 Wallerian 变性,近端一个或多个结间段发生变性,神经内膜管保持完整(Schwann 细胞基底膜),为轴突再生提供了完好的解剖通道。

Ⅲ度损伤:轴突和内膜管断裂,但神经束膜保持完整。由于神经内膜管的破坏,导致结构紊乱。

Ⅳ度损伤:神经束膜损伤,可保留部分神经外膜和神经束膜。

Ⅴ度损伤:神经干完全离断。

神经损伤后,其恢复程度与损伤程度有关。轻度拉伤刺伤,或短时间压迫,只是Ⅰ～Ⅱ度损伤,一般在术后 3 个月内可恢复。若是因手术时钻头失控而伤及神经者,往往造成Ⅲ度以上神经损伤。Ⅲ度损伤神经恢复不完全。Ⅳ度、Ⅴ度损伤,神经功能不能自行恢复。神经断离或长时间压迫造成的神经损伤,属Ⅳ度、Ⅴ度损伤,一般很难恢复,可考虑神经吻合术,但神经吻合术效果也不太理想。如果术中发现重要神经,如下牙槽神经严重损伤,一般要放弃种植或改为植入短一些的种植体。如果只是种植体旋入太深压迫神经,可以反旋种植体少许,使神经不受压迫。

减轻水肿、营养神经的药物可以作为神经损伤的辅助治疗,常用的药物有糖皮质激素、维生素 B_{12} 和维生素 B_1 等。

(1)下牙槽神经损伤:下牙槽神经和下牙槽动静脉一起组成下牙槽血管神经束,从下颌孔进入下颌管,下颌管也称下颌神经管,行走在下颌管内,至颏孔附近分为下颌切牙神经和颏神经。在下颌牙种植时,下牙槽神经、颏神经、下颌切牙神经均有可能损伤。

下颌管是位于下颌骨骨松质间的薄层管道,在全口牙位曲面体层片中显示的是一条宽约 3mm 的透射带。下颌管骨壁由薄层骨密质构成,近下颌孔端骨密质较厚,随着向近中延伸,管壁逐渐变薄,上壁在第一磨牙前方往往不明显。

下颌管为一条宽约 3mm 的透射带,管壁为薄层致密骨板,但上壁在第一磨牙前方往往不明显。

①下牙槽神经损伤的诊断:下牙槽神经损伤时的症状表现为半侧下唇皮肤及切牙至前磨牙区唇颊侧牙龈和口腔前庭黏膜麻木。如果术中疑为下牙槽神经损伤,要立刻拍摄全口牙位曲面体片或 CBCT,确认有无伤及下颌管。如果麻醉过后下唇仍然麻木,则可以肯定下牙槽神经或颏神经有损伤。要确认麻木的范围和神经损伤的类型,是刺伤、受压,还是断裂,主要依据手术时的判断与术后检查。

②下牙槽神经损伤的常见原因

a.牙槽嵴高度测量错误:下颌管在全口牙位曲面体层片中的显示并不一定清晰可见,有时从第一磨牙开始管壁不完整,甚至模糊不清,下颌管上壁边界不清晰的状况比下壁更多见。此时容易把下颌管下壁误认为上壁,手术时以为还有足够高度而损伤神经。全口牙位曲面体层片成像时的放大效果,也可造成牙槽嵴高度的测量错误。还有一种情况是在种植窝制备时去除牙槽嵴顶部较尖锐的骨嵴,降低了牙槽嵴高度,致使种植窝预备过深伤及神经。

b.备孔时用力失控:一般来说,下颌管管壁是致密骨,种植备孔时遇到下颌管会有阻力增大感,用先锋钻进行种植窝制备时,在突破骨皮质的瞬间,突然失去阻力,失控损伤神经。有时因为下颌管上壁的致密骨板不完整,钻头也可能会在没有预兆的情况下钻入管内。

c.种植钻的长度判断错误:钻头的切割部分有约 0.4～1mm 的长度没有包括在刻度之内,如设计时没有留安全距离,易打穿下颌管。

d.种植体旋入过深:如果下颌管上壁不完整,或者在备洞时已磨穿,种植体植入时旋入过深,种植体或种植体根尖处的下颌管上壁骨质进入下颌管内,压迫下牙槽神经。

③下牙槽神经损伤的预防:术前对全口牙位曲面体层片的正确拍摄及评估是有效预防手术误伤神经的基本条件,如果有条件应进行 CT 检查。CT 图像失真少,还可反映出解剖结构的三维图像。下牙槽神经血管束在下颌管内走行,一般血管位于神经之上,因此,临床在种植手术操作中一旦钻通下颌管,往往首先损伤血管而出血,如发现种植窝中有多量血液涌出,一定要认真检查下颌管是否损伤。

④下牙槽神经损伤的处理

a.如果术中怀疑下牙槽神经损伤,要立刻拍摄全口牙位曲面体层片或 CBCT,确认有无伤及下颌管。如确认下颌管上壁已磨穿,一般要先放弃种植,待 2～3 个月后再行种植手术。如下颌管上壁已磨穿,确认没有伤及神经,可酌情植入稍短的种植体。

b.如果麻醉作用消失之后下唇仍然麻木,首先要确认神经是否有被压现象,如果 X 线片证实种植体已进入神经管,则应将种植体取出。如果确认钻孔时钻头未进入神经管,X 线片显示种植体有少许进入神经管,此时可反旋种植体少许,使之退出神经管,避免神经继续受压,临床严密观察。

c.下牙槽神经损伤,大多数情况是部分损伤,酌情辅以减轻水肿和营养神经的药物治疗,一般在术后 3 个月内可恢复。

d.如神经断离或已压迫 1 周以上,一般无法恢复,可考虑神经吻合术。

(2)颏神经损伤在种植手术时并不多见。下颌管在前磨牙区分为颏管和切牙管,颏管指的是下颌管在颏孔前的转弯部分,是下颌管的延伸,开口于颏孔。颏管的长短不一,在大多数情况下是向后、上、外转弯,形成神经襻。下牙槽神经经颏管从颏孔穿出称为颏神经。颏孔一般是左右各一个,但偶有因下颌管末端分叉而出现第二颏孔。

①颏神经损伤的原因:在前磨牙区行种植术或颏部取骨手术时,可能直接损伤颏神经或牵拉伤及颏孔处的神经血管束;尤其是在颏动静脉损伤出血进行钳夹、结扎止血时,非常容易伤及与血管伴行的颏神经。在双侧颏孔区之间植入种植体时,因颏神经出神经孔前常要向前行 3~5mm 再折向后由颏孔穿出,手术时若是没有考虑此情况就可能会损伤颏管内的神经;部分患者下颌管在近中端上下分叉,形成双颏孔。但在全口牙位曲面体层片可能不清晰,导致医师错误估计颏孔上方的骨量;在牙槽嵴严重吸收的患者,颏孔有时非常接近甚至位于牙槽嵴顶部,作牙槽嵴顶部切口时,切开软组织的同时就会切断颏神经。

②颏神经损伤的预防与处理:熟悉颏神经的解剖,手术时留意颏神经的存在,一般不太容易损伤颏神经。在牙槽嵴严重吸收的患者,颏孔上方区域尽量不做切口,如必须在牙槽嵴顶部做切口时,切口应略偏向舌侧。在颏孔前计划植入种植体时,要避免伤及颏神经襻。由于常规的全口牙位曲面体层片往往不能很好地显示颏神经管,有学者认为应将种植体植入距颏孔前方 6mm 的部位才可能保证安全,如不能确认颏神经管,最好做 CBCT 检查明确位置。

颏神经损伤后的症状与下牙槽神经损伤时的症状相同,表现为半侧下唇皮肤及切牙至前磨牙区唇颊侧牙龈和口腔前庭黏膜麻木,大多数的颏神经损伤是牵拉伤或小分支切断,一般症状会在 1~3 个月内逐渐消失。辅助用药同下牙槽神经损伤。如果术中发现切断了颏神经,应该行神经吻合术。由于颏神经比较细小,吻合难度较大。

③切牙神经损伤：包括上下颌切牙神经的损伤。上颌切牙神经，又称鼻腭神经，是上颌神经的分支，经鼻腭管，从切牙孔穿出，分布前腭部黏膜。一般种植牙手术很少能伤及到切牙管，遇到异常粗大的切牙管或牙槽骨吸收严重时，上颌切牙区种植手术才可能伤到切牙孔或鼻腭管。上颌切牙神经和血管损伤一般没有太大危害，只是偶有前腭部的麻木感或刺痛感。但当种植体进入鼻腭管时，有可能导致种植体骨愈合的失败；处理的措施是刮除鼻腭管内的所有软组织，包括切牙神经和切牙动静脉，管内行骨移植术。

下颌切牙神经是下颌神经的另一分支，行走于下颌切牙管内，支配第一前磨牙、尖牙、中切牙和侧切牙。下颌切牙管一般远比下颌管细，位于下颌骨的中下1/3处，只在部分全口牙位曲面体层片上可以看到。颏部取骨或下颌前牙区种植术时种植体过长可能会引起下颌切牙神经受压或断裂。下颌切牙神经不支配黏膜的感觉，因此损伤后无麻木感，但有文献报道下颌切牙神经受压后产生不典型面痛，取出种植体后症状可以消退。

④舌神经损伤：在一般口腔种植手术时发生的可能性很小。舌神经行走在第三磨牙的远中及舌侧黏膜的深面，在该区注射麻药或做切口时要避免损伤舌神经。在邻近第三磨牙解剖区的取骨手术时，最好用金属板在下颌骨与黏骨膜瓣之间隔开以保护舌神经。舌神经损伤一般是针刺伤和牵拉伤，症状为半侧舌前2/3黏膜及舌侧牙龈或部分舌尖黏膜麻木。如果神经只是拉伤，麻木区域可以慢慢缩小，乃至完全消失，可酌情辅助使用神经营养药物。

4.邻牙损伤及侧壁穿孔

一般来说，种植体与邻牙及侧壁之间必须保持至少1.5mm的距离，以防伤及邻牙或侧壁穿孔。但是，如果备孔时方向偏斜，有可能造成邻牙损伤或侧壁穿孔。

备孔方向偏斜的原因主要有：①手术时用力方向不当，没有垂直于牙槽嵴顶，而是以腕关节为圆心用力；②患者张口度不够大，钻头放入时无法放正；③局部骨质钙化不均匀。邻牙损伤多见于下颌前牙、上颌第一前磨牙。邻牙损伤后会引起损伤牙的疼痛，牙髓炎或根尖周炎，也可能影响种植体的骨结合，导致脱落，因此一般要求拔除种植体，损伤的牙齿如只是牙周膜损伤，可以自愈，如已伤及根尖孔，损伤的牙齿要做根管治疗。

有时术后全口牙位曲面体层片看到种植体好像伤及了邻牙，但实际是全口牙位曲面体层片的误差所致，加拍根尖片可以确认，这种情况多见于前磨牙区。

侧壁穿孔常发生于上颌侧切牙至前磨牙区的唇侧和下颌磨牙区的舌侧，前者主要是由于上颌尖牙窝的存在，后者往往是因为比较大的下颌下腺窝的原因。种植体植入前可用口腔科探针探查种植窝的完整性，如探针探及骨缺损或者通过骨缺损处接触到软组织,可能存在侧壁穿孔,必要时在种植窝内插入测量杆后拍片,可以确认。如发现侧壁穿孔,应该局部使用自体骨或 GBR 技术修补,否则会影响种植体的长期稳定性。侧壁穿孔的另外一个后果是引起出血,详见本节的术中出血部分。

5.全身并发症

口腔种植手术虽然是不大的手术,但也会发生因手术和麻醉引起的全身并发症,如心脑血管意外、麻醉意外等。这类并发症虽不多见,但后果往往比较严重,应该重视。

术中发生心脑血管意外者往往有系统病史,如高血压、心脏病等,因此术前问诊和检查必须仔细。此类患者手术前最好获得心内科医师的认可。患者高度紧张或恐惧、术中麻醉效果不佳也是重要诱因。对高血压患者要慎用含肾上腺素的麻醉药。精神高度紧张的患者术前建议加用镇静药。

(三)种植术后并发症及处理

种植术后并发症是指出现在种植手术之后,义齿修复之前的并发症,它的发生与种植术适应证的选择、种植术中的操作及术后处理不当有一定的关系。

1.种植体术后急性感染

种植体术后急性感染的发生率虽然很低,但是一旦发生,容易导致种植失败。种植术后,患者可出现局部的肿胀及疼痛,根据手术创伤大小和患者体质的不同,一般1~3天达到高峰,然后开始消退。如果患者术区的疼痛及肿胀在术后3~4天后不但没有减轻反而逐渐加重,要考虑到术后急性感染的可能。种植体术后急性感染可以只涉及术区软组织,但大多数情况是先发生种植体周围骨组织的感染,后果比较严重。

(1)种植体术后急性感染的临床表现:种植体术后急性感染的主要症状有种植区肿胀、疼痛、创口红肿,可有分泌物渗出,后期可有脓肿或瘘管形成。严重时可伴有张口受限和头痛,也可能伴有发热和区域淋巴结肿大。临床症状不是唯一的指标,有时临床上发现非常明显的种植体周围骨质破坏及瘘管形成,但临床症状却很少出现。

临床上还有一种种植体术后感染称急性种植体根尖周炎,术后第5天左右开始出现局部疼痛加重,多为夜间痛,不能准确定位,类似急性牙髓炎的症状,逐渐发展疼痛呈持续性,程度加重,并出现放射状头痛,夜间疼痛加重,种植体无松动,种植体根尖区软组织可有轻度红肿、压痛。与天然牙急性根尖周炎不同的是种植体往往无叩痛,而邻牙由于受到炎症的波及可能会出现叩痛,容易误诊为邻牙牙髓炎。2周左右在 X 线片上可见种植体根尖有阴影,可作为鉴别诊断的依据。

还有一种非活动性种植体根尖周炎,一般无临床症状,只是在X线片上发现种植体根尖有阴影,这种种植体根尖周炎临床上也无需特殊处理,只需定期随访观察即可,一般几个月后根尖区阴影会逐渐缩小。

(2)种植体术后急性感染的病因:备洞过程中冷却不够引起骨灼伤、种植体表面或种植窝污染、邻牙或种植位点有感染灶、缝合创口时张力过大等。已有研究表明当骨的温度超过47℃1分钟即可引起骨坏死。骨坏死的存在,除了影响种植体的骨结合,还会引起种植窝感染。一般认为当种植体长度超过12mm,由于种植窝深部不易冷却,根尖周炎的患病率会有所上升。种植体越长,骨质越致密,患种植体根尖周炎的风险越大。种植体表面多为粗糙化处理,容易被污染,如唾液,手套上的滑石粉等,因此严禁让种植体触碰到这些物质。种植窝的污染主要来自于邻牙的牙垢、牙结石和牙周袋的炎性分泌物,因此手术前洁治是必要的。手机上多余的润滑油也是污染物之一。

(3)种植体术后急性感染的治疗:种植体术后急性感染如得到及时有效的处理,可以痊愈,小影响种植体的骨结合。治疗主要包括口服或静脉注射广谱抗生素、用含有氯己定等抗感染药物的漱口液含漱,如有脓肿形成时及时切开引流,用过氧化氢溶液、生理盐水冲洗等。当不能彻底消除感染或种植体非常松动时,可考虑拔除种植体。

种植体急性根尖周炎的处理还要注意种植体根尖区感染灶的引流。一般为根尖区黏膜切开翻瓣后,用裂钻去除根尖区颊侧骨壁,钻头抵达种植体的根尖,对病变区进行搔刮,彻底去除炎性组织,然后用大量生理盐水或碘伏稀释液冲洗后缝合创口。病变区使用含广谱抗生素如盐酸米诺环素的软膏被认为可能有助于抗感染,也有学者提出在病变区应用氢氧化钙,能达到更好的治疗感染的作用。对于根尖周炎症持续存在,并因种植体冠方骨结合受破坏而造成种植体松动的病例,一般需拔除种植体。

2.种植体骨结合不良

种植体骨结合不良是指种植体在植入后至修复前,种植体和骨组织之间的骨结合不完整,或者没有骨结合,只有纤维结合,造成种植体松动或脱落。为了与种植体修复后的松动或脱落相区别,临床上也称之为种植体早期松动或种植体早期脱落。种植体植入后4周内可能发生松动,但这是正常现象。这是由于种植窝周围骨在种植体植入后正常吸收而新骨尚未形成所引起的,不会影响种植体的骨结合。如果种植体松动在一月之后仍持续存在,就是片常现象,可能是因为纤维结缔组织或炎症感染物质进入种植体与骨之间,造成种植体与骨组织之间只有部分骨结合或没有骨结合发生,而只有纤维结合。

(1)种植体骨结合不良的临床表现:种植体骨结合不良往往无明显不适感,或只有轻微的不适感;种植体松动是骨结合不良的重要体征;种植体往往有叩痛,用金属工具,如镊子敲击种植体,叩诊音为低钝音;早期X线片检查并不一定有明显骨质改变,后期可见种植体周围有明显的低密度阴影。

种植体骨结合不良有时是种植体慢性隐匿性感染所致,此时种植体周黏膜上可有小脓肿或瘘管存在,需进行相应的处理。

共振频率分析(RFA)是目前分析骨结合比较准确的方法。共振频率分析是利用物理学上的共振原理来测量种植体的稳定性,其测量值越高说明种植体越稳定。种植体稳定系数ISQ即为此方法的测量单位,范围是1～100。

(2)种植体骨结合不良的病因

①手术时降温不充分,导致预备窝洞过热引起骨坏死。

②种植窝洞预备过大,种植体初期稳定性差。

③种植窝洞制备不充分,植入种植体时扭力过大,使种植体对周围组织产生过大压力,造成周围骨坏死。

④种植体愈合早期负重,包括义齿基托的压迫,导致种植体周围骨吸收。

(3)种植体骨结合不良的预防

①种植术前做周密的术前检查及准备、积极治疗口腔内存在的各种牙周及牙体疾病。

②制订适宜的手术方案,并进行精细的手术操作。

③术后注意口腔卫生的维护,酌情使用抗生素预防感染,避免种植体受到义齿的压迫。

④如是即刻修复,需将临时修复体殆面部分调至无咬合接触,以利于种植体在非功能咬合力的良性刺激下形成骨结合。

(4)种植体骨结合不良的处理

①出现种植体骨结合不良时,应加强局部清洁,去除种植体受压因素,延期修复,有时可以好转。

②有骨吸收及纤维结缔组织长入者,可做翻瓣刮治术,同时行骨移植术或膜引导组织再生术,往往可使种植体重新获得骨结合。

③对于种植体过于松动的病例,经过治疗也难以恢复骨重建,则需要拔除种植体,同期或延期再植入新的种植体。

3.种植术后出血及皮下瘀斑

种植手术后24小时内患者口内有少许血丝为正常现象。但若有持续性的活动性出血或明显的血块形成属术后出血,要引起足够的重视,应及时止血。皮下瘀斑一般在手术后1~2天内出现。皮下瘀斑意味着手术区域的组织内有出血或血凝块形成,瘀斑范围包括手术区域及其淋巴引流区域,多见于女性。

(1)种植术后出血及皮下瘀斑的病因:种植术后出血及皮下瘀斑的病因可能是全身因素,也可能是局部创口处理不当引起。

①全身因素:主要有高血压、凝血功能障碍性疾病或患者由于某些疾病服用抗凝药物。

a.能引起凝血功能障碍的疾病:包括白血病、血友病、肝炎等。

b.常用的抗凝药物有:阿司匹林、华法林等。对于服用抗凝药物患者种植手术前是否需要停用抗凝药物有一定的争议,虽然抗凝药物的停用能降低种植手术术中及术后出血的发生率,但有使原有疾病加重的更大风险。所以若要停药必须得到相关专科医生的认可。一般建议停药前进行凝血功能检测,若国际标准化比值(INR)小于2.5,可以在不停用抗凝药物的情况下进行一些简单的种植手术。

②局部因素

a.手术过程中创伤过大或止血不彻底。

b.缝合不严密或在非埋植式种植手术中种植体颈部牙龈组织缺乏恰当的张力,尤其是一些用环形刀去除牙龈种植的病例。

c.种植术后的口腔护理不当也可引起出血,如漱口力度过大或过于频繁、术后经常用舌舔创缘等,均可能造成缝线脱落或影响创缘的凝血而引起出血。

d.较硬食物的碰伤也会引起出血。

e.术后伤口感染也是引起术后伤口出血的原因。

(2)种植术后出血的处理

①种植术后若有少许渗血,可以让患者咬住棉花或纱布30分钟后观察,若不再渗血,无需再做特殊处理,漱口时注意不要力度过大即可。

②对于创口的活动性渗血可以通过缝合予以解决。局部应用激光烧灼或止血药如立止血等也有一定的作用。一般不应使用电刀止血,以防伤及种植体周围骨组织。

③创口有血块者,要先去除血块。

④对于某些浅表的黏膜下或皮下血肿.冷敷具有一定的作用。

⑤对于深部血肿需要引起足够的重视,尤其是口底血肿,有时深部血肿会引起窒息等生命危险。必要时可能需要重新翻瓣暴露出血区域,彻底止血。

⑥感染引起的继发性出血,控制感染是必要的。

⑦全身因素引起的凝血功能障碍,全身或局部止血药的应用也是必要的。

(3)种植术后皮下瘀斑的处理:皮下瘀斑无需特殊处理,一般1周左右开始自行消退,颜色由紫转黄。如皮下瘀斑日趋严重,要注意全身因素。

4.创口裂开

正常情况下种植创口为一期愈合,即创口两端的黏膜组织直接愈合。创口裂开多见于拆线之后,有时没拆线也会出现创口裂开。创口裂开后裂口下方未愈合的创面中有骨质或/和种植体的暴露,其表面有淡黄色的渗出物。在做过 GBR 手术的区域,创口裂开也会引起 GBR 膜或骨移植材料颗粒的暴露。创口裂开会影响种植体和骨移植的愈合,但在大多数情况下并不意味着种植或骨移植失败。由于种植体顶端处血供较差,所以裂开创口二期愈合后,常会造成种植体早期暴露,但一般不影响种植体的骨结合。

种植加 GBR4 术后 8 天创口裂开,胶原膜已脱出,骨粉和种植体暴露。

(1)种植创口裂开的风险因素:患者年龄过大、附着龈缺乏、创口感染、过渡性义齿的压迫、术区有瘢痕组织以及吸烟与酗酒等不良生活习惯等都是引起创口裂开的相关风险因素。

(2)种植创口裂开的处理:创口裂开后要加强口腔卫生,黏膜是否需要再缝合,存在两种不同的意见。一种观点认为任何试图重新缝合裂口的做法都不能成功,创口裂开后要以加强创口清洁和保持口腔卫生为主,使用含抗生素的漱口液漱口直至创口完成二期愈合;另一种观点则认为口腔组织血供好,主张尽早重新缝合创口,创造重新一期愈合的条件。

①对裂口不大的创口可以不缝合,即使裂口内有 GBR 的胶原膜或钛膜暴露。加强口腔卫生和局部清洁,如每日用含氯己定的漱口液含漱 3～5 次,创口可以达到二期愈合,不影响种植体的骨结合。

②如果裂口很大,但黏膜拉拢后没有太大的张力时,可以拉拢缝合,必要时可以做附加松弛切口以减少张力,缝合前要认真冲洗创口;如创口裂开已超过 48 小时,创缘表面可能有表皮长入,要先修整创缘,去除表皮后再缝合;如果裂开的创口内骨移植材料完全暴露或有死骨存在,缝合前必须去除死骨或骨移植材料并冲洗创口;如果裂口很大,黏膜无法拉拢缝合,不必勉强拉拢缝合,注意局部清洁,每日用含氯己定的漱口液含漱 3～5 次,争取创口以二期愈合的方式关闭。

③如果创口裂开并伴有明显感染,按术后急性感染处理。在感染控制之前不宜拉拢缝合。

(四)牙种植的骨增量技术的并发症及处理

因种植区牙槽骨骨量不足而添加的各种骨增量技术,除了会发生上述共有的种植手术并发症外,还会有一些特有的并发症发生在术中和术后,这些并发症的主要的后果是影响增量骨的成活率。

1.牙槽骨劈开术的并发症及处理

（1）劈开的骨板完全断裂：牙槽骨劈开术时，劈开的骨板是不完全裂开，以保证种植体植入位置不变，如果劈开的骨板完全断裂则可能会导致劈开骨移位，甚至缺血性坏死，骨板完全断裂发生的原因包括：牙槽骨有明显的凹陷、近远中骨松弛切口长度不足、骨劈开深度不足、水平挤压超出骨板弹性形变范围及种植体直径过粗等。骨板断裂并游离后，可用钛钉将其固定在原位，并植入骨替代材料；也可将其磨碎成自体骨颗粒，加入在骨替代材料中，改用 GBR＋钛网技术完成水平骨增量和同期种植体植入手术。

（2）骨板的吸收：由于骨板在牙槽骨劈开术中发生青枝骨折或断裂位移，即便在术中保留了骨膜的血供，也可能在术后发生吸收和改建，引起骨板厚度减小及牙槽嵴顶高度的萎缩，可能造成种植体螺纹的暴露。因此，如果唇侧骨板较薄（厚度＜1mm），应该在翻开全厚瓣行骨劈开术的基础上加唇侧引导骨再生术，以保护骨板免受吸收。如果骨板吸收未造成种植体螺纹暴露，而仅是唇侧丰满度下降，可进行结缔组织瓣游离移植；如果吸收较严重，则可能需要再行引导骨再生术。

2.引导骨再生术的并发症及处理

引导骨再生术的并发症主要是创口裂开和人工骨移植材料的感染，可导致手术失败。造成创口裂开和人工骨移植材料感染的原因主要为：

（1）切口设计不合理或黏骨膜瓣松弛不够，导致黏骨膜瓣的张力过大，无法关闭创口。

（2）软组织损伤过多，创口与口腔相通。

（3）屏障膜放置不稳定，在愈合的过程中屏障膜发生移动。

（4）口腔卫生不佳。

因此术前对切口进行合理的设计、术中对黏骨膜瓣进行充分地减张和保护、固定好屏障膜、术后加强口腔护理，可以有效增加手术成功率。

3.外置法植骨术的并发症及处理

（1）移植骨块吸收：外置式植骨手术术后植骨都会发生部分吸收现象，因此手术时可通过适当增大植骨块来弥补，如果植骨块吸收过多，会影响种植体的骨结合和美学效果。常见引起植骨块大量吸收的原因有：①植骨块固定不稳；②植骨块骨质太疏松，皮质骨太少；③缝合时，植骨区未充分减张缝合导致创口裂开；④植骨区负载过早或者局部血供不丰富。为减少植骨块的吸收，可在移植骨块表面覆盖可吸收性胶原屏障膜；移植骨块稳固固定，降低骨块的微动；移植区进行充分的减张缝合，保证移植区域有良好的血供。

（2）供骨区的损伤：供骨区的术后损伤主要表现为术后疼痛、肿胀，有时会出现神经性损伤等症状。如颏部取骨或下颌支取骨后，有可能损伤颏神经、舌神经，导致下唇、舌前 2/3 出现感觉障碍的可能性。

（3）移植骨块感染：移植骨块感染会导致移植手术失败，抗感染无效时应该取出移植骨。吸烟或曾经吸烟患者移植骨感染的发生概率远高于不吸烟患者，应嘱患者术后戒烟或加以控制。糖尿病患者成骨效果较差，且伤口不易愈合，应慎用外置式植骨术。

4.牵张成骨术的并发症及其处理方法

牵张成骨术术中的并发症主要有骨切开时舌侧软组织损伤、牵引区骨块分离、颊侧骨板折裂、牵引器安放困难和影响咬合等。术前严谨的设计，术中严格按照设计方案操作，一般可避免此类并发症的发生。

牵张过程中的并发症主要有牵张方向发生偏移、移动骨段及基骨发生骨折或坏死、移动骨段吸收或黏膜裂开、牵引器折裂。在牵张期出现并发症时，除了加强抗感染措施外，可适当放慢牵张速度，避免情况进一步加重。

二、口腔种植修复机械并发症

口腔种植修复机械并发症是指由于不良机械力、不良设计或不良的修复体制作工艺所导致的种植修复体系统中某一部分或某一结构的破损或破坏，继而影响到种植修复效果的并发症。

其临床表现为修复体松动、破损；基台的松动、折断以及种植体折断等。主要包括牙种植修复体机械并发症、牙种植基台机械并发症、牙种植体机械并发症三大类。

（一）牙种植修复体机械并发症

牙种植修复体机械并发症是由于机械力量和机械强度过大或修复体本身制作有缺陷所导致的牙种植修复体出现的松动、破损、折断等问题。常见原因有种植修复体设计缺陷、修复体上部结构设计及加工精度不足、修复体未被动就位、过大的负荷等。出现修复体机械并发症时，在修复补救前应详细分析原因，然后选择合理的治疗原则及方案。

1.临床表现

（1）修复体松动影响咀嚼、美观和发音。

（2）修复体破损导致牙邻接关系破坏，出现食物嵌塞。

（3）修复体上部结构损坏或折断。

2.诊断要点

（1）修复体有一定松动度、基台边缘不密合。松动不是由基台螺丝松动引起，也不是由于种植体松动引起。

(2)修复体脱落,但暴露的基台稳固无松动。

(3)修复体折断、修复体支架折断或覆盖义齿折断。

(4)修复体表面出现裂纹或崩瓷等现象。

3.治疗原则及方案

(1)修复螺丝滑丝、松动或折断:出现修复螺丝滑丝、螺丝松动,需更换新的修复螺丝。仔细分析出现的原因并处理。折断的螺丝应该取出并更换新的螺丝。

(2)修复体松动或脱落:修复体松动,应该首先检查松动的部位,找出原因并做相应处理。如果是修复体与基台连接处松动则需要检查修复体固位螺丝或粘固固位情况。螺丝固位修复体的松动通常与咬合力过大或咬合力的接触位置有关,需要重新调𬌗处理。粘固固位修复体的松动与基台的高度、聚合度、修复体与基台配合的精密度有关,需根据原因具体处理。可先取下以仔细检查修复体是否有损坏,是否加工程度不足等。首次脱落的修复体可清洁牙冠内表面,重新粘接或使用新的修复螺丝固位。仔细检查咬合,去除咬合高点和𬌗干扰。多次脱落的修复体需重新设计制作。

(3)修复体支架折断:修复体支架折断多发生在长桥修复体或覆盖义齿支架上。其原因可能是修复体桥体部位过长、修复体支架有悬臂、修复体支架强度不够、咬合力在支架上分布不均衡等。如果是固定一可拆卸式类型,可将其拆下,在技工室修理或加大杆的强度;如果是不良设计原因(如桥体跨度过长,种植体数量不足或失去种植体支持,杆过细等),应针对不同的原因进行修改更正。

(4)修复体饰面瓷/树脂崩裂及剥脱:出现饰面瓷/树脂崩裂及剥脱现象时,应检查正中及非正中咬合接触关系。必要时做调𬌗处理,将粗糙面仔细抛光,或将修复体取下重新加瓷。修复体的大面积崩瓷需拆下修复体重新加瓷或重新制作。反复出现饰面瓷/树脂崩裂及剥脱现象的修复体,应该考虑是否涉及不良机械力或应力集中的问题,需采用金属加强或氧化锆饰面。夜磨牙患者夜间使用𬌗垫。

(5)覆盖义齿固位不良或折断:覆盖义齿固位不良多是由于长时间反复负重使其固位部件磨损导致的,此时需更换新的固位部件。若义齿覆盖区域组织改建使义齿与组织面不贴合,需行重衬以获得良好固位。覆盖义齿折断可能是由于制作材料强度不够或𬌗力过大导致,需重新选择高强度材料制作覆盖义齿或重新制作覆盖义齿后降低𬌗力。

(二)牙种植基台机械并发症

常见的种植基台机械并发症包括基台(中央螺丝)松动、滑丝、折裂以及附着体的固位力下降等。临床上可根据其严重程度分为轻度与重度并发症。

1.基台(中央螺丝)松动

(1)临床表现:基台(中央螺丝)的松动常表现为牙冠与修复基台发生共同的旋转或脱落。由于基台松动会造成种植体颈部的应力集中,若不及时处理可能导致种植体的折断。

(2)诊断要点

①修复体(冠、桥、精密附件等)发生翘动、松动、扭转,甚至松脱。

②X线片检查,无明显边缘骨吸收,植体形态完整,中央螺丝影像完整,无折断影像。

③拆取修复体,见中央螺丝形态完整,螺纹清晰,无明显金属疲劳损坏现象。

(3)治疗原则及方案:螺丝固位的修复体,由于牙冠易于拆卸故容易对基台和螺丝进行维修;而粘接固位的种植修复体,则需用取冠器去除冠(桥),以暴露基台。若无法直接取下牙冠,则用预备直通基台的修理栓道,完成基台中央螺丝的加固后再使用树脂进行封闭。如果在暴露中央螺栓的过程中,对基台的外形、结构造成了较大破坏,则需更换新的基台。

2.基台螺丝滑丝

(1)临床表现:螺丝和基台难以通过常规途径安装或卸下,可能带来其他的重度并发症。

(2)诊断要点

①安装或拆除修复体时,螺丝刀卡扣力不足,无法安装、加力或拆除上部结构。

②安装上部结构,螺丝刀卡扣正常,基台螺丝加力无法达到足够阈值。

③X线片检查,无明显边缘骨吸收,种植体形态完整,中央螺丝影像完整,无折断影像。

④拆取修复体,中央螺丝无折断。

(3)治疗原则及方案:如果是螺丝遭到破坏,可采用超声工作尖将螺丝震松,然后用螺丝刀将其取出;如果更换固位螺丝后仍有滑丝现象,则提示种植体或基台内部的栓道金属界面遭到破坏,此时可用特殊工具对内部栓道进行攻丝预备,如果失败则只能更换新的种植体或基台。

3.螺丝折断

(1)临床表现:基台中央螺丝折断较冠固位螺丝折断常见。通常中央螺丝的折断发生于种植体栓道内部,常见基台与牙冠的松动,并可在X线片上发现断裂线。

(2)诊断要点

①修复体(冠、桥、精密附件等)发生翘动、松动、扭转,甚至松脱。

②X线片检查,无明显边缘骨吸收,种植体形态完整,中央螺丝折断透射影像。

③拆取修复体,可见中央螺丝折断。

(3)治疗原则及方案:采用特殊工具取出断片,更换新的螺丝。

4.基台折断

(1)临床表现:当修复基台发生折裂时,上部修复结构会发生松动或脱位。

(2)诊断要点

①修复体(冠、桥、精密附件等)发生翘动、松动、扭转,甚至松脱。

②X线片检查,无明显边缘骨吸收,植体形态完整,伴/不伴中央螺丝折断透射影像。

③拆取修复体,见基台形变或折断。

(3)治疗原则及方案:基台折裂后,应更换新的基台和上部修复体。此时,基台中央螺丝常保持完好,义齿与种植体之间仍会保持连接。需要拧松基台中央螺丝,将整个义齿和断片一并取出进行更换。对于存在莫氏锥度的内连接基台,残留在种植体内部的基台残片往往很难取出,需要借助超声工作头先将其震松。

5.附着体固位力下降

(1)临床表现:附着体所支持的覆盖义齿难以保持固位和稳定,容易发生旋转、翘动和脱位。

(2)诊断要点

①修复体发生翘动、松动、扭转等固位和稳定性不足的现象。

②X线片检查,无明显边缘骨吸收,种植体形态完整,中央螺丝完整,无折断透射影像。

③修复基台或附着体形态正常,固位良好。

(3)治疗原则及方案:检查附着体的阴极部件,若发现材料老化、变形、破裂,则需要及时更换;若阳极部件出现磨耗或折裂,需重新制作或更换附着体基台。

(三)牙种植体机械并发症

种植体折断是最为严重的机械并发症。其折断部位可位于种植体的体部或者颈部。

1.临床表现

(1)若折断部位位于种植体的体部,临床表现为局部疼痛,无法咀嚼。X线片可见骨下的折裂线以及上部断片的移位。

(2)若折断发生于颈部,将破坏基台的连接,造成牙冠松动,继而出现周围牙龈红肿等炎症表现。X线可见种植体颈部折裂线,断片也可有明显移位。

2.诊断要点

(1)修复体(冠、桥、附着体等)发生翘动、松动、扭转等固位和稳定性不足的现象。

（2）修复体脱落，可见植体断端。

（3）X线片检查，呈种植体折断透射影像。

3.治疗原则及方案

种植体折断后，应立即取出断片。若需要重行种植修复，则应手术取出全部种植体残留物；若由于各种原因不再重新植入新种植体，则可修整断面，待冠方的软硬组织自行愈合，使断裂的种植体留置于骨内。

三、口腔种植修复生物并发症

（一）牙种植体周围黏膜炎

牙种植体周围黏膜炎为仅累及种植体周围黏膜的慢性炎症，且没有侵犯种植体周围支持牙槽骨组织或引起牙槽骨吸收。

1.临床表现

牙种植体周围黏膜红肿、出血、龈缘溢脓。

2.诊断要点

（1）种植牙周探诊出血。

（2）种植牙周袋探诊深度＜4mm

（3）X线检查，无明显边缘骨吸收。

3.治疗原则及方案

（1）以非手术治疗为主，首选碳纤维刮治器去除局部菌斑和牙结石，配合氯己定漱口水含漱。

（2）可选用其他辅助治疗，如光动力治疗、激光治疗和龈下喷砂治疗等。

（二）牙种植体周围炎

牙种植体周围炎为发生于已行使功能的口腔种植体周围组织内的炎症反应性疾病，伴有种植体周围骨组织支持的丧失。

1.临床表现

牙种植体周围黏膜红肿、出血或脓肿形成，伴种植体周围骨组织内或牙槽嵴顶的骨吸收，严重骨丧失可致种植体松动。

2.诊断要点

（1）探诊出血，可伴有自发性或探诊溢脓。

（2）种植体周围袋形成，探诊深度＞4mm。

（3）X线显示存在种植体周围骨吸收，可分为碟形、漏斗形、裂隙状骨吸收等。

（4）可造成种植体松动脱落。

3.治疗原则及方案

（1）控制系统性疾病：采集既往史，排除并控制与种植体周围炎发生关联性较强的系统性疾病。

（2）改善口腔卫生状况：全口及局部的口腔卫生维护，减少菌斑堆积，控制/治疗牙周疾病。可选用光动力治疗、激光治疗、龈下喷砂等方法改善龈下菌斑附着情况。

（3）手术治疗，彻底清创，种植体表面去污化，必要时行种植体周围组织重建。

（4）严重骨丧失、种植体松动的情况，应取出种植体。

（三）牙种植体周围软组织退缩

当种植体周围唇（颊）骨板较薄，修复后𬌗力负载，尤其是出现水平向张力时，容易引起骨吸收、软组织退缩；口腔卫生不良导致的种植体周围软组织炎症、附着龈不足及唇（颊）异常系带牵拉也可导致软组织退缩。

1.临床表现

种植体周围软组织退缩、种植体基台或体部暴露、软组织缺损。

2.诊断要点

（1）唇（颊）侧软组织缺损。

（2）伴或不伴种植体周围炎症反应。

（3）多伴有支撑骨组织吸收。

3.治疗原则及方案

（1）控制种植体周围炎症疾病及牙周炎症。

（2）手术治疗，恢复软、硬组织量。

（3）必要时可结合义龈修复。

参考文献

1.刘大力.牙周病的诊疗思路与临床操作.上海:上海交通大学出版社,2020.

2.麻健丰,郑宝玉.牙周病与口腔种植临床诊治要点(翻译版).北京:人民卫生出版社,2015.

3.孟焕新.中国牙周病防治指南.北京:人民卫生出版社,2015.

4.吴亚菲.牙周病学(第2版).北京:人民卫生出版社,2019.

5.宿玉成.口腔种植学(第2版).北京:人民卫生出版社,2014.

6.宫苹,袁泉.口腔种植科诊疗与操作常规.北京:人民卫生出版社,2018.

7.宫苹.口腔种植学.北京:人民卫生出版社,2020.

8.满毅.口腔种植的精准植入技巧——如何避免种植手术的毫米级误差.北京:人民卫生出版社,2018.

9.张震康,俞光岩,徐韬.实用口腔科学(第4版).北京:人民卫生出版社,2016.

10.冯海兰,郭传瑸.口腔医学导论(第2版).北京:北京大学医学出版社,2020.

11.张志愿.口腔科学(第9版).北京:人民卫生出版社,2018.

12.王松灵,程斌.口腔医学(第4版).北京:北京大学医学出版社,2019.

13.米施(Misch,C.E.),宋应亮.现代口腔种植学(第3版).北京:人民军医出版社,2015.

14.孙卫斌.牙周非手术治疗基本技术.南京:东南大学出版社,2020.

15.孟焕新.中国牙周病防治指南.北京:人民卫生出版社,2015.

16.高岩.口腔组织病理学(第8版).北京:人民卫生出版社,2020.

17.莱安德罗·查姆布朗编,赵领洲译.循证牙周与种植体周整形手术.沈阳:辽宁科学技术出版社,2018.

18.何三纲.口腔解剖生理学(第8版).北京:人民卫生出版社,2020.

19.赖红昌.当代口腔种植学进展.北京:科学出版社,2014.

20.刘琦,张海东.牙周根面覆盖术.沈阳:辽宁科学技术出版社,2018.